Entscheidungshilfe zu medizinisch angemessenen Vorgehensweisen in einer B-Gefahrenlage

Biologische Gefahren II

Entscheidungshilfen zu medizinisch angemessenen

Vorgehensweisen in einer B-Gefahrenlage

1. Auflage

Bonn 2007

Biologische Gefahren II

Entscheidungshilfen zu medizinisch angemessenen Vorgehensweisen in einer B-Gefahrenlage

Herausgeber:

Bundesamt für Bevölkerungsschutz
und Katastrophenhilfe
Provinzialstraße 93
53127 Bonn

Robert-Koch-Institut
Nordufer 20
13353 Berlin

Autorenteam:

Dr. Iris Friesecke
Dr. Walter Biederbick
Dr. Gerhard Boecken
PD Dr. Dr. René Gottschalk
Dr. Heinz-Ulrich Koch
Prof. Dr. Georg Peters
Dr. Sigurd Peters
Dr. Julia Sasse
PD Dr. August Stich

Lektorat:
Ursula Erikli, Berlin

Satz und Gestaltung:
Claudia Eiselt, Bonn

Foto auf dem Umschlag:
Demonstration der Versorgung einer Patientin in der Sonderisolierstation der Missionsärztlichen Klinik in Würzburg,
© Julia Sasse

Offsetdruck und Weiterverarbeitung:
Druckpartner Moser Druck + Verlag GmbH, Rheinbach

ISBN-10: 3-939347-07-8

ISBN-13: 978-3-939347-07-1

Printed in Germany

Mit den in diesem Werk verwandten Personen- und Berufsbezeichnungen sind, auch wenn sie nur in einer Form auftreten, grundsätzlich gleichwertig beide Geschlechter gemeint.

Danksagung

Nachfolgend genannten Kollegen möchte das Autorenteam ganz besonderen Dank aussprechen. Ihr spezielles Expertenwissen, Ihre Anregungen und Ideen sowie ihre Sorgfalt beim Lesen des Manuskripts sind entweder bereits bei der Erstellun des Kompendiums überaus hilfreich gewesen oder haben in einem Review-Prozess zu einer größeren Klarheit, Genauigkeit und besseren Verständlichkeit des Inhaltes dieser Entscheidungshilfen beigetragen.

Prof. Dr. Dr. G. Baljer	Institut für Hygiene und Infektionskrankheiten der Tiere, Justus-Liebig-Universität Giessen
Dr. A. Becker	Robert Koch-Institut, Berlin
Dr. S. Brockmann	Landesgesundheitsamt, Regierungspräsidium Stuttgart
Prof. Dr. G.-D. Burchard	Berhard-Nocht-Institut für Tropenmedizin, Hamburg
Dr. B. Dorner	Robert Koch-Institut, Berlin
Dr. M. Dorner	Robert Koch-Institut, Berlin
Dr. A. Fehlauer	Robert Koch-Institut, Berlin
Dr. E.-J. Finke	Institut für Mikrobiologie der Bundeswehr, München
PD Dr. R. Grunow	Robert Koch-Institut, Berlin
Prof. Dr. Dr. J. Heesemann	Max von Pettenkofer-Institut, Ludwig-Maximilians-Universität München
Dr. U. Kaiser	Robert Koch-Institut, Berlin
Dr. H. Maidhof	Robert Koch-Institut, Berlin

PD Dr. H. Meyer	Institut für Mikrobiologie der Bundeswehr, München
PD. Dr. H. Neubauer	Friedrich-Loeffler-Institut - Bundesforschungsinstitut für Tiergesundheit, Jena
Dr. B. Niederwöhrmeier	Wehrwissenschaftliches Institut für Schutztechnologien, Munster
Prof. Dr. G. Pauli	Robert Koch-Institut, Berlin
Dr. M. Pfeffer	Institut für Mikrobiologie der Bundeswehr, München
Prof. Dr. Dr. A. Podbielski	Institut für Medizinische Mikrobiologie, Virologie und Hygiene Universität Rostock
Dr. K. Riedmann	Robert Koch-Institut, Berlin
Prof. Dr. P. Shah	Medizinische Klinik II – Infektiologie, Johann Wolfgang Goethe Universität, Frankfurt am Main
Dr. W. Vettermann	Robert Koch-Institut, Berlin
Dr. C. Wagner-Wiening	Landesgesundheitsamt, Regierungspräsidium Stuttgart
PD Dr. G. Wilharm	Robert Koch-Institut, Bereich Wernigerode
Prof. Dr. W. Witte	Robert Koch-Institut, Bereich Wernigerode

Autoren und Herausgebern war es ein besonderes Anliegen, eine möglichst große Akzeptanz des Kompendiums zu erzielen. Deswegen wurden neben den oben genannten Experten die Fachgesellschaften Deutsche Gesellschaft für Hygiene und Mikrobiologie e.V. (DGHM), Deutsche Gesellschaft für Infektiologie e. V. (DGI), Deutsche Gesellschaft für Tropenmedizin und internationale Gesundheit e. V. (DTG), Gesellschaft für Virologie (GfV) und Deutsche Vereinigung zur Bekämpfung der Viruskrankheiten e.V. (DVV) um Stellungnahmen gebeten. Mit ihrem freundlichen Einverständnis sind diese im Vorwort wiedergegeben.

Außerdem gebührt unser aufrichtiger Dank Frau Ursula Erikli für Ihre besonders sorgfältige Lektoratsarbeit.

Das Autorenteam

Inhaltsverzeichnis

Vorworte

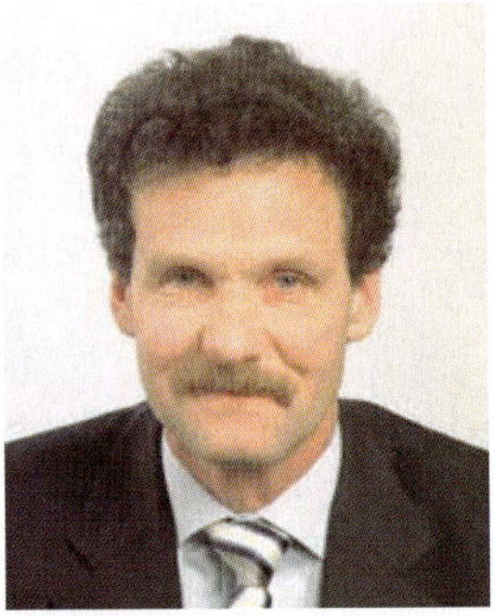

Christoph Unger,
BBK
(Bild: BBK)

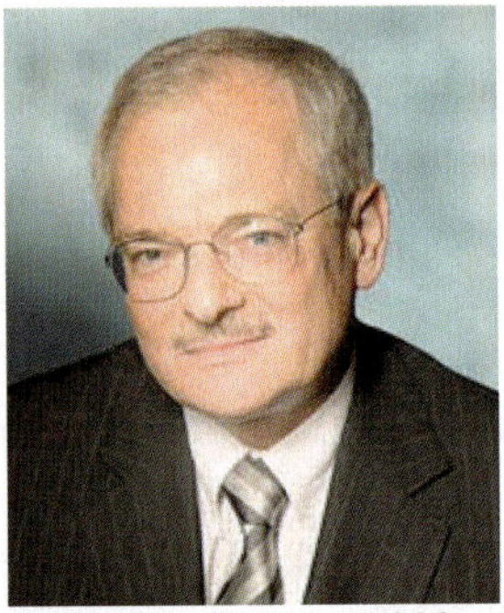

Prof. Dr. Reinhard Kurth,
RKI
(Bild: RKI)

Die Bewältigung außergewöhnlicher biologischer Gefahrenlagen setzt ein effizientes Zusammenwirken und eine ressortübergreifende Zusammenarbeit aller beteiligten Fachdienste und Einrichtungen voraus. Das haben die Erfahrungen der letzten Jahre nach den Ereignissen des 11. September 2001, wie z. B. das Auftreten der Anthraxbriefe, SARS oder die Vogelgrippe, deutlich gemacht.

Umfangreiche Maßnahmen und organisatorische Vorkehrungen zum Schutz der Bevölkerung vor biologischen Gefahren sind seitdem von Bund und Ländern gemeinsam auf den Weg gebracht worden. Beispielhaft erwähnt sei hier die *„Neue Strategie zum Schutz der Bevölkerung“* in Deutschland, auf die sich Bund und Länder Anfang Juni 2002 verständigt haben. Leitgedanke der *Neuen Strategie* ist die gemeinsame Verantwortung von Bund und Ländern für außergewöhnliche Schadenlagen von nationaler Bedeutung im Sinne eines partnerschaftlichen Zusammenwirkens durch bessere Verzahnung der vorhandenen Hilfspotenziale von Bund, Ländern, Kommunen und Hilfsorganisationen sowie neue Koordinierungsinstrumente für ein besseres Zusammenwirken im Krisenfall.

Als wichtiger Beitrag des Bundes zur Neuen Strategie wurde im Mai 2004 das *Bundesamt für Bevölkerungsschutz und Katastrophenhilfe (BBK)* errichtet, das als zentrales Organisationselement für die zivile Sicherheit alle einschlägigen Aufgaben und Informationen an einer Stelle bündelt und vorhält. Es berücksichtigt fachübergreifend alle Bereiche der zivilen Sicherheitsvorsorge und verknüpft sie zu einem wirksamen Schutzsystem für die Bevölkerung und ihre Lebensgrundlagen. Zum Aufgabenspektrum zählen dabei u.a. auch die Bereiche CBRN-Schutz und -Vorsorge.

Eine weitere Voraussetzung zur Vorbeugung, Erkennung und Schadensbegrenzung bei absichtlichen oder natürlich auftretenden Seuchenausbrüchen wurde im Jahr 2002 mit der Einrichtung des *Zentrums für Biologische Sicherheit (ZBS) am Robert Koch-Institut (RKI)* geschaffen. Die Aufgaben umfassen – in Zusammenarbeit mit anderen Abteilungen des RKI, den Ländern und Kommunen, nationalen und internationalen Institutionen – unter anderem die Entwicklung von Managementkonzepten, die Diagnostik von biologischen Agenzien sowie die Beratung der Bevölkerung und Entscheidungsträger.

Der fach- und organisationsübergreifende Informationsaustausch ist von entscheidender Bedeutung für eine effiziente und ressortübergreifende Zusammenarbeit in einer biologischen Gefahrenlage. Es wurde deutlich, dass zu wichtigen Fragen des biologischen Krisenmanagements Handlungsbedarf besteht, insbesondere bei der Entwicklung einheitlicher Empfehlungen und der Harmonisierung von Handlungsanweisungen. Hierzu ist ein interdisziplinärer Ansatz erforderlich. Daher wurde im Jahre 2003 das Forschungsvorhaben *Interdisziplinäres Expertennetzwerk Biologische Gefahrenlagen* begonnen, gefördert durch das BBK und durchgeführt durch das RKI mit der dort angesiedelten Informationsstelle des Bundes für Biologische Sicherheit (IBBS).

Das Experten-Netzwerk behandelt verschiedene Themen und Fragestellungen des biologischen Krisenmanagements und schließt Experten aller beteiligten Fachrichtungen und Disziplinen ein, wie z.B. klinische Versorgung, Öffentlicher Gesundheitsdienst, Polizei,

Feuerwehr, Rettungsdienst, Technisches Hilfswerk und die Bundeswehr.

Eine Zwischenbilanz der Überlegungen des Experten-Netzwerkes zu verschiedenen Aspekten des biologischen Krisenmanagement wurde bereits 2004 und 2005 in der 1. und 2. Auflage des Buchs „Biologische Gefahren – Beiträge zum Bevölkerungsschutz“ veröffentlicht, die mit einer Gesamtauflage von 40.000 Exemplaren eine überwältigende Resonanz gefunden haben.

Für die nun vorliegende *3. Auflage* des Buches wurden die Inhalte *komplett aktualisiert, überarbeitet und erheblich erweitert* und tragen der rasch fortschreitenden Entwicklung der letzten Jahre im Bereich der biologischen Gefahrenabwehr Rechnung. Sie stellen die aktuellen Arbeitsergebnisse des Expertennetzwerks und seiner Arbeitsgruppen dar und spiegeln den derzeitigen Stand der Diskussion zu verschiedenen Aspekten des biologischen Krisenmanagements wider.

Das Interdisziplinäre Expertennetzwerk Biologische Gefahren und die daraus hervorgegangenen Publikationen stellen damit einen wichtigen Beitrag zur *Verbesserung der Gefahrenabwehr und des biologischen Krisenmanagements* dar. Sie sind ein Beispiel für eine erfolgreiche, ressortübergreifende Zusammenarbeit mit ganzheitlichem Ansatz. Viele der Initiativen gilt es, in den nächsten Jahren weiter voranzubringen und umzusetzen. Eine Möglichkeit dazu bietet die Kommunikationsplattform des Expertennetzwerks **www.bevoelkerungsschutz.de** mit einem interdisziplinären Teilnehmerkreis von derzeit mehr als 1.000 Nutzern.

Allen, die bei der Entstehung dieses Buches mitgewirkt haben, möchten wir für Ihr Engagement und die geleistete Arbeit danken.

Bonn und Berlin, im Oktober 2007

Christoph Unger
Präsident des Bundesamtes für Bevölkerungsschutz und Katastrophenhilfe

Prof. Dr. Reinhard Kurth
Präsident des Robert-Koch-Instituts

Vorworte der Fachgesellschaften

Deutsche Gesellschaft für Hygiene und Mikrobiologie (DGHM)

Der Einsatz von biologischen Waffen ist keine Erfindung des Jahrhunderts der Weltkriege. Der Pesterreger *Yersinia pestis* wurde wahrscheinlich als erster biologischer Kampfstoff bereits 1346 bei der Belagerung der genuesischen Handelsstadt Kaffa auf der Krim durch die Mongolen eingesetzt. Die Auswirkungen dieses B-Kampfstoffeinsatzes von Pestleichen sind allgemein bekannt als "Schwarzer Tod", der in Europa 25 - 50 % der Bevölkerung dahinraffte. Im 18. Jahrhundert haben die Briten Pockenkontaminierte Wolldecken an die nordamerikanischen Indianer verteilt zwecks Dezimierung der Ureinwohner. Zwischen den Weltkriegen haben verschiedene Großmächte biologische Kampfstoffe (Cholera, Pest, Milzbrand, Typhus, Pocken u. a.) entwickelt, getestet (die schottische Insel Gruinard ist noch heute mit Milzbrand-Testsporen kontaminiert) und teilweise eingesetzt (japanischer Einsatz von B-Waffen in China). Auch nach dem Zweiten Weltkrieg wurde die B-Waffenentwicklung nicht nur von Großmächten weiter betrieben.

Die Flugzeugangriffe in New York am 11. September 2001 mit den darauf folgenden Anthraxsporenanschlägen eines Psychopathen in den USA, die mimetischen Trittbrettfahrer (Versendung von Anthrax-Attrappen) in Deutschland sowie die andauernden terroristischen Bombenanschläge in europäischen Ländern machen uns allen bewusst, dass wir nicht nur durch die üblichen periodischen Seuchenzüge (z. B. Grippewelle) mit tödlichen Infektionserregern bedroht werden. Auch wenn seit dem 11.09.2001 kein bioterroristischer Anschlag dokumentiert werden konnte, so besteht doch ein Unbehagen, nicht angemessen auf derartige Extremsituationen vorbereitet zu sein bzw. reagieren zu können. Eine bioterroristische Angriffssituation kann sich bei panikartigem Verhalten der betroffenen Bevölkerung und insbesondere des medizinischen Personals schnell zu einem Desaster ausweiten. Es ist deshalb zu begrüßen, dass Experten aus allen Bereichen der Infektionsmedizin vom Robert Koch-

Institut für die Erstellung dieses Kompendiums gewonnen werden konnten, um Handlungsanweisungen für die medizinische Versorgung in einer B-Gefahrenlage sowie für das Vorgehen bei Verdacht auf gefährliche unbekannte oder bekannte Infektionserreger und Toxine zusammenzustellen. Dieses Kompendium ist nicht nur ein hervorragendes Nachschlagewerk, um sich über gefährliche oder seltene Infektionserreger zu informieren, sondern es kann auch als Lehrbuch für Fortbildungskurse der Angehörigen von Medizinberufen im Rahmen des Bevölkerungsschutzes gegen Seuchen im allgemeinen und gegen biologische Kriegsführung im besonderen empfohlen werden. So hoffen wir, dass dieses Kompendium viele interessierte Leser findet.

"Denn er wusste, was dieser frohen Menge unbekannt war und was in den Büchern zu lesen steht: dass der Pestbazillus niemals ausstirbt oder verschwindet...." (A. Camus: Die Pest)

Den Autoren und Mitwirkenden möchte ich im Namen der Deutschen Gesellschaft für Hygiene und Mikrobiologie (DGHM) für ihre hervorragenden Beiträge meinen besonderen Dank aussprechen.

Prof. Dr. Dr. Jürgen Heesemann, Präsident der DGHM

Deutsche Gesellschaft für Tropenmedizin und Internationale Gesundheit (DTG)

Die Deutsche Gesellschaft für Tropenmedizin und Internationale Gesundheit (DTG) begrüßt ausdrücklich das vorliegende Kompendium zum Vorgehen bei einem vermuteten oder nachgewiesenen Anschlag mit biologischen Kampfstoffen. Die DTG bedankt sich für die Möglichkeit, tropenmedizinische Expertise zu diesem Kompendium beitragen zu können.

Die Beschäftigung mit tropischen Krankheitserregern ist weiterhin wichtig: Viele dieser Krankheiten sind immer noch hochprävalent in den Tropen, die klassischen Tropenkrankheiten breiten sich teilweise sogar noch aus, es werden weiterhin neue Erreger gefunden. Die Zunahme der Reisegeschwindigkeit bedingt, dass Erreger innerhalb der Inkubationszeit importiert werden können. Und weltweit kommt es zu einer Zunahme der Reisenden, aber auch der Migrationsströme.

Hinzu kommt jetzt die traurige Tatsache, dass einige typische tropische Krankheitserreger auch als mögliche biologische Kampfstoffe angesehen werden müssen. Die DTG als Fachgesellschaft sieht sich deshalb in der Pflicht, innerhalb ihrer Möglichkeiten zur Bekämpfung des Bioterrorismus beizutragen. Alle tropenmedizinischen Institutionen in Deutschland sind Ansprechpartner z. B. für Plausibilitätskontrollen bei vermuteten Infektionen mit hämorrhagischen Fieberviren. Durch ihre Arbeitseinsätze in den Tropen sind es noch am ehesten Tropenmediziner, die Erfahrungen in der Behandlung von Patienten mit Pest, Milzbrand u. a. haben.

Aus unserer Sicht haben die Autoren ein Kompendium zusammengestellt, das einerseits fachlich exzellent und andererseits aber auch äußerst praxistauglich ist. Bleibt zu hoffen, dass viele von der fachlichen Exzellenz profitieren, dass die Praxistauglichkeit aber nicht unter Beweis gestellt werden muss.

Prof. Dr. Gerd Burchard - für den Vorstand der DTG

Deutsche Vereinigung zur Bekämpfung der Viruskrankheiten e.V. (DVV)

Seit den Terroranschlägen vom 11. September 2001 in New York und der Verbreitung von Milzbranderregern im selben Jahr nimmt weltweit die Besorgnis zu, dass Mikroorganismen und deren Toxine als biologische oder terroristische Waffen missbraucht werden könnten. Der unvorhersehbare Einsatz von Waffen biologischer Natur würde innerhalb kürzester Zeit die Gesundheit einer Vielzahl von Menschen stark bedrohen und lebensnotwendige Strukturen unserer Gesellschaft nachhaltig beeinträchtigen. Damit bestünde die akute Gefahr, dass es zum Zusammenbruch des öffentlichen Lebens kommt. Ein Einsatz biologischer Waffen hätte vor allem deshalb dramatische Folgen, da bislang nur wenige Erfahrungen im Management von hochkontagiösen lebensbedrohlichen Infektionskrankheiten existieren. Die Einleitung wirksamer Maßnahmen setzt nicht nur detaillierte Kenntnisse über spezielle Erreger voraus, die als biologische Kampfstoffe geeignet sind, sondern erfordert in erster Linie konkrete Vorgehensweisen in der medizinischen Versorgung einer großen Zahl infizierter Personen.

Das vorgelegte Kompendium bietet konkrete und umfassende Entscheidungshilfen zu medizinischen Vorgehensweisen im Falle einer Gefährdung durch biologische Kampfstoffe. Zahlreiche ausgewiesene Experten auf den Gebieten der Infektionsmedizin und Mikrobiologie in Deutschland haben mit ihrem Spezialwissen dazu beigetragen, dass diese fachspezifische Anleitung entstehen konnte. Ihr Kernstück bilden erreger- und krankheitsspezifische Informationen zu allen wichtigen Mikroorganismen, deren Einsatz als biologische Waffe möglich ist. Eingeschlossen sind Maßnahmen zur Labordiagnostik, Prophylaxe und Therapie. Dem speziellen Vorgehen in Gefährdungssituationen mit unbekannten Erregern wird ebenfalls ein hoher Stellenwert eingeräumt. Die Vermittlung essenzieller Informationen erfolgt auch im Anhang des Buches, in dem beispielsweise kompetente Ansprechpartner und die empfohlenen Desinfektionsmittel aufgelistet werden. Damit erweist sich das vorliegende Kompendium als wertvolles Nachschlagewerk sowohl für medizinisches Personal als auch Personen, die im Zivil- und Katastrophenschutz von Bund und Ländern tätig sind. Es ist allerdings zu wünschen, dass der beschriebene Einsatz von Mikroorganismen als biologische Kampfmittel nur von theoretischer Natur bleibt.

Prof. Dr. P. Wutzler - Präsident der Deutschen Vereinigung zur Bekämpfung der Viruskrankheiten e.V.

Deutsche Gesellschaft für Infektiologie (DGI)

Die Diskussion um angemessenes Vorgehen gegenüber den Gefahren des Bioterrorismus ist mehr denn je angesagt - zwischen Vergessen, Ignoranz, ultrakurzen medialen Halbwertszeiten einerseits und milliardenschweren BioShield-Initiativen nicht ohne Verquickung mit Industrieinteressen und unglücklichen Unfällen auf der anderen Seite. Es braucht dafür kundige und engagierte Experten verschiedener Disziplinen. Das Kompendium ist Zeugnis hiervon. In Deutschland ist die aktuelle Erfahrung mit dem Vorgehen bei einem vermuteten oder nachgewiesenen Anschlag mit biologischen Kampfstoffen gering. Dies gilt für medizinische Belange wie für den Bereich des öffentlichen Lebens. Gut abgestimmtes, effektives medizinisches Vorgehen kann im Fall des Falles die Entwicklung einer Katastrophe verhindern helfen, zumindest aber den Panikfaktor klein halten. Meldewege und Kommunikationsfähigkeit zwischen Kliniker, Labor und öffentlichem Gesundheitswesen sind dabei enorm wichtig. Eine gemeinsame „Sprache" und Konsensfähigkeit sind Voraussetzung. Wir müssen auch auf unbekannte Erreger eingestellt sein und bleiben und Pseudoanschläge von Nachahmerchaoten meistern. Die Deutsche Gesellschaft für Infektiologie (DGI) ist gerne bereit, diese und ähnliche Initiativen mit all ihren Mitteln zu unterstützen.

Prof. Dr. Winfried V. Kern, Erster Vorsitzender der DGI

Einleitung und Überblick zum Kompendium

Vor allem die Anschläge in den USA am 11. September 2001 haben die Welt verunsichert. Die Worte „Terrorismus“ und „Terroristen“ tauchen seitdem häufig in Presse, Funk, Fernsehen und Rechtstexten auf. Allgemeingültige Definitionen dieser Begriffe sind jedoch kaum zu finden. Vermutlich fürchten wir uns aber vor Terrorismus als Gewaltform mehr als vor anderen kriminellen Handlungen, weil

- Terrorismus in der Regel eine organisierte Aktivität ist,
- Terrornetzwerke oder -gruppen weiter bestehen können, auch nachdem einzelne ihrer Mitglieder gefasst sind,
- für Terroristen die Öffentlichkeitswirkung im Vordergrund steht, d. h. um im Bewusstsein der Öffentlichkeit Terror zu erzeugen, müssen Terroristen öffentlich handeln und zwar ohne Schuldbewusstsein oder Reue,
- Terrorismus unfassbar gewalttätig und auch nicht mit einer vermeintlich „gerechten Sache“ zu entschuldigen ist,
- terroristische Angriffe sich auch gegen Unbeteiligte, d. h. Privatpersonen und Zivilisten, unabhängig von Alter, Geschlecht, Beruf oder Konfession richten bzw. deren Gefährdung billigend in Kauf nehmen.

Das heißt, jeder von uns kann – unabhängig von seinem eigenen Verhalten – plötzlich und unerwartet, zu jedem Zeitpunkt und überall von Terrorismus bedroht bzw. betroffen sein. Deshalb denken Menschen vieler Nationen wieder über Themen nach, die lange an den Rand des öffentlichen Interesses gerückt waren.

Eines dieser Themen ist der mögliche terroristische Einsatz von Krankheitserregern und Toxinen als biologische Kampfstoffe und die sich daraus für das Gesundheitswesen ergebenden Konsequenzen.

Bioterrorismus ist keine Fiktion, sondern eine reale Bedrohung, die ernst zu nehmen ist – wie auch verschiedene Beispiele aus der jüngeren Vergangenheit zeigen. Bioterroristische Anschläge stellen für alle versorgenden Strukturen eines Landes eine große Herausforderung dar, vor allem, weil es an Erfahrung im Management von potenziell lebensbedrohlichen, sich schnell ausbreitenden und ggf. eine große Anzahl von Menschen betreffenden Krankheitsausbrüchen fehlt. Deshalb müssen, abgesehen von geeigneten Maßnahmen, die verhindern, dass es überhaupt zu bioterroristischen Aktivitäten kommt, alle Vorbereitungen getroffen werden, um im Ernstfall gezielt, schnell und effizient helfen zu können.

Die „AG Medizinische Versorgung" aus dem Projekt „Interdisziplinäres Expertennetzwerk Biologische Gefahrenlagen" legt deshalb mit diesem Kompendium für ärztliches und nichtärztliches Personal im Gesundheitswesen ein für den Ernstfall praktisches Hilfsmittel zur medizinischen Versorgung[1] von Betroffenen einer B-Gefahrenlage vor. Das Team der AG Medizinische Versorgung hofft, mit dem Kompendium eine konstruktive Diskussion anzuregen, damit Strategien zukünftig regelmäßig aktualisiert und verbessert sowie Behandlungsmöglichkeiten dem neuesten Stand der Wissenschaft angepasst werden können.

Anregungen dazu sollten an die im RKI angesiedelte Informationsstelle des Bundes für Biologische Sicherheit (IBBS) – ggf. auch über das Expertenforum des Netzwerks – oder das Bundesamt für Bevölkerungsschutz und Katastrophenhilfe (BBK) gerichtet werden.

---

1 Anmerkung: Die Autoren des Konzepts haben sich bemüht, ihre Empfehlungen den zum Zeitpunkt der Publikation gängigen medizinischen Standards anzupassen. Auf Grund fortschreitender Erkenntnisse müssen jedoch besonders die diagnostischen und therapeutischen Empfehlungen ggf. aktuellen Entwicklungen angepasst werden. Gleiches gilt für die Aktualität der Verpackungs- und Versandvorschriften.

Seit Anfang 2003 koordiniert das Robert Koch-Institut (RKI) bzw. die dort angesiedelte Informationsstelle des Bundes für Biologische Sicherheit (IBBS) ein vom Bundesamt für Bevölkerungsschutz und Katastrophenhilfe (BBK) im Rahmen des weiteren Ausbaus von fachlichen Netzwerken im Bevölkerungsschutz gefördertes Projekt mit dem Titel „Interdisziplinäres Expertennetzwerk Biologische Gefahrenlagen".

Ziel des Projektes ist die Definition von Arbeits- und Einsatzgrundsätzen zur besseren Zusammenarbeit von öffentlichen Einrichtungen und Hilfsorganisationen in biologischen (B-) Gefahrenlagen. Diese sollen in Form von bundeseinheitlichen ressort- und länderübergreifenden Konzepten vorgelegt und nach Abschluss des Projektes veröffentlicht werden.

Zu diesem Zweck wurden mehrere Arbeitsgruppen (AG) mit unterschiedlichen Schwerpunkten gegründet, die im Folgenden kurz dargestellt werden sollen.

Die **AG Lageerkundung** erarbeitet ein Konzept zum Probenahme-Management und gibt kritische Stellungnahmen zu aktuellen Schnelldetektionsverfahren ab. Die **AG Risikokommunikation** beschäftigt sich mit neuen Aspekten der Risikokommunikation und hat dazu ein Papier zum Umdenken in der Informationspolitik in Abhängigkeit von Eskalationsstufen in biologischen Gefahrenlagen erarbeitet sowie Konzepte zur proaktiven Risikokommunikation. Die **AG Schutzausrüstung und Dekontamination** befasst sich mit einer Matrix zur Auswahl einer lageangepassten persönlichen Schutzausrüstung (PSA) sowie mit geeigneten Dekontaminationsmaßnahmen beim Ablegen von Schutzanzügen im Katastrophenfall (z. B. sichere Dekontamination außerhalb von Laborbedingungen). Die **AG Einsatzgrundsätze / Öffentliche Ordnung und Logistik** ist mit Fragestellungen zu Rechtsgrundlagen auf Bund- und Länderebene, anwendbaren Verwaltungsvorschriften und der Aufgabenfestlegung für Polizei, Feuerwehr, Einsatzleitung und Gesundheitsämter in einer biologischen Gefahrenlage befasst. Zusätzlich werden Arbeitsweise und Führungsorganisation im medizinischen Versorgungsbereich beschrieben. Weitere inhaltliche Arbeitsschwerpunkte liegen bei der Feststellung einer biologischen Schadenslage (Früherkennungssysteme, Surveillance etc.) sowie der Problemanalyse für Führungs- und Organisationsstrukturen.

Ende 2005 wurden diese Arbeitsgruppen durch die **AG Medizinische Versorgung** ergänzt. Aufgabe der AG ist die Erarbeitung von Entscheidungshilfen zu einem medizinisch angemessenen Vorgehen in einer B-Gefahrenlage. Die Ergebnisse der AG werden mit diesem Kompendium vorlegt.

Mitglieder des Netzwerkes können Ergebnisse aus den einzelnen AGs unter www.bevoelkerungsschutz.de einsehen bzw. ihrer Fortschreibung folgen. Interessierte Fachleute sind aufgefordert, in dem geschlossenen Expertenforum des Netzwerks mitzuarbeiten.
Außerdem gehen die Ergebnisse der AGs in das vom Bundesamt für Bevölkerungsschutz herausgegebene Buch „Biologische Gefahren I – Handbuch zum Bevölkerungsschutz“ (ISBN 3-939347-06-X) ein.

Aufbau des Kompendiums

Dieses Kompendium setzt sich mit der medizinischen Versorgung von Personen auseinander, die biowaffenfähigen Erregern vermutlich oder gesichert ausgesetzt waren.

Die AG geht davon aus, dass – unabhängig von den zahlreichen Szenarien, die zur Ausbringung von als B-Kampfstoffen nutzbaren Agenzien (B-Agenzien) oder potenziellen biologischen Kampfstoffen vorstellbar sind – es in erster Linie um die medizinische Versorgung von Betroffenen einer Infektionskrankheit geht. Die dazu notwendigen medizinischen Grundlagen sollen in diesem Kompendium dargelegt und das sich daraus ergebende medizinisch notwendige Handeln begründet werden.

Dazu ist das Kompendium folgendermaßen gegliedert. Nachdem im **Vorwort** und der **Einleitung** die AG vorgestellt und die Voraussetzungen ihrer Arbeit dargelegt werden, befassen sich die folgenden Kapitel mit relevanten Themen zur medizinischen Versorgung.

Zunächst wird im Kapitel **Biologische Kampfstoffe** dargestellt, was derzeit unter dem Begriff verstanden wird und welche Stoffe zu den B-Agenzien gezählt werden. Die Auswahl der in diesem Kompendium behandelten Agenzien wird begründet.

Das Kapitel **Medizinische Versorgung in einer B-Gefahrenlage – Allgemeines** legt die Auffassung der AG zu den konkreten Inhalten dieses Themas dar. Des Weiteren wird einem der wichtigsten im Vorfeld einer B-Gefahrenlage zu bedenkenden Aspekte – der Anzahl der Betroffenen in Verbindung mit der Kontagiosität der Infektionserkrankung – Rechnung getragen.

Im Kapitel **Vorgehen in der Situation Unbekannter Erreger / BT-Verdachtsfall** wird zunächst auf prinzipielle Vorstellungen, Vorgehensweisen und Notwendigkeiten für die medizinische Versorgung von Patienten eingegangen. Ausgerichtet sind die Empfehlungen an der Situation, dass epidemiologisch eine übertragbare Krankheit anzunehmen ist, der Erreger aber noch unbekannt ist bzw. nur ein Verdacht hinsichtlich einer Erregergruppe besteht. In diesem Kapitel sind auch labordiagnostische Grundlagen, zur Identifizierung eines Erregers führen, Hinweise zu Verpackungs- und Versandsandvorschriften sowie grundlegende therapeutische und präventive Maßnahmen dargestellt.

Diese allgemeinen Grundlagen gelten auch für die erregerspezifischen Informationen im nachfolgenden Kapitel **Bekannte Erreger / Krankheitsspezifische Aspekte.** Hier werden zum Thema Diagnostik nur Besonderheiten der einzelnen Erreger genannt. Ansonsten sind in diesem Kapitel Informationen zu den BT-Erregern, den einzelnen Krankheiten und deren Verlaufsformen, möglichen Therapieoptionen und den Präventionsmaßnahmen systematisch aufgeführt.

Im **Literaturverzeichnis** sind alle in diesem Kompendium berücksichtigten Literaturstellen zusammengestellt. Aus Gründen der Übersichtlichkeit sind die Literaturangaben für die einzelnen BT-relevanten Erreger bzw. entsprechenden Krankheiten gesondert aufgeführt.

Im **Anhang** finden sich Ansprechpartner für BT-Gefahrenlagen (z. B. RKI, Kompetenz- und Behandlungszentren, Landesgesundheitsämter), Auszüge aus dem Infektionsschutzgesetz (IfSG), die RKI-Desinfektionsmittel-Listen sowie ein Glossar und das Abkürzungsverzeichnis.

Dieses Kompendium richtet sich in erster Linie an Ärzte, sonstiges medizinisches Personal, Hilfsorganisationen und Personen aus öffentlichen Einrichtungen sowie an die Bevölkerung, die aus beruflichen oder privaten Gründen an dem Thema interessiert sind. Für andere Berufsgruppen, wie z. B. Infektiologen, Infektionsepidemiologen, Medizinische Mikrobiologen, Virologen etc., sind die hier zusammengefassten Informationen Grundlage der täglichen Arbeit und somit weitgehend bekannt. Allen anderen soll durch die Rückführung der z. T. stark angstbesetzten und damit häufig auch unsachlich diskutierten Thematik auf klare Strukturen und Grundlagen der Infektiologie bzw. Infektionsepidemiologie, die Basis eines sachorientierten Umgangs geliefert werden.

In einer B-Gefahrenlage kann Jeder – auch infektiologisch nicht Versierte – in die Situation kommen, Hilfe leisten zu müssen. Dieses Kompendium soll in diesen Fällen als „Entscheidungshilfe zu medizinisch angemessenen Vorgehensweisen in einer B-Gefahrenlage" dienen. Wichtig ist, einerseits nicht sorglos zu handeln, andererseits das subjektive Gefühl der Bedrohung durch eine B-Gefahrenlage auf Grund von Informationen (zum Erreger, zu den notwendigen Maßnahmen etc.) zu relativieren und zu einem angemessenen Umgang mit dem Thema zu gelangen.

1 Biologische Kampfstoffe

1 Biologische Kampfstoffe

Im Kontext „Gefahrenlagen durch biologische Agenzien“ werden die Begriffe „Biologische Waffe“ und „Biologischer Kampfstoff“ oft synonym gebraucht. International akzeptierte Definitionen für diese Begriffe existieren derzeit nicht. Zu ihrer Bestimmung wird in der Regel auf eine Definition der Vereinten Nationen aus dem Jahr 1969 zurückgegriffen, wonach als biologische Kampfstoffe „*lebende Organismen jeglicher Art oder aus diesen gewonnene infektiöse Stoffe, die Krankheiten oder Tod bei Mensch, Tier oder Pflanze verursachen und zu diesem Zweck gezielt eingesetzt werden*“ gelten. Üblicherweise handelt es sich dabei um Bakterien, Viren, Pilze und – mit einer Sonderstellung zwischen biologischen und chemischen Kampfstoffen – um Toxine.

Im eigentlichen Sinn beschreibt die genannte Definition „Biologische Agenzien“. Erst der Zusatz „*...und zu diesem Zweck gezielt eingesetzt werden*“ weist auf ihren möglichen Einsatz als biologische Kampfstoffe hin.

Biologische Agenzien werden durch Konzentrationsprozesse, Stabilisatoren oder andere Zusätze zu biologischen Kampfstoffen gemacht. Erst wenn sie sich in Vorrichtungen zur Dispersion und Dissemination befinden, lässt sich von biologischen Waffen (moderner Begriff: biologische Kampfmittel) oder Biowaffen sprechen. Bei den sogenannten „neuen Biowaffen“ wird zudem befürchtet, dass gentechnische Manipulationen bekannter Agenzien zu einer veränderten Umweltstabilität, Virulenz, Antigenität oder auch Resistenz gegen Antibiotika oder andere Therapeutika sowie Immunisierungen führen könnten und so ihre klassischen, z. T. bekannten Eigenschaften abwandeln.

Da biologische Kampfmittel das Potenzial besitzen, viele Tausend Opfer zu erzeugen, werden sie zu den Massenvernichtungswaffen gezählt. Es existiert eine Vielzahl von Krankheitserregern und Toxinen, die potenziell als B-Kampfstoff verwendet werden könnten [s.

Tab. 1]. Die meisten der hier aufgelisteten Agenzien wurden in der Vergangenheit auf ihre militärische Eignung als biologische Kampfstoffe getestet und einige auch bis zur einsatzfähigen Biowaffe entwickelt. Die Verbreitung von Biowaffen stellt eine große Gefahr für die internationale Stabilität und Sicherheit dar. Um dieser Gefahr – ursprünglich ausgehend von bewaffneten Konflikten zwischen einzelnen Staaten oder dem unsachgemäßen Umgang mit diesen Waffensystemen – zu begegnen, sind zahlreiche Verträge und Übereinkünfte mit dem Ziel ihrer vollständigen Abschaffung geschlossen worden. Durch die „Biological and Toxin Weapons Convention" (BTWC) von 1972 sind Entwicklung, Herstellung und Lagerung von biologischen Waffen und Toxinwaffen verboten. Bis Mai 2007 sind diesem Übereinkommen 156 Staaten beigetreten.

Die Risiken der Verbreitung von Massenvernichtungswaffen haben jedoch mit dem Auftreten des internationalen Terrorismus eine neue Dimension erhalten. Massenvernichtungswaffen auf der Basis biologischer Agenzien stellen nach internationaler Einschätzung derzeit für Terroristen geeignete Systeme dar, da viele der dafür in Frage kommenden Erreger und Toxine überall (z. B. aus der Natur) erhältlich und (zumindest theoretisch) einfach herzustellen sind. Aufwändiger und technisch anspruchsvoller ist jedoch ihre notwendige Optimierung für den Einsatz als Biowaffe.

Ärztliches und nicht-ärztliches Personal im Gesundheitswesen sollte zumindest über die derzeit als relevant eingestuften Agenzien und die von ihnen verursachten Krankheitsbilder informiert sein.

Qualitativ und quantitativ unterschiedliche Listen werden dazu von einzelnen Ländern oder verschiedenen Organisationen herausgegeben. Beispielhaft seien hier genannt die Liste der amerikanischen Centers for Disease Control and Prevention (CDC), abrufbar im Internet unter

http://www.bt.cdc.gov/agent/agentlist-category.asp

und die Liste der möglichen B-Kampfstoffe aus dem Handbuch für den Sanitätsdienst der US-Armee, dem so genannten *Blue Book* (Original im Internet abrufbar unter http://www.usamriid.army.mil/education/bluebookpdf/USAMRIID%20 Blue%20Book%205th%20Edition.pdf

deutschsprachige Fassung herausgegeben im August 2002 vom Kompetenzzentrum Gesundheitsschutz des LGA Baden-Württemberg).

Die CDC-Liste [s. Tab. 1] umfasst derzeit 20 humanpathogene Erreger / Erregergruppen und Toxine, die auf Grund der Einschätzung ihres Gefahrenpotenzials in die Kategorien A (hoch), B (mittel) und C (gering) eingeteilt werden.

Tabelle 1: CDC-Liste vom 30.03.06: Krankheiten und Erreger, Kategorisierung nach Gefahrenpotenzial

Kategorie A Höchstes Gefahrenpotenzial	Kategorie B mittleres Gefahrenpotenzial	Kategorie C (noch) geringes Gefahrenpotenzial
Anthrax (*Bacillus anthracis*) Botulismus (*Clostridium botulinum*-Toxin) Tularämie (*Francisella tularensis*) Pest (*Yersinia pestis*) Pocken (*Variola major*) Virale hämorrhagische Fieber (Filoviren [z. B. Ebola-, Marburgvirus] und Arenaviren [z. B. Lassa-, Machupovirus])	Brucellose (*Brucella species*) Epsilon-Toxin Melioidose (*Burkholderia pseudomallei*) Nahrungsmittelkeime (z. B. *Salmonella species*, *Escherichia coli* O157:H7, *Shigella species*) Ornithose / Psittakose (*Chlamydia psittaci*) Q-Fieber (*Coxiella burnetii*) Ricin Rotz (*Burkholderia mallei*) Staphylokokken-Enterotoxin B Epidemisches Fleckfieber (*Rickettsia prowazekii*) Virale Enzephalitis (Alphaviren [z. B., EEEV, VEEV, WEEV])	z. B. Nipahvirus- und Hantavirus-Infektionen

Kategorie A Höchstes Gefahrenpotenzial	Kategorie B mittleres Gefahrenpotenzial	Kategorie C (noch) geringes Gefahrenpotenzial
	Wasserkeime (z. B. *Vibrio cholerae*, *Cryptosporidium parvum*)	

Das *Blue Book* bezieht sich auf das sogenannte *Dirty Dozen* [s. Tab. 2], ergänzt um die T2-Mykotoxine. Bei den hier genannten Erregern und Toxinen handelt es sich nach Einschätzung der US-Armee um die derzeit am besten zur militärischen Ausbringung in Massenvernichtungswaffen geeigneten Agenzien.

Tabelle 2: *Dirty Dozen*, Erkrankungen und Toxine

Bakterielle Erkrankungen	Virale Erkrankungen	Toxine
Anthrax Brucellose Rotz und Melioidose Pest Q-Fieber Tularämie	Pocken Venezuelanische Pferdeenzephalitis Virale Hämorrhagische Fieber	*Clostridium botulinum*-Neurotoxine (Botulinumtoxin) Ricin Staphylokokken-Enterotoxin B (SEB) T2-Mykotoxine

Keine der beiden o. g. Listen beinhaltet Agenzien, die zu einer alleinigen Schädigung von Pflanzen oder Tieren führen. Entsprechende Erreger können jedoch auch ökologisch und ökonomisch – z. B. durch Beeinträchtigung der Nahrungsgrundlage – große Schäden anrichten. Zudem ist auch der Einsatz anderer humanpathogener Agenzien denkbar, die zwar nicht tödlich wirken, aber – im Sinne von *disabling weapons* – ebenfalls ganz erhebliche Störungen in der Fortsetzung des „normalen Alltags" einer Gesellschaft hervorrufen können (z. B. Noroviren).

Auf Grund der großen Unterschiede im Umfang der Erreger- und Toxinlisten und der prinzipiellen Vorstellbarkeit, dass auch andere, bisher nicht genannte, natürlich vorkommende Erreger Epidemien bzw. Pandemien auslösen könnten, hat sich die AG Medizinische Versorgung dafür ausgesprochen, die Liste der US-Armee aus dem *Blue Book* als Grundlage für das Kompendium heranzuziehen. Für diese Erreger ist zumindest bekannt, dass sie in verschiedenen Ländern Gegenstand von Biowaffen-Programmen oder Biowaffenforschungen waren. Einige dieser Agenzien wurden auch schon waffenfähig gemacht, d. h. sie sind als B-Kampfmittel munitioniert oder vermutlich sogar zum Einsatz gebracht.

Auf die Behandlung der T2-Mykotoxine wird in diesem Kompendium allerdings verzichtet, da diese – im Gegensatz zu Botulinumtoxin, Ricin und SEB – nach ihren Eigenschaften (z. B. transdermale Wirkung) eher den chemischen Kampfstoffen zugerechnet werden müssen.

Unabhängig von hier benannten Erregern / Erregergruppen oder Toxinen sollte grundsätzlich jedoch ein bioterroristischer Anschlag in Betracht gezogen (oder zumindest sicher ausgeschlossen werden), wenn epidemiologische, klinische und mikrobiologische Besonderheiten bei Krankheitsausbrüchen, Krankheitsverläufen, Expositionswegen, Erregereigenschaften oder Erkrankungsraten auftreten. Im Einzelnen zu nennen sind hier:

- **ungewöhnliche, unerwartete Häufung von Erkrankungen** (große Anzahl Erkrankter mit ähnlichen Symptomen, große Anzahl unklarer Erkrankungen, endemische Erkrankung mit unerklärbarem Inzidenzanstieg),
- **ungewöhnliche Verteilung von Erkrankungen** (gleicher Erregertyp aus unterschiedlichen geografischen und zeitlichen Regionen, mehrere Cluster gleicher Symptome in geografisch getrennten Regionen, Erkrankungshäufung in ungewöhnlichen Alters- oder sonstigen Gruppen, Erkrankungen mit ungewöhnlicher geografischer und jahreszeitlicher Verteilung, Nachweis isolierter Quellen wie z. B. Klimaanlage, Wasserversorgung, U-Bahnstationen etc.),
- **ungewöhnliche Übertragungswege für Erkrankungen** (Fehlen typischer Vektoren oder Reservoirs, für einen bestimmten Erreger

ungewöhnlicher Übertragungsweg durch Wasser, Luft, Lebensmittel oder Vektoren),

- **untypische Krankheitsverläufe** (ungewöhnliche Morbiditäts- bzw. Mortalitätszahlen, Nichtansprechen einer ansonsten wirksamen Therapie bei bekanntem Erreger, Auftreten von atypischen Krankheitsverläufen bei bekanntem Erreger, ungewöhnliche Symptomkombination),
- **unbekannte oder atypische Erreger** (genetisch veränderte, ungewöhnliche, atypische oder derzeit nicht zirkulierende Isolate, ungewöhnliche Erregerkombination).

Zudem sollten indirekte Hinweise auf Krankheitshäufungen beachtet werden wie z. B.:

- ungewöhnlich hohe Zahl an Einsendungen gleichen Probenmaterials, gleiche Verdachtsdiagnosen bzw. ungewöhnliche Untersuchungsaufträge,
- ungewöhnlich häufige Rezeptierung/Ausgabe von Antibiotika, Antipyretika oder Pharmaka bestimmter Indikationsgruppen,
- gehäufte Inanspruchnahme von Giftnotrufzentralen.

Hinweisend können auch nichtmedizinische Merkmale sein:

- öffentliche Hinweise, Warnungen, Drohungen, Bekennerschreiben etc.,
- nachrichtendienstliche, kriminalistische oder journalistische Hinweise,
- Zusammentreffen von Erkrankungen durch Agenzien mit möglichem bioterroristischem Potenzial und politischen oder kriegerischen Ereignissen bzw. Attentaten,
- Auffinden technischer Mittel, die zum Ausbringen von B-Kampfstoffen geeignet sind.

2 Medizinische Versorgung in einer B-Gefahrenlage

2 Medizinische Versorgung in einer B-Gefahrenlage – Allgemeines

Der Begriff „medizinische Versorgung" umfasst alle Maßnahmen zur Diagnose, Behandlung, Nachsorge und Prävention bei Personen, die auf Grund eines gesundheitsschädigenden Ereignisses oder entsprechender Umweltbedingungen erkrankt oder von einer Erkrankung bedroht sind. Medizinische Versorgung erfolgt in Deutschland überwiegend auf der Basis evidenzbasierter Leitlinien. Dazu liefern randomisierte, kontrollierte Studien die höchste Evidenz. Eine intermediäre Aussagekraft haben klinische Studien, die auf einen direkten Vergleich von unterschiedlichen Therapieansätzen verzichten, eine zu kurze Nachbeobachtungszeit haben oder retrospektive Auswertungen darstellen. Die geringste Aussagekraft wird Ansätzen zugeschrieben, die ausschließlich auf Expertenmeinungen, einzelnen Fallberichten oder pathophysiologischen Überlegungen beruhen.

Auch die Empfehlungen zur Diagnostik und Behandlung von Betroffenen einer B-Gefahrenlage sind natürlich so evidenzbasiert wie möglich. Allerdings ergeben sich hier Besonderheiten, die eine Leitlinienerstellung auf der Basis der höchsten Evidenz (randomisierte, kontrollierte Studien) unmöglich machen.

Bei einer B-Gefahrenlage, wie sie in diesem Kompendium verstanden wird, handelt es sich um das gesicherte oder vermutete Auftreten von Krankheitsausbrüchen infolge von absichtlich geplanten oder akzidentiellen Freisetzungen der in Tabelle 2 aufgelisteten oder auch anderer biologischer Agenzien. Der Zeitpunkt von Krankheitsausbrüchen kann nicht vorhergesehen werden, ebenso wenig die Anzahl der betroffenen Personen oder der Zeitpunkt des Auftretens einer Erkrankung, der zudem wahrscheinlich auch nicht identisch mit dem Zeitpunkt des Ausbringens eines Krankheitserregers sein wird. Gegebenenfalls muss auch mit dem Auftreten von veränderten Krankheitserregern gerechnet werden oder mit besonderen Situationen, in denen B-Kampfstoffe zum Einsatz kommen könnten (z. B. Großveranstaltungen, an verschiedenen Orten gleichzeitig etc.). Es muss also mit vielen Variablen gerechnet werden, die dann ggf. ein abweichendes Vorgehen bei der medizinischen Versorgung erforderlich machen.

Für all diese Situationen gibt es zu den relevanten Agenzien nahezu kein Datenmaterial über den Ablauf des Krankheitsgeschehens nach einer absichtlichen Herbeiführung.

Entscheidungshilfen über die angemessene ärztliche Vorgehensweise bei diesen speziellen gesundheitlichen Problemen bzw. Vorkehrungen für den Ernstfall „B-Gefahrenlage“ können nur auf der Basis von Erkenntnissen über natürlich vorkommende Varianten der Erkrankungen (größtenteils zurückzuführen auf Expertenwissen) bzw. auf der Basis von Tierversuchsdaten erstellt werden.

Die niedriger einzustufende Evidenz der wissenschaftlichen Grundlagen erscheint jedoch bei der zurzeit drängenden Problematik ausreichend, um Empfehlungen zu medizinisch angemessenen Vorgehensweisen zu geben.

Wichtig für B-Gefahrenlagen ist auch, die Kontinuität in der medizinischen Versorgung zu gewährleisten. Dazu müssen ressort- und länderübergreifende Konzepte entwickelt werden, die eine gesamtheitliche Koordination ermöglichen. Entsprechende Notfall- und Katastrophenpläne für eine BT-Gefahrenlage sind schon vor dem Eintreten einer solchen Situation zu erstellen, sollen sie effektiv greifen. Dies gilt sowohl für die in die Notfallversorgung eingebundenen Krankenhäuser als auch für Kreise, kreisfreie Städte, die Länder und den Bund.

Im Rahmen der vorsorgenden Ausarbeitung solcher Pläne auf den verschiedenen Versorgungs- und Logistikebenen muss vor allem für regional übergreifende oder multifokale Krankheitsausbrüche ein möglichst einheitliches und koordiniertes Vorgehen angestrebt werden.

In Deutschland stellt das Infektionsschutzgesetz (IfSG) die übergeordnete rechtliche Basis für das seuchenhygienische Management dar. Zudem sind in einigen Ländern interdisziplinäre Kompetenzzentren für den Seuchenschutz eingerichtet worden. Hier ist Fachwissen aus Klinik, Öffentlichem Gesundheitsdienst (ÖGD), Rettungsdienst, Krankenhaushygiene und z. T. der Infektionsepidemiologie zusammengefasst. Über einen 24-h-Konsiliardienst stehen diese Zentren Gesundheitsbehörden, Krankenhäusern und Ärzten beratend, ggf. aber auch im Rahmen staatsvertraglicher Regelungen unterstützend und vor Ort zur Verfügung.

Zusätzlich wurde 2003 die Ständige Arbeitsgemeinschaft der Kompetenz- und Behandlungszentren (StAKoB) mit folgenden Zielen gegründet:

- gegenseitige personelle und materielle Unterstützung bei Bedarf,
- Standardisierung der klinischen Behandlungsmaßnahmen und des seuchenhygienischen Managements,
- Festlegung von Qualitätsanforderungen für die Zentren,
- Entwicklung von Trainings- und Ausbildungskonzepten,
- gemeinsame Verhandlungen mit den Kostenträgern.

Angaben zur Erreichbarkeit der Kompetenz- und Behandlungszentren bzw. der StAKoB finden sich in **Anhang 1** (Ansprechpartner in B-Gefahrenlagen).

Die Expertise der StAKoB und anderer Fachgesellschaften wie der DGHM, der GfV, der DTG, der DVV und der DGI wurde bei der Erstellung dieses Konzeptes vor allem in den Kapiteln **Unbekannter Erreger / BT-Verdachtsfall** und **Bekannte Erreger / Krankheitsspezifische Aspekte** berücksichtigt.

In der Diskussion um die optimale medizinische Versorgung Betroffener einer B-Gefahrenlage erscheint als wichtigster im Vorfeld zu bedenkender Aspekt die Anzahl der möglichen B-Geschädigten, da eine große Zahl Betroffener zu erheblichen Problemen in der medizinischen Versorgung führen kann. Zu unterscheiden ist daher die Versorgung einzelner, vieler und massenhaft Betroffener. Für diese Kategorien muss außerdem differenziert werden, ob es sich um hochkontagiöse, gemeingefährliche und aerogen Mensch-zu-

Mensch übertragbare[2], sonstige Mensch-zu-Mensch übertragbare oder nicht Mensch-zu-Mensch übertragbare Infektionskrankheiten bzw. Intoxikationen handelt.

Auf dieser Basis lassen sich Triage, ambulante und/oder stationäre Versorgung sowie andere notwendige Maßnahmen unter Berücksichtigung der hygienisch-antiepidemischen Aspekte planen. Nachfolgend werden die wichtigsten Überlegungen zur Versorgung dieser drei Gruppen wiedergegeben, soweit dies relevant für das Management medizinischer Maßnahmen ist. Darüber hinausgehende Hinweise zur Diagnostik und Therapie sowie Prophylaxe für den Fall unbekannter oder bekannter Erreger finden sich in den dazugehörigen Kapiteln 3 und 4.

[2] Gemeingefährliche Infektionskrankheiten sind hochkontagiös, aerogen Mensch-zu-Mensch-übertragbar mit hoher Morbidität und Mortalität bei schwerem Verlauf unter trotz evtl. verfügbarer Therapie (Details s. Glossar)

2.1 Versorgung einzelner Betroffener

Die medizinische Versorgung einzelner Betroffener stellt sich auf Grund der nicht überforderten Infrastrukturkapazitäten (z. B. Betten, medizinisches Personal, Medikamente, Persönliche Schutzausrüstung [PSA] etc.) für alle Formen von Infektionskrankheiten als unproblematisch dar. Unabhängig davon sei jedoch darauf hingewiesen, dass die spezifischen Behandlungsoptionen für die einzelnen Erkrankungen sehr begrenzt sein können.

2.1.1 Hochkontagiöse, aerogen Mensch-zu-Mensch übertragbare Infektionskrankheiten

Unter sogenannten gemeingefährlichen Infektionskrankheiten werden die in § 30 Abs. 1 IfSG genannten, hochkontagiösen übertragbaren Krankheiten verstanden (z. B. Lungenpest, direkt übertragbare VHF) sowie ggf. neu oder wieder auftretende Infektionskrankheiten, die eine schwerwiegende Gefahr für das Leben und die Gesundheit der Allgemeinheit befürchten lassen (z. B. SARS, humane Pocken, u. U. auch besondere Formen multiresistenter Tuberkulose). Die Behandlungsoptionen für diese Erkrankungen sind sehr begrenzt.

Einzelne Krankheitsverdächtige bzw. Kranke dieser Gruppe können in Zentren mit Sonderisolierstationen oder Einzelisolierbetten in Hamburg, Berlin, Leipzig, Frankfurt am Main, München sowie Stuttgart, Saarbrücken und Würzburg behandelt werden. In diesen Zentren stehen für die Patientenversorgung derzeit insgesamt über 20 Betten zur Verfügung. Zur Abstimmung des Vorgehens ist eine Kontaktaufnahme mit den Kompetenz- und Behandlungszentren, dem zuständigen Krankenhaushygieniker und dem Gesundheitsamt erforderlich.

Sicherheitshalber sollte man auch Patienten mit Beulenpest isolieren – dies erscheint notwendig wegen der Entwicklung potenzieller sekundärer Pneumonien und Pestseptikämien sowie möglicher Erregerresistenzen.

Für die PSA ist in diesen Fällen die höchste biologische Schutzstufe erforderlich. Details zur Ausführung dieser und weiterer notwendiger antiepidemischer Maßnahmen finden sich in Kapitel 5 des Handbuchs „Biologische Gefahren I – Handbuch zum Bevölkerungsschutz“.

2.1.2 Sonstige Mensch-zu-Mensch übertragbare Infektionskrankheiten

Zu dieser Gruppe zählen Typhus abdominalis, bakterielle Ruhr, aber auch Erkrankungen durch Erreger wie Salmonellen, *Vibrio cholerae* oder EHEC.

Für Patienten mit diesen nicht als gemeingefährlich eingestuften Infektionskrankheiten bestehen durchaus bessere Behandlungsoptionen.

Eine Absonderung von Krankheitsverdächtigen oder Kranken auf Infektionsstationen zur Verhinderung einer Ausbreitung der Erkrankung ist anzustreben. Betroffene dieser Gruppe können allerdings auch in jedem Krankenhaus der Maximal- oder Regelversorgung behandelt werden, wenn die Maßnahmen der Barrierepflege entsprechend der RKI-Richtlinie berücksichtigt werden (www.rki.de > Infektionsschutz > Krankenhaushygiene > Empfehlungen der Kommission für Krankenhaushygiene).

Zur Abstimmung des Vorgehens ist eine Kontaktaufnahme mit dem zuständigen Krankenhaushygieniker und dem Gesundheitsamt sinnvoll.

Da für Einsatz- und Pflegekräfte das Risiko einer Exposition gegenüber den häufiger und in größerer Menge vorkommenden Erregern erhöht ist, sind im direkten Umgang mit

Patienten Basis- und Erreger-spezifische Hygienestandards und Barrieretechniken zum Kontaminationsschutz von Haut und Schleimhaut sowie der Verhinderung einer Erregeraufnahme in den Gastrointestinaltrakt einzusetzen. Details zur Ausführung dieser und weiterer notwendiger antiepidemischer Maßnahmen finden sich in Kapitel 5 des BBK-Handbuchs „Biologische Gefahren I – Handbuch zum Bevölkerungsschutz".

2.1.3 Nicht Mensch-zu-Mensch übertragbare Infektionen bzw. Erkrankungen durch Toxine

Hierzu werden folgende Erkrankungen gezählt: Anthrax, Brucellose, Melioidose, Q-Fieber, Rotz, Tularämie, VEE sowie Intoxikationen mit Botulinumtoxin, Ricin und SEB.

Betroffene dieser Gruppe können in jedem Krankenhaus der Maximal- oder Regelversorgung behandelt werden. Sollte es ihr klinischer Status zulassen, ist auch eine ambulante Behandlung möglich.

Zur Abstimmung des Vorgehens ist eine Kontaktaufnahme mit dem Gesundheitsamt, dem Krankenhaushygieniker sowie ggf. den Kompetenz- und Behandlungszentren sinnvoll.

Für den direkten Umgang mit Patienten ist die Einhaltung von Basis-Hygienestandards und der Einsatz einfacher Barrieretechniken ausreichend, auch wenn für Einsatz- und Pflegekräfte das Risiko einer Exposition gegenüber den häufiger und in größerer Zahl auftretenden Erregern erhöht ist. Ausführungsdetails zu diesen Maßnahmen finden sich in Kapitel 5 des Handbuchs „Biologische Gefahren I – Handbuch zum Bevölkerungsschutz".

2.2 Versorgung vieler Betroffener

Der Begriff „viele Betroffene“ ist nicht mit einer konkreten Zahl festzulegen. Vielmehr sind hier die vorhandenen Behandlungskapazitäten das entscheidende Kriterium. Sind diese ausgeschöpft und kann eine optimale individualmedizinische Behandlung von Betroffenen nur noch unter Erweiterung der vorhandenen Ressourcen (z. B. Aufstockung der normalen Bettenkapazität, Änderung der Schichteinteilung für das versorgende Personal etc.) und der Einbeziehung von zusätzlichen Hilfeleistungen von außen (z. B. von anderen Krankenhäusern, anderen Ländern etc.) erreicht werden, muss von „vielen Betroffenen“ gesprochen werden.
Sind viele Personen von einer Infektionskrankheit betroffen, hat dies auch Auswirkungen auf die durchzuführende Diagnostik und die einzuleitenden Therapiemaßnahmen. Nicht mehr in jedem Fall muss eine personenbezogene Erregersicherung mit aufwändiger Spezialdiagnostik (z. B. in einem L4-Labor) durchgeführt werden (s. Falldefinitionen des RKI), und bei Patienten mit gleichartigen Symptomen bzw. bei gesicherter Infektionskette kann frühzeitig mit einer ggf. spezifisch wirksamen Therapie begonnen werden.

VIELE BETROFFENE

2.2.1 Hochkontagiöse, aerogen Mensch-zu-Mensch übertragbare Infektionskrankheiten

Erreger- oder Erkrankungsbeispiele siehe Abschnitt 2.1.1. – Versorgung einzelner Betroffener.

Für gemeingefährliche, hochkontagiöse, aerogen Mensch-zu-Mensch übertragbare Infektionskrankheiten ist eine kritische Größe für die medizinische Versorgung erreicht, wenn die Zahl der Geschädigten die in Deutschland vorhandene Spezialbettenkapazität überschreitet (s. o.). Für diesen Fall müssen behelfsmäßige Isolationsmöglichkeiten geschaffen werden. Da jedes Krankenhaus der Maximal- oder Regelversorgung ggf. Opfer von BT-Anschlägen mit unbekannten

Erregern bzw. Verdachtsfälle gemeingefährlicher Erkrankungen versorgen muss (eventuell nur bis zur Verlegung in ein Behandlungszentrum oder der Zentralisierung vieler Betroffener in einer anderen Einrichtung), sollten von diesen entsprechende Pläne für den „infektiologischen Notfall“ bereitgehalten werden. Diese Seuchenalarmpläne sollten so gestaltet werden, dass sie die Verfahrensbasis für eine behelfsmäßige Isolierung der Kranken und Krankheitsverdächtigen darstellen.

Im Umgang mit den Patienten gelten höchste biologische Schutzstufen sowie Basis- und Erreger-spezifische Hygienemaßnahmen. Im Unterschied zur Behandlung Einzelner könnte die Umsetzung dieser Maßnahmen ein großes logistisches Problem darstellen. Details zur Ausführung notwendiger antiepidemischer Maßnahmen finden sich in Kapitel 5 des Handbuchs „Biologische Gefahren I – Handbuch zum Bevölkerungsschutz“.

Andere Krankenhauspatienten müssen durch organisatorische, räumliche und technische Trennung von den Infektionspatienten vor einer Erkrankung sicher geschützt werden.

2.2.2 Sonstige Mensch-zu-Mensch übertragbare Infektionskrankheiten

Erreger- oder Erkrankungsbeispiele siehe Abschnitt 2.1.2. – Versorgung einzelner Betroffener.

Patienten mit nicht aerogen übertragbaren und weniger kontagiösen Erkrankungen können in jedem Krankenhaus der Regelversorgung versorgt werden (s. o.), solange die jeweiligen bestehenden bzw. maximal erreichbaren Bettenkapazitäten nicht überschritten werden.

Es muss in einer solchen Situation bedacht werden, dass auch weiterhin nichtinfizierte Notfallpatienten und Patienten mit anderen akuten oder chronischen Erkrankungen ohne wesentliche Einschränkungen und vor allem ohne die Gefahr einer Erregerübertragung, trotz der großen Zahl aufgenommener Infektionspatienten, behandelt werden müssen.

Frühzeitig sollte deshalb in Abstimmung mit den zuständigen Stellen (Gesundheitsamt, Behörden etc.) die gemeinsame Unterbringung der B-Betroffenen in einer geeigneten Einrichtung angestrebt werden (z. B. durch Freistellung eines Krankenhauses von der allgemeinen Notfallversorgung). Dies ist nur bis zu einer bestimmten Zahl von Betroffenen möglich.

Da für Einsatz- und Pflegekräfte das Infektionsrisiko gegenüber den häufiger und in größerer Zahl vorhandenen Erregern stark erhöht sein kann, ist für den direkten Umgang mit Patienten die Einhaltung von Basis- und Erreger-spezifischen Hygienestandards und der Einsatz von Barrieretechniken zum Kontaminationsschutz von Haut und Schleimhaut sowie zur Verhinderung einer Erregeraufnahme in den Gastrointestinaltrakt notwendig. Details zur Ausführung dieser und weiterer notwendiger antiepidemischer Maßnahmen finden sich in Kapitel 5 des Handbuchs „Biologische Gefahren I – Handbuch zum Bevölkerungsschutz".

2.2.3 Nicht Mensch-zu-Mensch übertragbare Infektionen bzw. Erkrankungen durch Toxine

Erreger- oder Erkrankungsbeispiele siehe Abschnitt 2.1.3. – Versorgung einzelner Betroffener.

Patienten mit nicht übertragbaren Infektionskrankheiten oder Vergiftungen durch Toxine können in jedem Krankenhaus versorgt werden, solange die jeweils bestehenden bzw. maximal erreichbaren Bettenkapazitäten nicht überschritten werden.

Bedacht werden muss auch hierbei, dass nichtinfizierte Notfallpatienten und Patienten mit anderen akuten oder chronischen Erkrankungen ohne wesentliche Einschränkungen behandelt werden müssen.

FENE VIELE BETROFFENE

Frühzeitig sollte deshalb in Abstimmung mit den zuständigen Stellen (Gesundheitsamt, Behörden etc.) die gemeinsame Unterbringung der B-Betroffenen in einer geeigneten Einrichtung angestrebt werden (z. B. durch Freistellung eines Krankenhauses von der Regelversorgung).

Auch wenn für Einsatz- und Pflegekräfte das Expositionsrisiko gegenüber den häufiger und in größerer Zahl vorhandenen Erregern stark erhöht sein kann, ist für den direkten Umgang mit Patienten die Einhaltung von Basis- und Erreger-spezifischen Hygienestandards in der Regel ausreichend und der Einsatz von besonderen Barrieretechniken zum Kontaminationsschutz von Haut und Schleimhaut sowie der Verhinderung einer Erregeraufnahme in den Gastrointestinaltrakt nicht unabdingbar, also nur im Rahmen verfügbarer Kapazitäten notwendig. Ausführungsdetails zu diesen Maßnahmen finden sich in Kapitel 5 des BBK-Handbuchs „Biologische Gefahren I – Handbuch zum Bevölkerungsschutz".

2.3 Versorgung bei einem Massenanfall von Betroffenen

Der Begriff „Massenanfall“ beschreibt das Auftreten von Geschädigten in einer Größenordnung, die jegliche in Deutschland vorhandene Betten- und Behandlungskapazität überschreitet. Nicht mehr jeder Patient wird nach individualmedizinischen Gesichtspunkten und damit optimal behandelt werden können. Die Gesundheit bisher nicht Betroffener aus der Bevölkerung und den Einsatzkräften muss so weit wie möglich durch geeignete Maßnahmen erhalten werden. Gruppen von Betroffenen müssen nach seuchenhygienischen Gesichtspunkten in geeigneten Einrichtung bzw. Behelfseinrichtungen zusammengefasst werden. Auch hier muss wieder zwischen den drei bereits genannten Kategorien unterschieden werden.

Die Versorgung anderer Patienten dürfte in einer solchen Situation ebenfalls nicht mehr in vollem Umfang gewährleistet sein. Am ehesten kann sie z. B. aufrechterhalten werden, wenn für diese Aufgabe einzelne Krankenhäuser der Maximal- und Regelversorgung freigestellt werden. Diese müssen vorher festgelegt werden.

MASSENHAFT BETRO

2.3.1 Hochkontagiöse, aerogen Mensch-zu-Mensch übertragbare Infektionskrankheiten

Erreger- oder Erkrankungsbeispiele siehe Abschnitt 2.1.1. – Versorgung einzelner Betroffener.

Krankheitsverdächtige und Kranke müssen räumlich voneinander und von anderen Patienten isoliert werden, um eine weitere Ausbreitung der Infektion zu verhindern.

Sämtliche Behandlungsmaßnahmen müssen in dieser Einrichtung erfolgen. Einschränkungen bei der intensivmedizinischen Therapie, invasiven diagnostischen oder therapeutischen Maßnahmen müssen vermutlich in Kauf genommen werden. Auch bei der medikamentösen Therapie muss mit Engpässen gerechnet werden.

Ansteckungsverdächtige (B-Exponierte, Kontaktpersonen) müssen quarantänisiert und überwacht werden. Beim ersten Auftreten von Krankheitszeichen sind sie wie Krankheitsverdächtige zu behandeln. Aus diesem Grund darf die Absonderung von Kontaktpersonen nur in kleinen Gruppen geschehen, da jede Konversion eines Patienten einer solchen Gruppe die Absonderung der anderen „Gruppenmitglieder" um die Zeitspanne einer weiteren Inkubationszeit (s. u.) verlängert. Der Zeitraum bis zur Aufhebung der Quarantäne richtet sich für einzelne Betroffene nach der Inkubationszeit des jeweiligen Erregers und besonderen seuchenhygienischen Aspekten der Einrichtung, in der die Ansteckungsverdächtigen untergebracht sind (z. B. wäre eine Kohortenbildung in den Einrichtungen nach folgenden Kriterien denkbar: vergleichbares Ansteckungsrisiko, Impfstatus, möglicher Ansteckungszeitraum).

Für die Gruppe von ansteckungsfähigen Patienten ist besonders problematisch, dass die aerogene Übertragung größtenteils nur durch einen besonderen Aufwand an Technik und Material (z. B. persönliche PSA) vermieden werden kann. Auch hier muss mit Engpässen gerechnet werden, da einerseits die Zahl möglicher Einsatzkräfte absolut (z. B. Ärzte, Schwestern und Pfleger erkranken) und relativ (auf Grund der Tragezeitbegrenzung der Schutzanzüge) limitiert sein wird, andererseits technische Schutzausrüstungen nicht in ausreichender Zahl zur Verfügung stehen werden.

Außerdem problematisch ist bei der Versorgung von massenhaft Betroffenen einer gemeingefährlichen, hochkontagiösen Infektionserkrankung, dass darüber hinaus auch nichtinfizierte Personen mit anderen Erkrankungen behandelt werden müssen. Hierzu sollten vorab definierte Krankenhäuser zur Verfügung stehen. Beim geringsten Hinweis auf Ansteckungs- bzw. Krankheitsverdacht müssen Patienten ggf. verlegt werden.

Zudem ist in einer solchen Katastrophensituation nicht nur mit medizinischen Versorgungsproblemen zu rechnen. Ggf. können weitere Versorgungsengpässe (z. B. bei Nahrungsmitteln und Trinkwasser) zum Auftreten anderer – nicht direkt BT-bedingter – Infektionserkrankungen führen.

Ausführungsdetails zu antiepidemischen Maßnahmen finden sich in Kapitel 5 des Handbuchs „Biologische Gefahren I – Handbuch zum Bevölkerungsschutz".

2.3.2 Sonstige Mensch-zu-Mensch übertragbare Infektionskrankheiten

Erreger- oder Erkrankungsbeispiele siehe Abschnitt 2.1.2. – Versorgung einzelner Betroffener.
Auch beim Vorliegen weniger ansteckender Erkrankungen erscheint es aus logistisch-organisatorischen Gründen am günstigsten, Kranke und Krankheitsverdächtige gruppenweise voneinander getrennt stationär unterzubringen. Ansteckungsverdächtige sollten in geeigneten Objekten oder zu Hause abgesondert, d. h. unter Beobachtung nach IfSG, gestellt werden.

Bei Versorgungsengpässen mit spezifischen Medikamenten kann die Behandlung nur noch symptomatisch erfolgen. Auch hier muss bei der Gruppe der Erkrankten mit Abstrichen bei der intensivmedizinischen Versorgung sowie der invasiven Diagnostik und Therapie und der spezifischen medikamentösen Behandlung gerechnet werden. Zudem ist davon auszugehen, dass für die medizinische Versorgung nicht mehr genügend Personal verfügbar ist.

Da die Erreger dieser Infektionserkrankungen nicht aerogen übertragen werden, ist das seuchenhygienische Management einfacher und durchgängiger realisierbar. Die Basishygiene fokussiert sich auf die Vermeidung von Kontaktinfektionen und die Schutzkleidung des Personals. Dazu sowie zur Vermittlung einer erregerspezifischen Hygiene bedarf es der Schulung und Beratung aller Betroffenen

NHAFT BETROFFENE MASSENHAFT BETROFFENE

(Einsatzkräfte, Patienten, gesunde Bevölkerung). Abgestufte Barrieretechniken kommen in den einzelnen Institutionen der Patientenversorgung vermutlich auf Grund der Anzahl der Betroffenen nicht mehr zum Einsatz.

Ausführungsdetails zu antiepidemischen Maßnahmen finden sich in Kapitel 5 des Handbuchs „Biologische Gefahren I – Handbuch zum Bevölkerungsschutz".

2.3.3 Nicht Mensch-zu-Mensch übertragbare Infektionen bzw. Erkrankungen durch Toxine

Erreger- oder Erkrankungsbeispiele siehe Abschnitt 2.1.3. – Versorgung einzelner Betroffener.

Auch beim Vorliegen nicht ansteckender Erkrankungen sollten aus logistisch-organisatorischen Gründen Kranke, Krankheits- bzw. Ansteckungsverdächtige in Gruppen zusammengefasst werden, wobei Erstere auch ambulant behandelt werden können, wenn ausreichende stationäre Kapazitäten nicht mehr zur Verfügung stehen.

Bei Versorgungsengpässen mit spezifischen Medikamenten kann die Behandlung nur noch symptomatisch erfolgen. Auch hier muss bei der Gruppe der Erkrankten mit Abstrichen bei der intensivmedizinischen Versorgung sowie der invasiven Diagnostik und Therapie und ggf. der spezifischen medikamentösen Behandlung gerechnet werden.

Da für diese Infektionserkrankungen keine Mensch-zu-Mensch-Übertragung vorliegt, bedarf es keines spezifischen seuchenhygienischen Managements. Unterschiede zur „alltäglichen" Situation ergeben sich jedoch aus der großen Anzahl der zu versorgenden Personen und der deutlich ungünstigeren Relation zwischen der Zahl der zu Versorgenden und der Zahl der Betreuer. Zudem können in solch einer Lage auch andere, nicht BT-assoziierte Infektionen eine größere Bedeutung bekommen.

3 Vorgehen in der Situation unbekannter Erreger/ BT-Verdachtsfall

3 Vorgehen in der Situation Unbekannter Erreger / BT-Verdachtsfall

Ein angemessenes medizinisches Vorgehen darf bei jedem Auftreten von außergewöhnlichen Infektionserkrankungen bzw. BT-Gefahrenlagen schnellstmöglich erwartet werden. Dies ist notwendig, um einerseits den betroffenen Patienten eine optimale Therapie zukommen zu lassen, andererseits, um Kontaktpersonen aus dem privaten oder medizinischen Umfeld vor einer Ansteckung zu schützen und so ggf. der Entwicklung einer Epidemie vorzubeugen.

So lange, bis eindeutig ein Erreger identifiziert und eine Erkrankung diagnostiziert ist, handelt es sich um eine Infektion mit einem bzw. eine Erkrankung durch einen „unbekannten Erreger" – oder, falls es Anhaltspunkte für einen Erreger oder eine Erregerfamilie gibt, bestenfalls um einen „Verdachtsfall". Die Art des „Auflaufens" der Fälle nach einer zuvor festgelegten Falldefinition und die Entwicklung der Fallzahlen kann eventuell schon recht frühzeitig – und damit deutlich vor entsprechenden Erregernachweisen – epidemiologische Hinweise auf die zur Verhinderung einer Erregerweiterverbreitung zu beherrschenden Übertragungswege geben.

Im nachfolgenden Kapitel werden zunächst Überlegungen zu generellen medizinisch angemessenen Vorgehensweisen besprochen, gefolgt von Überlegungen zur Erfassung von Erkrankungssymptomen bzw. Erregereigenschaften. Des Weiteren werden Grundlagen zum labordiagnostischen Vorgehen einschließlich der Gewinnung von Untersuchungsmaterialien und zu Verpackungs- und Versandvorschriften aufgeführt sowie ein Kurzüberblick zu möglichen diagnostischen Methoden gegeben. Den Abschluss des Kapitels bilden die möglichen Therapie- und Präventionsmaßnahmen.

3.1 Generelles Vorgehen

Entscheidend in der Situation Infektion / Erkrankung durch ein „unbekanntes Agens“ ist, schnellstmöglich Informationen über die krankheitsauslösende Ursache zu gewinnen, so dass Aussagen zu notwendigen Therapie-, Präventions- und Hygienemaßnahmen bei der Behandlung von Patienten, zu möglichen Absonderungsmaßnahmen von Kontaktpersonen sowie zur Einstufung des Erregers in eine Risikogruppe (biologische Gefährdungsbeurteilung gem. BioStoffV) möglich werden.

Zunächst müssen frühzeitig die möglichen Umstände der Ausbringung eines Erregers in die Überlegungen zum medizinischen Management von direkt oder indirekt Betroffenen einbezogen werden, da dies aus seuchenhygienischen und infektionsepidemiologischen Aspekten relevant ist. Der Zeitpunkt des Erkennens einer BT-Gefahrenlage wird dabei nicht identisch mit dem Ereigniszeitpunkt sein. Das initiale Erkennen der Gefahrenlage wird zudem erschwert, weil die Wirkungen von BT-Agenzien erst mit einer gewissen Latenz (Toxine) bzw. erregerspezifischen Inkubationszeit auftreten und oftmals mit der „natürlichen“ Erkrankung identisch sind (sog. „Mimikrypotenzial“).

Hinsichtlich der medizinischen Konsequenzen sollten folgende Szenarien berücksichtigt werden:

- Offensichtlicher BT-Anschlag oder BT-Anschlag vermutet bzw. gesichert (z. B. anonymer Hinweis, Bekennerschreiben, Erkenntnisse von Sicherheitsdiensten etc.). BT-Exponierte können günstigenfalls bereits vor dem Auftreten von Krankheitserscheinungen identifiziert werden.
- In einem kurzen Zeitraum gehäufte, ungewöhnliche infektionsepidemiologische Beobachtungen ohne politische Begleitinformationen: z. B. plötzlich auftretendes Krankheits- bzw. Infektionsgeschehen, außergewöhnliches Ausmaß, ungewöhnliche Jahreszeit etc.

- Schleichende Entwicklung eines Infektionsgeschehens / ungewöhnliche Krankheitsausbrüche – ebenfalls ohne politische Begleitinformationen, z. T. über Wochen und Monate nicht als BT-Gefahrenlage erkennbar.

Für alle genannten Szenarien sollte – soweit möglich – abgeklärt werden, in welchem Szenario der Erreger ausgebracht wurde:

- lokale Ausbringung in geschlossenen, für die Öffentlichkeit nicht zugänglichen Räumen,
- lokale Ausbringung in für die Öffentlichkeit zugänglichen Räumen (geschlossen oder mit anderen Räumen verbunden) oder auf offenen Plätzen mit Ansammlung vieler Menschen,
- multilokale Ausbringung in für die Öffentlichkeit zugänglichen Räumen (geschlossen oder mit anderen Räumen verbunden) oder auf offenen Plätzen mit Ansammlung vieler Menschen,
- großflächige Ausbringung von BT-Agenzien.

Wichtig für den weiteren Umgang mit betroffenen oder vermutlich betroffenen Personen und deren Behandlung ist eine Differenzierung der unmittelbar B-Exponierten nach Risiken.

Dies kann zunächst nach folgenden Kriterien (Tab. 3) erfolgen:

Tabelle 3: Differenzierung der unmittelbar B-Exponierten nach Risiken

Kategorie	Intensität der B-Exposition
1a Hohes Infektionsrisiko	Ungeschützte Personen, die auf Grund unmittelbarer Exposition oder längeren Aufenthaltes in mutmaßlich kontaminierter Umgebung mit hoher Wahrscheinlichkeit BT-Agenzien inkorporiert (eingeatmet, verschluckt, über die Schleimhäute oder perkutan über Hautläsionen aufgenommen) haben.
1b Mäßiges Infektionsrisiko	Ungeschützte Personen, die über die intakte Haut direkten Kontakt mit mutmaßlichen BT-Agenzien hatten.
2 Geringes Infektionsrisiko	Ungeschützte Personen, die nicht unmittelbar den mutmaßlichen BT-Agenzien ausgesetzt waren, aber durch ihre räumliche Nähe oder durch ungeschützten Kontakt mit wahrscheinlich kontaminierten Gegenständen oder Exponierten der Kategorie 1a und 1b infiziert sein könnten. Personen, die während längerer Exposition „leichte" Schutzausrüstung (z. B. Infektionsschutz-Set) getragen haben, wenn keine Immun- oder Chemoprophylaxe durchgeführt wurde.
3 Infektion unwahrscheinlich	Personen, die während der Exposition leichte Schutzausrüstung (Infektionsschutz-Set) getragen haben, wenn diese nach Gebrauch sachgerecht entsorgt, die Personen dekontaminiert wurden und wenn eine effiziente präexpositionelle Immun- oder Chemoprophylaxe durchgeführt wurde oder eine wirksame Postexpositionsprophylaxe (PEP) verabreicht werden kann. Personen, die während der Exposition ausreichend persönliche Schutzausrüstung einschließlich Atemschutz mit P3- oder HEPA-Filter (in Gebläse-Helm-Kombination oder als Vollmaske) getragen haben und diese nach Gebrauch sachgerecht dekontaminiert wurde.

(Aus: Fock et al, Beitrag 5.2, S. 403 - 404 (2007) Biologische Gefahren I-Handbuch zum Bevölkerungsschutz, 3. Aufl.)

In diesem frühen Stadium eines vermuteten oder gesicherten BT-Anschlags ist die schnelle Abstimmung mit allen Verantwortlichen und möglicherweise im Weiteren betroffenen Stellen (z. B. Sicherheitsbehörden) relevant für das weitere Vorgehen. Schnellstmöglich muss das zuständige Gesundheitsamt über einen Verdachtsfall informiert werden, damit entsprechende seuchenhygienische Maßnahmen eingeleitet werden können (z. B. Ermittlung, Klassifizierung und Beratung BT-Exponierter, ggf. Absonderungsmaßnahmen).

Grundlage dafür ist das Infektionsschutz-Gesetz (IfSG), dessen Zweck es ist, übertragbaren Erkrankungen beim Menschen vorzubeugen, Infektionen frühzeitig zu erkennen und ihre Weiterverbreitung zu verhindern (weitere amtliche Texte zum Schutz vor Infektionen finden sich in der Biostoffverordnung, der Gefahrstoffverordnung, den Empfehlungen der Ständigen Impfkommission, im Lebensmittelgesetz, im Medizinproduktegesetz und im Abfallgesetz).

In § 6 IfSG findet sich die Liste der meldepflichtigen Krankheiten (s. Anhang 2). Die namentliche Meldung an das zuständige Gesundheitsamt muss unverzüglich, spätestens innerhalb von 24 h, erfolgen. Zur Meldung verpflichtet sind:

- der feststellende Arzt,
- Leiter von Medizinaluntersuchungsämtern / Laboratorien,
- Tierärzte,
- Angehörige eines anderen Heil- und Pflegeberufes mit staatlich geregelter Ausbildung,
- Luftfahrzeugführer / Seeschiff-Kapitäne,
- Leiter von Pflegeeinrichtungen / Justizvollzugsanstalten / Heimen oder ähnlichen Einrichtungen,
- Heilpraktiker.

Nach Meldung des Verdachtsfalles muss der im Gesundheitsamt zuständige Arzt das Vorliegen eines begründeten Verdachtsfalles feststellen.

Danach werden über das Gesundheitsamt die obersten Landesgesundheitsbehörden und ggf. ein Kompetenz- u./o. Behandlungszentrum informiert. Durch die Landesgesundheitsbehörden erfolgt die Verständigung des RKI bzw. des BMG und ggf. die der Gesundheitsbehörden anderer Länder. Sollte eine internationale Meldeverpflichtung (EU, WHO etc.) bestehen, wird diese durch das RKI (WHO) bzw. das BMG (EU) wahrgenommen. Das Auswärtige Amt, die Bundeswehr und alle betroffenen Regierungsbehörden werden nachrichtlich informiert.

Die Kompetenz- und Behandlungszentren helfen bei der Einordnung des Falles (z. B. auch durch Vor-Ort-Konsultation) und den notwendigerweise zu treffenden Entscheidungen (Verlegung in ein anderes Krankenhaus etc.). Die Verantwortlichkeit bleibt beim jeweils zuständigen Gesundheitsamt. Hier sollten auch die weiteren epidemiologischen Maßnahmen (in Absprache mit den Landesbehörden, den Kompetenzzentren bzw. dem RKI) eingeleitet bzw. koordiniert werden.

Das zuständige Gesundheitsamt wird, ggf. nach Rücksprache mit der obersten Landesgesundheitsbehörde oder eigener Beratung, über das weitere Vorgehen entscheiden (z. B. Isolation, Gefahrguttransporte, Information der Öffentlichkeit etc.). Außerdem werden in enger Kooperation mit dem zuständigen Gesundheitsamt krankenhaushygienische Maßnahmen zum Umgang mit den ansteckungsfähigen Patienten, den Kontaktpersonen, kontaminiertem Material, kontaminierten Räumlichkeiten, infektiösem Abfall, infektiösen Körperteilen und Leichen etc. eingeleitet. Prinzipiell gilt für den gesamten Ablauf die ärztliche Schweigepflicht. Diese wird nur eingeschränkt, wenn eine Information der Öffentlichkeit erfolgen muss. Dies ist z. B. gegeben, wenn ein übergeordnetes Interesse am Schutz anderer Menschen besteht (z. B. Ermittlung von Kontaktpersonen). Die Informationen sollten dann – in Abstimmung mit den Sicherheitsdiensten – möglichst nur über eine dafür gerüstete Koordinationsstelle gegeben werden.

Da für den Schutz vor Infektionen immer auch Informationen über Infektionsgefahren und die individuellen Möglichkeiten zur Verhinderung notwendig sind, wurde das RKI als zentrale koordinierende Institution bestimmt. Es erstellt Richtlinien, Empfehlungen, Merkblätter und sonstige Informationen zur Erkennung, Vorbeugung und Verhinderung der Weiterverbreitung übertragbarer Krankheiten. Das RKI erstellt entsprechend der jeweiligen epidemiologischen Erfordernisse Kriterien (Falldefinitionen) für die Übermittlung eines Erkrankungs- oder Todesfalles und für den Nachweis von Krankheitserregern.

Die nach IfSG erfolgten Meldungen werden im RKI zur infektionsepidemiologischen Auswertung zusammengeführt und periodisch veröffentlicht (www.rki.de > Infektionsschutz > Epidemiologisches Bulletin). Zusätzlich kann das RKI stichprobenartige Erfassungen der Verbreitung bestimmter Erkrankungen und der Immunität in ausgewählten Bevölkerungsgruppen, durch Untersuchung von Blutproben oder anderem geeignetem Material durchführen (Sentinel-Erhebungen).

3.2 Erfassung von Informationen zur Erkrankung bzw. zum Erreger

Entscheidungsgrundlage für eine angemessene medizinische Vorgehensweise in einer B-Gefahrenlage ist – wie bei anderen neu aufgetretenen Erkrankungen auch – das klinische Bild der Erkrankung, die objektivierbaren Befunde sowie Informationen, die aus der detaillierten Anamnese sowie der Labor- und klinischen Diagnostik gewonnen werden können.

Bei Patienten mit klinischen Symptomen einer Infektionskrankheit muss ggf. an eine Erkrankung im Rahmen eines BT-Anschlags gedacht werden, wenn folgende Auffälligkeiten vorliegen:

- ungewöhnliche, unerwartete Häufung einer Krankheit (z. B. plötzliches, synchronisiertes Auftreten von uniformen, unspezifischen Allgemeinsymptomen),
- auffällige geografische oder zeitliche Verteilung der Erkrankungen,
- ungewöhnliche Übertragungswege (Fehlen typischer Vektoren/Reservoire bzw. natürlicher Ursachen),
- untypische Krankheitsverläufe (z. B. häufig nachfolgend pulmonale Symptomatik, rasche Progredienz, ungewöhnliche Morbidität bzw. Mortalität),
- Auftreten von unbekannten oder atypischen Erregern bzw. ungewöhnlichen Erregerkombinationen,
- ungewöhnliche Symptom-Kombinationen,
- Massensterben von Tieren (vorangehend oder zeitgleich).

Die Anamnese kann darüber hinaus Anhaltspunkte für die Inkubationszeit, den Übertragungsweg sowie die Eigenschaften des Erregers geben. Relevante Punkte – und der Bezug zu den in diesem Kompendium genannten BT-Erregern – sind in Tabelle 4 aufgezeigt.

Tabelle 4: Relevante Punkte im Hinblick auf Erregereigenschaften

Inkubationszeit	Inkubationszeiten können in Abhängigkeit von der Infektionsdosis, dem Infektionsweg und der Virulenz des Erregerstammes variieren. Sie werden in Stunden (h), Tagen (d), Wochen und Monaten angegeben. Hinweisend auf eine Erkrankung nicht natürlichen Ursprungs sind stark verkürzte Inkubationszeiten.	
	Stunden	Botulismus (wenige h möglich), Lungenpest (24–72 h), Ricin (5–48 h), SEB (1–12 h)
	Tage bis Wochen	Anthrax (1–12 d), Botulismus (bis 10 d oder mehr), Brucellose (5–30 d), Bubonenpest (2–6 d), Melioidose (1–12 d), Pocken (7–19 d), Q-Fieber (2–29 d), Rotz (1–7 d), Tularämie (1–21 d), VEE (1–6 d), VHF (3–21 d)
	Monate	Anthrax (> 3 Monaten möglich), Brucellose (mehrere Monate möglich), Melioidose (Monate bis Jahre möglich)
Natürliche Übertragungswege	Praktischerweise – da sich daraus Hygienemaßnahmen ergeben – sollten man zwischen Kontaktinfektionen (Schmierinfektionen, Ingestion), aerogen getragenen Infektionen (Tröpfcheninfektion, Staubinfektion) und Inokulationen (verletzungsbedingten Infektionen, vektorübertragenen Infektionen) unterscheiden. Zudem sollte zwischen dem natürlichen, dem artifiziellen (z. B. Laborunfall, Erkrankungen bei medizinischem Personal) und dem akzidentiellen Auftreten einer Erkrankung unterschieden werden. In nachfolgender Tabelle werden die natürlichen Übertragungswege durch ein großes X gekennzeichnet. Artifizielle Übertragungswege, die z. B. für medizinisches Personal zusätzlich zu den natürlichen Übertragungswegen auftreten können, sind mit einem (x) dargestellt.	

	Kontaktinfektion		Aerogene Infektion		Inokulation+
	Schmier-infektion	Ingestion	Tröpf-chen-infektion	Staub-infektion	Vektor-übertragen
Anthrax	X	X		X	
Brucellose	X	X	(x)	X	
Melioido-se	X	X	(x)	X	
Pest	X	X	X	X	X
Q-Fieber	X	X	(x)	X	
Rotz	X	X	(x)	(x)	
Tularämie	X	X	(x)	X	X
Pocken	X		X	X	
VEE			(x)		X
VHF*	X	X	X	X	X
Botulis-mus**		X	(x)	(x)	
Ricin**		X	(x)	(x)	
SEB**		X	(x)	(x)	

+ verletzungsbedingte Inokulationen sind immer möglich und deshalb nicht gesondert erwähnt

* kann je nach ursächlicher Virusspezies sehr unterschiedlich sein

** hier ist Infektion durch Exposition zu ersetzen

Ausbringung als BT-Agens	Auch wenn keinerlei Erkenntnisse bzw. Erfahrungen darüber vorliegen, muss immer daran gedacht werden, dass o. g. BT-Agenzien in ungewöhnlicher Form ausgebracht werden und dann ggf. auch zu ungewöhnlichen Erkrankungsverläufen führen könnten. Extreme Mengen vegetativer Erregerformen und artifizielle Ausbringungswege haben Einfluss auf die „lehrbuchmäßigen“ Inkubationszeiten und Krankheitssymptome. Vermutlich können alle der hier genannten BT-Agenzien als Aerosol ausgebracht werden. Ein Ausbringen der Erreger über die Nahrungskette und das Trinkwasser ist möglich für Anthrax, Botulinumtoxin, Ricin und SEB. Vermutlich alle BT-Agenzien können in Vorrichtungen zur Dispersion

	und Dissemination gebracht bzw. direkt inokuliert werden und so zu Infektionen bzw. Vergiftungserscheinungen (ggf. in Kombination mit weiteren schweren Verletzungen) führen.	
Kontagiosität	In diesem Zusammenhang ist es wichtig zu wissen, ob der Erreger von Mensch zu Mensch weitergegeben werden kann.	
	Direkte Mensch-zu-Mensch-Übertragung möglich	
	Gewöhnlich	Lungenpest Pocken VHF (in unterschiedlich hohem Maß, je nach Virus)
	Sehr selten	Melioidose (bei sehr engem Kontakt in Einzelfällen beschrieben) Brucellose (ist nur in Einzelfällen beschrieben) Q-Fieber (sehr selten) Rotz (sehr selten) Anthrax (kommt aber nur in Ausnahmefällen vor) Beulenpest, Pestsepsis
	Nie	Tularämie VEE Botulismus* Ricin* SEB*
	* gilt nur für das Toxin	

3.3 Labordiagnostisches Vorgehen

Ausgehend von der klinischen Verdachtsdiagnose bzw. dem klinischen Bild muss Material gewonnen werden, aus dem sich eine Erregerdiagnose stellen lässt.

Neben klinischem Untersuchungsmaterial können auch Umweltproben, die in einem möglichen Zusammenhang zur Erkrankung stehen, zur Diagnostik herangezogen werden. Auf diese wird jedoch im Weiteren nicht eingegangen. Nähere Informationen zur diagnostischen Nutzung von Umweltproben finden sich beispielsweise im Handbuch des Bundesamts für Bevölkerungsschutz und Katastrophenhilfe „Biologische Gefahren I - Handbuch zum Bevölkerungsschutz“, 3. Auflage, 2007.

3.3.1 Untersuchungsmaterialien

Für die mikrobiologische Untersuchung lassen sich die in Tabelle 5 genannten Materialien verwenden. Entnommenes Material muss in einem sterilen, flüssigkeitsdicht verschließbaren Probengefäß unter optimalen Transportbedingungen (in der Regel Raumtemperatur und Transportzeiten unter 4 Stunden) an das untersuchende Labor – mit dem vor der Probengewinnung Absprachen getroffen werden sollten – geschickt werden. Wichtig für die Labordiagnostik ist auch der Vermerk des genauen Abnahmezeitpunktes des Materials, der Verdachtsdiagnose bzw. der klinischen Symptomatik sowie der bisherigen antimikrobiellen Behandlung auf dem Anforderungsschein.

Tabelle 5: Entnahme- und Transportbedingungen von Untersuchungsmaterialien

Klinisches Material	Entnahmebedingungen Menge / Probengefäß Transportbedingung
Blut (Vollblut)	Vorherige gründliche Hautdesinfektion. 5–10 ml Nativblut in Blutkulturflaschen, in besonderen Fällen auch 5 ml EDTA-Blut im entsprechenden Röhrchen. Transport bei Raumtemperatur.
Serum	Vorherige gründliche Hautdesinfektion. 10 ml im Serumröhrchen (Abseren erfolgt erst im Untersuchungslabor). Transport bei Raumtemperatur.
Liquor	Vorherige gründliche Hautdesinfektion, Wahrung steriler Kautelen. Möglichst 2–5 ml (bei Kindern entsprechend des Körpergewichts weniger) in sterilem, flüssigkeitsdichtem Röhrchen. Transport bei Raumtemperatur.
Sputum	Keine besonderen Vorkehrungen, ggf. provozieren mit ACC- und Flüssigkeitsgabe. Möglichst 2 ml in sterilem, flüssigkeitsdichtem Röhrchen. Transport nach Möglichkeit gekühlt (4–8°C).
Trachealabsaugung bzw. Bronchiallavage	Wahrung steriler Kautelen, bei Lavage Instillation steriler physiologischer Kochsalzlösung. Mindestens 10 ml in sterilem, flüssigkeitsdichtem Röhrchen. Transport nach Möglichkeit gekühlt (4–8°C), ansonsten bei Raumtemperatur.
Wundabstrich	Vorherige Wundtoilette (Abtragen von Auflagerungen und nekrotischen Bereichen), Tupfer ggf. mit steriler Flüssigkeit anfeuchten. Materialentnahme mit sterilem Stieltupfer, ggf. Pinzette oder scharfem Löffel möglichst aus mehreren betroffenen Arealen. Jedes Material in ein steriles, flüssigkeitsdichtes Röhrchen geben, ggf. mit Transportmedium (bei Verdacht auf austrocknungsempfindliche Keime und Anaerobier).

Klinisches Material	Entnahmebedingungen Menge / Probengefäß Transportbedingung
	Bei Verdacht auf Pocken auch Bläschen- oder Pustelinhalt und Krustenmaterial. Transport bei Raumtemperatur.
Punktate aus Abszessen und natürlichen Höhlen	Vorherige gründliche Hautdesinfektion, ggf. Anspülen mit steriler physiologischer Kochsalzlösung. So viel Material wie möglich in sterilem, flüssigkeitsdichtem Röhrchen, ggf. mit geeignetem Transportmedium (bei Verdacht auf austrocknungsempfindliche Keime und Anaerobier). Bei mehreren Herden mehrere Proben entnehmen, pro Probe ein Probengefäß. Transport bei Raumtemperatur.
Bioptate	Vorherige gründliche Hautdesinfektion, Wahrung steriler Kautelen. So viel Material wie möglich in sterilem, flüssigkeitsdichtem Röhrchen, ggf. mit geeignetem Transportmedium (bei Verdacht auf austrocknungsempfindliche Keime und Anaerobier). Bei mehreren Herden mehrere Proben entnehmen, pro Probe ein Transportmedium. Transport bei Raumtemperatur.
Stuhl	Sofern schleimige oder blutige Beimengungen, gezielt davon Proben entnehmen! Ca. 2 g in sterilem bzw. keimarmem Stuhlgefäß. Transport nach Möglichkeit gekühlt (4–8°C), ansonsten Transport bei Raumtemperatur.
Urin	Optimal ist Blasenpunktionsurin, ansonsten Mittelstrahlurin (entspricht qualitativ Einmalkatheterurin). Mindestens 10 ml in sterilem bzw. keimarmem Uringefäß. Transport gekühlt (4–8°C), möglichst ohne Zwischenlagerung (sofern nicht vermeidbar, Lagerung bei 4–8°C).
Sektionsmaterial (Herzblut, Organpräparate)	Entnahme möglichst kurz nach dem Tod des Patienten (Materialentnahme mehr als 8 Stunden nach Todeseintritt ist für mikrobiologische Untersuchungen meist nicht verwertbar).

Klinisches Material	Entnahmebedingungen Menge / Probengefäß Transportbedingung
	Möglichst mehrere Materialien in möglichst großer Menge entnehmen. Einzeln in sterilem, flüssigkeitsdichtem Röhrchen. Transport nach Möglichkeit gekühlt (4–8°C), ansonsten Transport bei Raumtemperatur.

3.3.2 Verpackungs- und Versandvorschriften

Für den Versand von Proben zur Bestätigungsdiagnostik und von nicht-inaktiviertem klinischem Material sind die aktuellen Bestimmungen für Gefahrguttransporte zu beachten. Da davon auszugehen ist, dass humanes Untersuchungsmaterial generell zumindest als potenziell infektiös zu bewerten ist, gelten für alle hier besprochenen Krankheitserreger bzw. Toxine die gleichen Transportbestimmungen. Auf diese wird deshalb in den jeweiligen Abschnitten nicht gesondert eingegangen.

Das Gefahrgutrecht wird alle 2 Jahre an die aktuelle Lage angepasst. Im Folgenden werden die seit dem 1. Januar 2007 geltenden Vorschriften kurz dargestellt. Diagnostische Proben müssen vorab nach den vorliegenden Informationen klassifiziert werden. Sie werden in der Regel der Kategorie B der Klasse 6.2 und damit der UN-Nr. 3373 zuzuordnen sein und können dann unter Befolgung der Verpackungsanweisung P650 versandt werden. Verschärfte Vorschriften gelten für Proben von Patienten mit Verdacht auf lebensbedrohliche Erkrankungen wie Pocken oder Mensch-zu-Mensch übertragbare hämorrhagische Fieber. Diese werden aus infektiologisch begründeten Sicherheitserwägungen den ansteckungsgefährlichen Stoffen der Klasse 6.2 Kategorie A mit der UN-Nr. 2814 zugeordnet und unterliegen damit zusätzlichen Anforderungen beim Transport, ebenso wie Kulturen aller in diesem Kompendium beschriebenen Bakterien und Viren inklusive *Cl. botulinum*.

Toxine aus Pflanzen, Tieren oder Bakterien, die keine ansteckungsgefährlichen Stoffe oder Organismen enthalten oder die nicht in ansteckungsgefährlichen Stoffen oder Organismen enthalten sind, sind Stoffe der Klasse 6.1 UN-Nummer 3172 oder 3462. Für sie wird die Verpackung nach P001 für Toxine aus festen Organismen und P002 aus flüssigen Organismen verwendet.

Wenn die zu befördernden ansteckungsgefährlichen Stoffe nicht bekannt sind, jedoch der Verdacht besteht, dass sie den Kriterien für die Aufnahme in die Kategorie A entsprechen, muss im Beförderungspapier im Wortlaut “Verdacht auf ansteckungsgefährliche Stoffe der Kategorie A“ nach der offiziellen Benennung für die Beförderung in Klammern angegeben werden. Ist das Agens nicht bekannt, handelt es sich um diagnostische Proben (Kategorie B).

Für die Verpackung von humanmedizinischem Untersuchungsmaterial gelten zwei gefahrgutrechtliche Vorschriften:

P650 für diagnostische Proben der UN-Nr. 3373,
offizielle Bezeichnung: „Biologischer Stoff, Kategorie B“

P620 für ansteckungsgefährliche Stoffe der UN-Nr. 2814,
offizielle Bezeichnung: „Ansteckungsgefährlicher Stoff, gefährlich für Menschen“

In beiden Fällen handelt es sich um zusammengesetzte Verpackungen, bestehend aus:

1. Primärverpackung (Probengefäß),
2. Sekundärverpackung (Schutzgefäß),
3. Umverpackung.

Probengefäß und Schutzgefäß müssen flüssigkeitsdicht und mit ausreichend saugfähigem Material zwischen den Gefäßen ausgestattet sein. Unterschiede zwischen beiden Verpackungen bestehen in der Konstruktion von Sekundär- und Umverpackung, den Abmessungen (P620 mindestens 100 mm in jeder Dimension) und den Prüfanforderungen. Verpackungen nach P620 müssen besonderen Prüfbelastungen standhalten können und – im Gegensatz zur P650

– bauartgeprüft und amtlich zugelassen sein (zuständig: Bundesanstalt für Materialforschung und -prüfung [BAM], Berlin). Weitere Informationen hierzu kann ggf. das Empfängerlabor geben. Dieses kann üblicherweise – zumindest in kleinen Mengen – auch Transportverpackungen zur Verfügung stellen. Gefahrguttransporte werden mit entsprechenden Warnhinweisen sowie der Adresse und Telefonnummer von Absender und Empfänger gekennzeichnet. Die Kennzeichnung für die UN-Nr. 2814 lautet: „Ansteckungsgefährlicher Stoff, gefährlich für Menschen, UN-Nr. 2814“, zusätzlich muss eine detaillierte Auflistung des Inhalts zwischen der zweiten Verpackung und der Außenverpackung enthalten sein. Außerdem ist der für die Gefahrgutklasse 6.2 vorgeschriebene Gefahrenzettel anzubringen (Biohazard-Symbol). Die Information „Bei Beschädigung oder Freiwerden Gesundheitsbehörden verständigen“ kann zusätzlich angebracht werden und dient der biologischen Sicherheit im Falle eines Transportschadens.

Diagnostische Proben der UN-Nr. 3373 werden durch die Deutsche Post (gemäß AGB der Deutschen Post aber nur Erreger bis maximal Risikogruppe 2) oder andere Kurierdienste, ansteckungsgefährliche Stoffe der UN-Nr. 2814 nur durch spezialisierte Gefahrgut-Transportunternehmen befördert.

Ausführlichere Informationen zum Versand von diagnostischen bzw. ansteckungsgefährlichen Proben finden sich im Handbuch „Biologische Gefahren I – Handbuch zum Bevölkerungsschutz“ 3. Auflage, Kapitel 2.6.

<u>In Ausnahmesituationen ist auch ein Transport als Notfallbeförderung möglich:</u>

Sicherstellung, Probennahme und Transport bioterroristisch verdächtiger Materialien (Eingruppierung in Kategorie A: unbekannter Gefährdungsgrad) von der Fund- zur Untersuchungsstelle erfolgen in der gegenwärtig geübten Praxis im Regelfall durch Polizei- oder Rettungskräfte. In diesem Fall ist der Transport als „Notfallbeförderung zur Rettung menschlichen Lebens oder zum Schutz der Umwelt“ von den Vorschriften des ADR (**A**ccord europèen relatif au transport international des marchandises **D**angereuses par **R**oute) freigestellt, sofern „alle Maßnahmen zur völlig sicheren Durchführung dieser Beförderung“ getroffen worden sind.“ (Richtlinien zur Durchführung der Gefahrgutverordnung Straße und Eisenbahn (GGVSE) vom 24. Nov. 2006 untersetzt durch den „**A**ccord européen relatif au transport international des marchandises **D**angereuses par **R**oute / **R**èglement concernant le transport **I**nternational ferroviaire de marchandises **D**angereuses“ (ADR/RID)).

Der Lufttransport jeglicher infektiöser Materialien wird zudem durch die IATA-DGR (International Air Transport Association–Dangerous Goods Regulation) geregelt.

3.3.3 Diagnostische Methoden

Zur mikrobiologisch-toxikologischen Diagnostik können verschiedene Methoden wie die Mikroskopie, die Erregerkultur, die Serologie, die Molekularbiologie sowie Tierversuche herangezogen werden (s. Tab. 6). Sie unterscheiden sich je nach Erreger / Toxin in ihrer Spezifität, der Sensitivität und der Dauer, nach der ein aussagefähiges Ergebnis vorliegt.

Bei unbekanntem Erreger (hier muss für das Labor zwingend die klinische Symptomatik beschrieben werden!) bzw. bei einem bestimmten Erregerverdacht wird in Abhängigkeit von der Materialmenge und der klinischen Symptomatik ein abgestuftes Vorgehen für die Diagnostik gewählt. Sollte der Verdacht auf einen BT-Anschlag bestehen, muss dies dem Labor unbedingt mitgeteilt werden, damit dort die nötigen Schutzmaßnahmen getroffen werden (z. B. Durchführung der Arbeiten in Laboren der entsprechenden Sicherheitsstufe).

Für eine erste Einschätzung sollte für Umweltproben eine mikroskopische Untersuchung (Elektronenmikroskopie, Bakterioskopie) durchgeführt werden. Diese liefert sehr schnell erste orientierende Hinweise auf Bakterien, Sporen oder Viren aufgrund ihrer Morphologie und somit Hinweise für das weitere Vorgehen.

Sowohl immunologische als auch molekularbiologische Untersuchungen können gezielt bei klinischen Verdachtsfällen eingesetzt werden, um ein Agens nachzuweisen oder auszuschließen. Der Einsatz von Multiplex-PCR-Verfahren ermöglicht in spezialisierten Laboratorien den Nachweis von Erregern oder Erregergruppen aus einer Untersuchungsprobe. Im Fall der Antikörperbestimmung kommt das Problem der Latenz zwischen Erregerexposition und Antikörperbildung hinzu.

Da die Erregerkultur häufig eine der sensitivsten Untersuchungen ist und die Möglichkeit zu nachfolgenden Antibiotikaresistenztestungen sowie serologischen und/oder molekularbiologischen Typisierungen (z. B. zur Aufdeckung der Infektionskette) eröffnet, wird diese grundsätzlich durchgeführt (Ausnahme: gezielter Nachweis von Toxinen).

Sofern ausreichend Material vorhanden ist, werden noch vor der Erregerkultur Präparate für mikroskopische Untersuchungen angefertigt. Diese Untersuchungen haben gegenüber der Erregerkultur den Vorteil, sehr viel schneller zu Ergebnissen zu führen, die allerdings in ihrer Aussagekraft sowohl weniger sensitiv als auch spezifisch sind.

Für klinische Proben können molekulare Nachweismethoden wie PCR oder Real-Time PCR gezielt an Hand des Krankheitsbildes eingesetzt werden. Diese liefern in wenigen Stunden (2–5 h nach Eingang des Materials) eine erste, in der Regel verlässliche Diagnose, die durch Sequenzierung des Amplifikats zusätzlich untersucht werden kann und dadurch weitere Hinweise auf den Ursprung des Agens liefern kann.

Tierversuche sind in ihrer Geschwindigkeit und Wertigkeit den Kulturuntersuchungen gleichrangig, setzen aber die Verfügbarkeit von Versuchstieren voraus, die jedoch in den meisten Laboren der Regelversorgung nicht mehr gegeben ist.

Die Auswahl der Untersuchungsmethode obliegt dem Labor, zur Interpretation des Befundes (Verdacht oder Bestätigung) muss gegebenenfalls jedoch die Klinik bzw. Symptomatik hinzugezogen werden.

Tabelle 6: Diagnostische Untersuchungsmethoden

Generelle Methoden	Spezielle Methoden	Dauer bis zum Ergebnis
Mikroskopie	Lichtmikroskopie Elektronenmikroskopie	Min. – max. 20 min. – 2 h
Serologie	Antigennachweise Antikörper-Nachweise	Wenige Min bis wenige h Wenige Min bis wenige h
Molekularbiologische Methoden	Nukleinsäureamplifikation (z. B. PCR bzw. Real-Time PCR)	2 h – max. 24 h wenige Stunden
Kultur	Flüssigmedien (Anreicherungskulturen) Festmedien (Universal-, Selektiv-, Differenzierungsmedien) Zellkultur für Viren oder obligatorisch intrazellulär wachsende Bakterien	Stunden – mehrere Wochen
Identifizierung / Typisierung	Biochemie Virulenzbestimmung Genotypisierung	Wenige Tage bis Wochen
Resistenzbestimmung	Antibiotika-, Antimykotika-, Virustatikaresistenz	Wenige h – mehrere d
Tierversuch	Diverse Versuchstiermodelle	1 d – mehrere Wochen

Bei ergänzend zur infektiologischen Diagnostik notwendigen Untersuchungen muss die Situation des „unbekannten Erregers“ ebenfalls berücksichtigt werden. Diese Untersuchungen können nur in spezialisierten Laboratorien durchgeführt werden.

Alle konsiliarisch Tätigen müssen über eine mögliche Ansteckungsgefahr informiert werden. Invasive Methoden sollten nach einer Nutzen-Risiko-Abwägung durchgeführt, bzw. bis zur Identifizierung des Erregers verschoben werden, damit die notwendigen Sicherheits- und Hygienemaßnahmen gezielt Einsatz finden können.

Besteht der Verdacht auf einen BT-Hintergrund, können Umweltproben einschließlich verdächtiger Pulver und anderer Materialien sowie klinische Proben zur Untersuchung herangezogen werden. In den meisten Fällen wird so schnell wie möglich oder mindestens innerhalb von Stunden ein vorläufiger Schnellbefund erwartet. Einfach zu handhabende Schnelltests vor Ort sind oftmals in Abhängigkeit von ihrer Sensitivität und Spezifität für eine erste Risikoabschätzung hilfreich. Mobile und laborgestützte Geräte und darauf adaptierte Testkits bringen jedoch derzeit eine höhere diagnostische Sicherheit. Für eine eindeutige Identifizierung und Differenzierung eines Erregers kommen dann hochspezialisierte Verfahren zur Anwendung.

Bei der Befundinterpretation sind die in Abbildung 1 dargestellten Entscheidungswege hilfreich, um entsprechende Maßnahmen zum Bevölkerungsschutz zu treffen.

Für ein vorläufig positives Ergebnis sollten zur Erhöhung der Nachweissicherheit mindestens zwei erregerspezifische Marker aus einer oder verschiedenen methodischen Plattformen positiv sein. Zum Beispiel können zwei unterschiedliche molekularbiologische Marker oder ein molekularbiologisches und immunologisches Ergebnis positiv ausfallen.

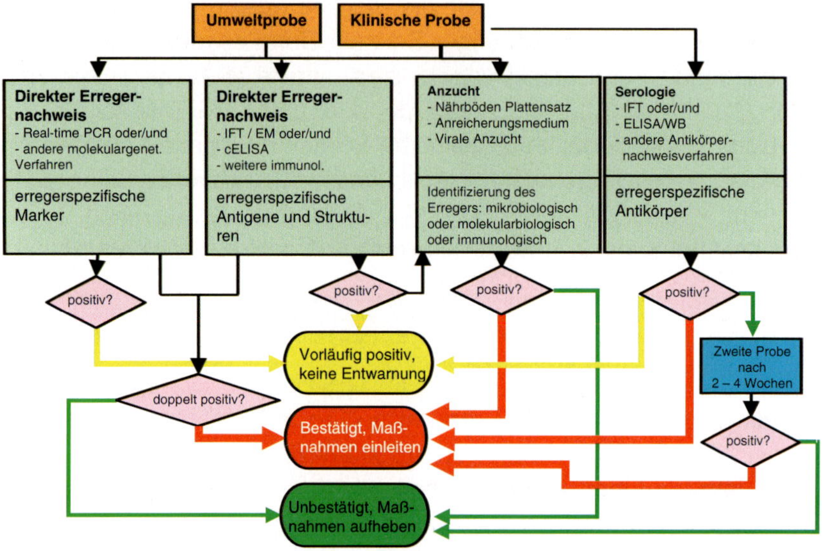

Abbildung 1: Schematische Darstellung der Entscheidungswege zur Befundinterpretation bei der Untersuchung von BT-Proben (rote und gelbe Pfeile = ja; grüne Pfeile = nein)

Die licht- und elektronenmikroskopische Detektion von Erregern kann den Befund zusätzlich stützen. Letztere ist besonders hilfreich für den Schnellnachweis von Viren. Bei klinischen Proben ist bei einer entsprechenden Krankheitssymptomatik ein positiver Laborbefund ausreichend.

Fällt der vorläufige Befund negativ aus, so ist im Zusammenhang mit der Risikobewertung festzulegen, ob entsprechende Maßnahmen zum Bevölkerungsschutz aufgehoben oder weiter aufrechterhalten werden. Ist der Schnellbefund positiv, so wird keine Entwarnung gegeben und Schutzmaßnahmen müssen eingeleitet bzw. aufrechterhalten werden.

Ein endgültiger Befund sollte in jedem Fall angestrebt werden. Ein eindeutig positives Bestätigungsergebnis liegt vor, wenn der Erreger in Reinkultur angezogen und identifiziert wurde. Für eine erfolgreiche Anzucht sollten zur Zeitersparnis sowohl optimale Nährböden (für die

Anzucht einer möglichst breiten Erregerpalette) als auch Selektivnährböden für Verdachtskeime parallel angelegt werden. Gelingt eine Anzucht des Erregers nicht, so sollte bei Umweltproben ein positives Ergebnis von mindestens zwei unterschiedlichen methodischen Plattformen vorliegen. Im Fall klinischer Proben von Patienten mit einer charakteristischen Krankheitssymptomatik ist neben dem Erregernachweis durch eine laborgestützte Methode und dem epidemiologischen Zusammenhang eine Serokonversion von wesentlicher Bedeutung. In nicht-endemischen Gebieten kann ein einmaliger hoher Titernachweis von spezifischen Antikörpern aussagekräftig sein. Wenn jedoch möglich, ist der Nachweis der Serokonversion oder des Titeranstieges durch den Vergleich eines Null- oder Frühserums und eines Serums zwei bis vier Wochen nach vermuteter Exposition von beweisender Aussagekraft.

3.4 Therapeutische Maßnahmen

In der Situation „Unbekannter Erreger – Verdachtsfall", vor allem wenn es sich um einen gesicherten oder vermuteten BT-Anschlag handelt, muss zwischen der Behandlung Erkrankter und der prophylaktischen Behandlung exponierter Personen unterschieden werden.

3.4.1 Behandlung Erkrankter

Unabhängig von einer mikrobiologisch gesicherten Diagnose muss bei Patienten mit manifesten Krankheitszeichen einer akuten, bakteriell bedingten Infektionserkrankung (neben der Klinik z. B. auch laborchemische Marker für bakterielle Erkrankungen wie z. B. CRP, PCT) umgehend eine adäquate antibiotische Therapie eingeleitet werden. Diese sogenannte „kalkulierte Chemotherapie" basiert auf der klinischen Verdachtsdiagnose, welche bakteriellen Erreger am ehesten in Frage kommen und wie ihr zu erwartendes Antibiotikaempfindlichkeitsverhalten ist. Das detaillierte Vorgehen, insbesondere die Auswahl des Antibiotikaregimes, folgt dabei den allgemein gültigen Regeln zur kalkulierten Behandlung einer hochakuten bakteriell bedingten Erkrankung. In einer B-Gefahrenlage muss dabei beachtet werden, dass sämtliche für das klinische Bild in Frage kommenden Erreger aus der Gruppe der definierten BT-Agenzien im Wirkspektrum des gewählten Antibiotikaregimes liegen.

In erster Linie kann im Verdachtsfall eine Monotherapie entweder mit Carbapenemen (z. B. Imipenem) oder modernen Chinolonen (z. B. Ciprofloxacin) eingeleitet werden. Auch Kombinationen aus Vertretern der beiden genannten Substanzgruppen können in bestimmten Fällen indiziert sein.

Weitergehende Detailempfehlungen können hier nicht festgelegt werden. Sie sollten unverzüglich in der jeweiligen Gefahrensituation mit dem zuständigen Kompetenzzentrum abgesprochen werden. Dies gilt besonders auch dann, wenn eine Vielzahl von Betroffenen, ggf. noch an unterschiedlichen Orten auftritt. So können besonders z. B. Neuentwicklungen auf dem Antibiotikasektor berücksichtigt werden, ggf. aber auch besondere Erkenntnisse (z. B. den Verdacht auf gentechnisch veränderte bakterielle Agenzien), die bestimmte Antibiotika von vorne herein unwirksam machen.

Die Durchführung einer kalkulierten antiviralen Chemotherapie kann derzeit nicht empfohlen werden. Auch hier sollten Absprachen mit dem Kompetenzzentrum erfolgen. Dies gilt auch für aktive und passive Impfungen.

Die sonstige klinisch-supportive Therapie richtet sich nach den Symptomen der Patienten und wird nach den üblichen Behandlungsstandards unter Berücksichtigung hygienischer Kautelen zum Selbstschutz des behandelnden Personals durchgeführt.

Ist der Erreger und seine Empfindlichkeit gegen antimikrobielle Chemotherapeutika diagnostiziert, muss auf eine dann gezielte Therapie umgestellt werden.

3.4.2 Behandlung exponierter, (bisher) nicht erkrankter Personen

Nach einer vermuteten (oder gesicherten) Exposition gegenüber B-Kampfstoffen kann ggf. eine chemotherapeutische Postexpositionsprophylaxe (PEP) erfolgen. Diese soll unmittelbar nach dem Einsatz von BT-Agenzien eine Infektion vollständig verhindern bzw. die Entwicklung der Krankheit nach bereits erfolgter Infektion unterdrücken oder den Krankheitsverlauf zumindest abschwächen.

Die Durchführung der PEP wird von der zuständigen Gesundheitsbehörde empfohlen, wenn der begründete Verdacht auf eine Ausbringung biologischer Agenzien nach entsprechenden Hinweisen oder Untersuchungsergebnissen vorliegt.

Grundlage dazu ist der Grad, die Art und die Dauer des Kontaktes mit biologischen Kampfstoffen, nach denen B-Exponierte nach Risiken differenziert werden. Die entsprechende Tabelle, bei der vier Kategorien von Exponierten unterschieden werden, findet sich im Abschnitt „Generelles Vorgehen".

Hinsichtlich bakterieller Krankheitserreger bestehen im Allgemeinen gute Prophylaxemöglichkeiten. Nur bedingte oder keine Prophylaxemöglichkeiten bestehen – vor allem wenn der Erreger unbekannt ist – für virale BT-Agenzien und Toxine.

Für die PEP gilt, dass Antibiotika mit einem breiten Wirkspektrum bei niedriger Nebenwirkungsrate und guter Verträglichkeit eingesetzt werden. Zudem sollte das Medikament oral applizierbar sein. Besteht der Verdacht auf einen BT-Anschlag, sollte das Wirkspektrum möglichst viele der zum *dirty dozen* gehörenden Erreger einschließen.

Nach heutigem Kenntnisstand sind geeignete Substanzen hierzu Tetrazykline (z. B. Doxycyclin), moderne Chinolone (z. B. Ciprofloxacin), moderne Makrolide (z. B. Clarithromycin) sowie Rifamycine (z. B. Rifampicin) oder auch Oxazolidinone (z. B. Linezolid). Letztere sind nach heutiger Kenntnis aus unterschiedlichen Gründen nicht Mittel der 1. Wahl, kommen aber wegen des Wirkspektrums und der oralen Applikationsmöglichkeit grundsätzlich in Frage. Chinolone sind zunächst in ihrer Verwendung auf Erwachsene beschränkt, während Tetrazykline ab dem älteren Schulkindesalter (ca. 8. Lebensjahr) gegeben werden können. Bei Kindern kommen daher primär Makrolide in Frage, gegebenenfalls in Kombination mit Rifampicin. Je nach konkreter Verdachtssituation in einer bestimmten B-Lage kann natürlich hierzu eine andere Empfehlung erfolgen.

Die postexpositionelle Chemoprophylaxe (PECP) ist bis zum Vorliegen eines bestätigten negativen Befundes aus Umwelt- oder klinischen Proben erforderlich. Sobald eine Erregeridentifizierung vorliegt, muss auf eine gezielte Therapie umgestellt werden. Die Einnahme der Antibiotika ist dann für die Dauer der maximalen Inkubationszeit der Infektionserkrankung fortzusetzen. Treten im Verlauf der Therapie Krankheitszeichen auf, sind die betroffenen Patienten unverzüglich wie Erkrankte zu behandeln.

Unabhängig von einer notwendigen oder überhaupt möglichen PEP muss jeder Exponierte erfasst werden und Hinweise über das Verhalten beim Auftreten von Krankheitserscheinungen bekommen. Die Telefonnummer des zuständigen Gesundheitsamtes bzw. ein Ansprechpartner für Rückfragen oder die Meldung von Krankheitssymptomen sollte den Betroffenen (am besten schriftlich) genannt werden. Diese Maßnahmen, die zum Seuchenmanagement in B-Gefahrenlagen zählen, werden in aller Regel durch das jeweils zuständige Gesundheitsamt veranlasst (ggf. sollte sich das zuständige Gesundheitsamt täglich telefonisch nach dem Gesundheitszustand – z. B. Fieber – erkundigen).

Es sei an dieser Stelle darauf hingewiesen, dass in den USA in erster Linie Doxycyclin als ein geeigentes und leicht verfügbares Antibiotikum, insbesondere bei unbekannter Ursache von fieberhaften Erkrankungen (Tularämie, Brucellose, Q-Fieber, Pest [Prodromalstadium] und Milzbrand [Prodromalstadium]) eingestzt wird.

3.5 Präventionsmaßnahmen

Präventionsmaßnahmen für den Fall BT-Anschlag oder „außergewöhnliches Seuchengeschehen durch einen unbekannten Erreger“ müssen darauf gerichtet sein, Epidemien zu verhindern bzw. bereits entstandene Epidemieherde einzugrenzen und letztendlich zu beseitigen.

Notwendig dazu sind

- die Erfassung potenzieller Ausbruchs- oder Epidemieherde,
- die möglichst schnelle Identifizierung des Erregers,
- die umfassende Sanierung von Epidemieherden (hier: medizinische Behandlung von Patienten),
- Unterbrechung von Übertragungsketten durch geeignete antiepidemische Maßnahmen.

Gesetzliche Grundlage für alle Maßnahmen, auch solcher, die ggf. mit Eingriffen in die Grundrechte (z. B. Grundrecht der Freiheit der Person nach Art. 2 GG) einhergehen, ist das IfSG vom 01.01.2001. Die Anordnung dieser Maßnahmen sollte durch die zuständigen Behörden erfolgen. Dies kann – bei Gefahr im Verzug – aber auch vom Gesundheitsamt übernommen werden.

§ 25 IfSG (Generalklausel)	Das Gesundheitsamt ist ermächtigt und verpflichtet, alle erforderlichen Informationen über Art, Ursache und Ansteckungsquelle bzw. Ausbreitung der Krankheit zu ermitteln. Die Betroffenen haben die Ermittlungen zu dulden.
§ 28 IfSG	Die zuständige Behörde trifft die Schutzmaßnahmen (insbesondere die in den §§ 29 bis 31 genannten), soweit und solange es zur Verhinderung der Verbreitung übertragbarer Krankheiten erforderlich ist.
§ 29 IfSG	Kranke, Krankheitsverdächtige, Ansteckungsverdächtige sowie Ausscheider können einer Beobachtung unterworfen werden.
§ 30 IfSG	Für Kranke, Krankheitsverdächtige und Ansteckungsverdächtige kann

eine Absonderung angeordnet werden. Für an Lungenpest oder an von Mensch zu Mensch übertragbarem hämorrhagischem Fieber Erkrankte ist eine stationäre Absonderung zwingend vorgeschrieben.

§ 31 IfSG

Kranken, Krankheitsverdächtigen, Ansteckungsverdächtigen sowie Ausscheidern kann die Ausübung einer bestimmten beruflichen Tätigkeit ganz oder teilweise untersagt werden.

Nachfolgend wird auf diejenigen Präventionsmaßnahmen eingegangen, die für einen medizinisch angemessenen Umgang mit Betroffenen oder vermutlich Betroffenen einer B-Gefahrenlage relevant sind. Das bedeutet, dass beispielsweise auf die Verpflichtungen der Länder nach § 30 Abs. 6 und 7 IfSG nicht weiter eingegangen wird. Dazu sei auf die entsprechenden Abschnitte im Handbuch des Bundesamts für Bevölkerungsschutz und Katastrophenhilfe „Biologische Gefahren I - Handbuch zum Bevölkerungsschutz", 3. Auflage, 2007 verwiesen.

3.5.1 Medikamentöse Prophylaxe

Auf die Möglichkeiten der medikamentösen Prophylaxe in der Situation „Unbekannter Erreger" wurde im Abschnitt Therapie bereits eingegangen.

Zusammenfassend kann gesagt werden, dass bei einem Verdacht auf bakteriell bedingte Infektionserkrankungen mit breitwirkenden Antibiotika gute Prophylaxemaßnahmen zur Verfügung stehen. Hinsichtlich viraler BT-Agenzien oder Toxine gibt es derzeit keine oder nur sehr bedingte Prophylaxemöglichkeiten. Virustatika, Hyperimmunseren zur passiven Impfung, aktive Impfstoffe oder Antitoxine können erst nach einer Erregeridentifikation eingesetzt werden. Für verschiedene Erkrankungen besteht die Möglichkeit einer Inkubationsimpfung (postexpositionelle Impfung in der Inkubationszeit, z. B.

bei Pocken), um den Ausbruch der Krankheit zu verhüten bzw. den Krankheitsverlauf zu mildern. Ist ein Erreger identifiziert, sollten dazu entsprechende Informationen z. B. über das PEI, das RKI, die Kompetenzzentren oder das zuständige Gesundheitsamt eingeholt werden.

Da BT-Anschläge hinsichtlich der Quantität der Betroffenen ggf. einem Großschadenereignis gleichgesetzt werden müssen, sollte bedacht werden, dass es in einer solchen Situation zusätzlich auch zur Ausbreitung anderer Infektionserkrankungen kommen kann. Alle Einsatzkräfte in einer BT-Gefahrenlage sollten also zumindest die von der Ständigen Impfkommission (STIKO) empfohlenen Impfungen aus beruflichem Anlass vollständig erhalten haben.

3.5.2 Eigenschutz beim Umgang mit Erkrankten (d. h. symptomatischen Patienten)

Für den Fall „Unbekannter Erreger“ in Kombination mit vermutetem BT-Anschlag muss der *worst case* angenommen werden – d. h. es sollte von einem aerogen Mensch-zu-Mensch übertragbaren, hochkontagiösen Erreger ausgegangen werden.

Dies bedeutet für alle Tätigkeiten am oder mit dem Patienten die strenge Einhaltung aller Basis- und spezifischen Hygienevorschriften. Zum Einsatz sollte nach Möglichkeit nur entsprechend geschultes Personal kommen.

Hauptursache für die Weitergabe von Krankheitserregern ist unbestritten die menschliche Hand. Uhren, Ringe, sonstiger Schmuck an Händen oder Unterarmen dürfen nicht getragen werden. Die **hygienische Händedesinfektion** ist ein Muss für alle Einsatzkräfte: sichtbar stark verschmutzte Hände (z. B. Blut, Eiter, Exkremente) werden zunächst mit einem trockenen Tuch (ggf. auch mit einem Desinfektionsmittel getränkt) gesäubert. Dann folgt die Desinfektion mit einem geeigneten Desinfektionsmittel (s. RKI-Liste, Anhang) und anschließend die Händewaschung. Cave: Bei Verdacht auf Sporenbildner sollte zuerst die Waschung und anschließend die Händedesinfektion erfolgen, da bei oft nur unzureichend sporizid wirkenden Desinfektionsmitteln die Erregerlast durch Händewaschen erheblich gesenkt wird. Bei Verdacht auf Kontamination mit Sporen ist zudem zu beachten, dass auf Grund der oft nur unzureichend sporizid wirkenden Desinfektionsmittel der Waschplatz nach der Händedesinfektion in hohem Maße kontaminiert sein kann. Dies ist für die Festlegung des Ablaufs der Flächendesinfektion des Waschplatzes von Relevanz.

Zudem muss eine **persönliche Schutzausrüstung (PSA)** zum Einsatz kommen. Diese besteht in aller Regel aus Handschuhen, Atemschutz und entsprechender Schutzkleidung. Detaillierte Ausführungen über die Auswahl geeigneter PSA finden sich in den entsprechenden Kapiteln des Handbuchs des Bundesamts für Bevölkerungsschutz und Katastrophenhilfe „Biologische Gefahren I - Handbuch zum Bevölkerungsschutz“, 3. Auflage, 2007.

3.5.3 Absonderungsmaßnahmen

Für ein gezieltes seuchenhygienisches Management in einer vermuteten oder gesicherten BT-Gefahrenlage sind verschiedene, nachfolgend genannte Absonderungs- bzw. Schutzmaßnahmen notwendig. Die meisten Maßnahmen ergeben sich direkt aus dem IfSG oder können zumindest aus dem Gesetzeskontext abgeleitet werden. Dennoch erscheinen die Begriffsbestimmungen im IfSG nicht ausreichend, um die spezielle Situation einer BT-Gefahrenlage zu erfassen. Aus rein praktischen Gründen ist es in einem solchen Fall notwendig, ökonomisch mit möglicherweise knappen Ressourcen umzugehen und die Risiken von B-Exponierten und Kontaktpersonen, sich angesteckt zu haben bzw. ansteckungsfähig zu werden, in die anzuordnenden Maßnahmen einzubeziehen.

Um ortsunabhängig ein möglichst einheitliches Vorgehen zu gewährleisten, muss auf die korrekte Verwendung der infektiologisch relevanten Begriffe geachtet werden.

Welche der nachfolgenden Maßnahmen zum Einsatz kommen, liegt im Ermessen des zuständigen Gesundheitsamtes. Für den Fall „Unbekannter Erreger“, ausgebracht durch einen BT-Anschlag, sollte zunächst immer der schlimmste mögliche Fall, d. h. das Auftreten eines aerogen Mensch-zu-Mensch übertragbaren, hochkontagiösen

Keimes (Erreger so genannter „gemeingefährlicher Infektionskrankheiten“) angenommen werden. Sobald der Erreger identifiziert ist, müssen die Maßnahmen entsprechend angepasst werden.

Tabelle 7: Absonderungs- und Schutzmaßnahmen

Beobachtung [§ 29 IfSG]	**Begriffsbestimmung** Schwächste seuchenpolizeiliche Schutzmaßnahme: Pflicht, Untersuchungen zu dulden und Auflagen des Gesundheitsamtes zu folgen, z. B. über seinen Gesundheitszustand Auskunft zu geben und den Wechsel des Aufenthaltsortes oder bestimmter Tätigkeiten unverzüglich anzuzeigen. **Anwendung** Diese Maßnahme wird vor allem gegenüber symptomfreien Ansteckungsverdächtigen, Kontaktpersonen oder B-Exponierten angewandt. Häufig ist es z. B. sinnvoll, zweimal tägliches Messen der Körpertemperatur zur Auflage zu machen und über die Messergebnisse Auskunft zu verlangen.
Absonderung [§ 28 Abs. 1 IfSG]	**Begriffsbestimmung** Jede nicht näher spezifizierte Maßnahme, die eine räumlich definierte und zeitlich (durch die jeweilige Inkubationszeit) begrenzte Trennung Kranker, Krankheitsverdächtiger, Ansteckungsverdächtiger und ggf. nicht einsichtiger bzw. nicht einsichtsfähiger Ausscheider untereinander und gegenüber empfänglichen, nicht infizierten Individuen und Populationen bewirkt. Die räumliche Zuordnung der Absonderung sollte immer durch einen entsprechenden Zusatz, z. B. als häusliche Absonderung, stationäre Absonderung gekennzeichnet oder als Isolierung bzw. Quarantäne spezifiziert werden.
Isolierung [§ 30 Abs. 1 Satz 1 IfSG]	**Begriffsbestimmung** Handelt es sich um Lungenpest oder um von Mensch-zu-Mensch übertragbare („hochkontagiöse“) virale hämorrhagische Fieber (VHF), ist die Absonderung Kranker und Krankheitsverdächtiger als Isolierung in einer „geeigneten“ Einrichtung gesetzlich zwingend vorgeschrieben (im Einzelfall Sonderisolierstation), für Pocken, SARS oder neuartige gemeingefährliche Infektionskrankheiten ist sie fachlich geboten und nach IfSG möglich. **Anwendung** <u>**Häusliche Absonderung:**</u> Absonderung Kranker, Krankheitsverdächtiger, Ansteckungsverdächtiger und

	Ausscheider im häuslichen Bereich. Kommt bei weniger gefährlichen und gering ansteckenden Krankheiten in Betracht. Auflagen: je nach Erreger, wobei eine häusliche Absonderung voraussetzt, dass die häuslichen Verhältnisse geeignet erscheinen (abgeschlossene Wohnung oder eigenes Haus) und alle Haushaltsmitglieder ggf. geimpft sind bzw. werden. Stationäre Absonderung: Absonderung Kranker und Krankheitsverdächtiger in einem Krankenhaus oder einer anderen geeigneten Einrichtung, sofern es sich nicht um eine gemeingefährliche Infektionskrankheit und damit nicht um eine Isolierung Kranker oder Krankheits-verdächtiger oder um eine Quarantäne Ansteckungsverdächtiger handelt. Eine stationäre Absonderung auch Ansteckungsverdächtiger und nicht einsichtiger bzw. nicht einsichtsfähiger Ausscheider ist möglich, bei nicht gemeingefährlichen Infektionskrankheiten aber praktisch kaum relevant. Quarantäne: Absonderung Ansteckungsverdächtiger, sofern es sich um gemeingefährliche Infektionskrankheiten handelt. Erfolgt als **stationäre Quarantäne** unter ständiger Aufsicht (in einem Krankenhaus oder einer anderen geeigneten Einrichtung) oder als **häusliche Quarantäne** (wenn eine adäquate Versorgung sowie die Einhaltung erteilter Auflagen sichergestellt sind). Auflagen: je nach Erreger. Isolierung: Besondere Form der Absonderung Kranker oder Krankheitsverdächtiger, die an einer gemeingefährlichen Infektionskrankheit leiden, zur medizinischen Versorgung in speziell ausgewiesenen Krankenhäusern (vorzugsweise Sonderisolierstationen); bei einem Massenanfall auch als behelfsmäßige Isolierung.

(In Anlehnung an Tab. 1, S. 215–223 aus: Fock et al. (2005) Biologische Gefahren – Beiträge zum Bevölkerungsschutz, 2. Aufl.)

4 Bekannte Erreger

4 Bekannte Erreger / Krankheitsspezifische Aspekte

Im nachfolgenden Kapitel werden alle für dieses Kompendium als relevant angesehenen BT-Erreger detailliert dargestellt. Zunächst wird die Grundlage für die Einstufung des jeweiligen Erregers als mögliches BT-Agens gegeben. Dann folgen Informationen zum Erreger, zur Erkrankung, zur Diagnostik und Therapie sowie zu den notwendigen Präventionsmaßnahmen.

Ausführliche Informationen und Hinweise für den Versand von Proben zur Bestätigungsdiagnostik und von nicht-inaktiviertem klinischem Material unter Berücksichtigung der Bestimmungen für Gefahrguttransporte finden sich in Kapitel 3 „Vorgehen in der Situation Unbekannter Erreger / BT-Verdachtsfall". Ebenfalls in Kapitel 3 sind grundsätzlich geltende Hinweise zur Materialgewinnung, den optimalen Transportbedingungen und den relevanten Methoden zur Diagnostik aufgeführt.

Im nachfolgenden Kapitel sind zu diesen Themen lediglich darüber hinausgehende relevante Besonderheiten für die einzelnen Erreger dargestellt.

Grundsätzlich sollte mit dem die Diagnostik durchführenden Labor vorab Kontakt aufgenommen werden. Soweit Referenzlabore oder andere besonders qualifizierte Institutionen zur Erregerdiagnostik ausgewiesen sind, werden sie jeweils unter dem Subkapitel „Diagnostik" genannt.

Ebenso sollten arbeitsmedizinische und krankenhaushygienische Maßnahmen beim Umgang mit Patienten bzw. Erregern eingeleitet und konsequent umgesetzt und durchgehalten werden. Auch hier muss rechtzeitig eine Abstimmung mit den jeweils Verantwortlichen (z. B. Krankenhaushygieniker, Arbeitsmediziner, zuständiges Gesundheitsamt) erfolgen.

Für weitere Hinweise und Informationen zur Desinfektion, Abfallentsorgung, Entwesung etc. sei hier auf das Handbuch „Biologische Gefahren I – Handbuch zum Bevölkerungschutz" verwiesen.

4.1 Anthrax

Erkrankung: Anthrax, Milzbrand
Bakterium: *Bacillus anthracis*

B. anthracis wurde in Biowaffenprogrammen verschiedener Länder beforscht. Zuletzt hat der Irak 1995 gegenüber den Vereinten Nationen zugegeben, Bomben und SCUD-Raketen mit *B. anthracis* befüllt zu haben. Erkenntnisse konnten aber auch durch die akzidentelle Freisetzung von *B. anthracis*-Sporen aus einer Fabrik für biologische Kampfstoffe in Swerdlowsk/Jekaterinburg gewonnen werden, als 1979 in der Abwindzone der Fabrik mindestens 77 Personen erkrankt und 66 an Lungenmilzbrand verstorben sind. Auch die Anschlagsserie in den USA im Oktober 2001, als per Post „weißes Pulver" verschickt wurde, hat mit 22 bestätigten Fällen (11 x Lungenmilzbrand – davon 5 Todesfälle, 11 x Hautmilzbrand) gezeigt, dass *B. anthracis* als Biowaffe einsetzbar ist[3].

Von Vorteil für die Nutzung in B-Waffen wird gesehen, dass der Erreger leicht zugänglich ist, da er natürlicherweise im Boden (z. B. in Endemiegebieten) vorkommt. Zudem besitzen die Sporen eine hohe Resistenz gegenüber Umwelteinflüssen und sind gut zu lagern und leicht auszubringen.

Besondere Bedeutung für B-Gefahrenlagen hat der Lungenmilzbrand, der durch Ausbringen von Sporen induziert werden kann – allerdings sind lungengängige Sporen relativ schwierig herzustellen.

[3] Für beide o. g. Ereignisse werden in unterschiedlichen Publikationen unterschiedliche Angaben zu der Anzahl der betroffenen Personen gemacht, die genannten Zahlen geben hier Größenordnungen wieder.

4.1.1 Information zum Erreger

Mikrobiologie	*Bacillus anthracis*: grampositives, aerob wachsendes, sporenbildendes Stäbchen, Kapselbildung, unbeweglich. Die vegetativen Zellen sind etwa 1–8 × 1–1,5 µm groß, die Sporen 1 µm. Sie keimen zur vegetativen Form aus, sobald sie sich in geeigneter Umgebung befinden.
Pathogenität	*B. anthracis* ist hochpathogen für fast alle Warmblüter. Virulenz beruht auf der Fähigkeit zur Kapsel- und Exotoxinbildung, die auf zwei Plasmiden kodiert sind. • Die Kapsel verhindert oder hemmt die Phagozytose der vegetativen Formen. Sporen werden leicht phagozytiert, aber nicht lysiert und können später auskeimen. • Die vegetativen Formen exprimieren drei Proteinkomponenten: Protective Antigen – PA, Lethal Factor – LF und Edema Factor – EF. Die Kombination von PA und EF führt zur Bildung des „Anthrax edematoxin“ (EdTx), die Kombination von PA und LF zum „lethal toxin“ (LeTx). Die Toxine sind letztendlich verantwortlich für die lokale Ödembildung, die Schädigung der Neutrophilenfunktion und den Gewebeuntergang.
Tenazität	Milzbrandbakterien bilden Sporen, sobald sie bestimmten Umweltbedingungen (z. B. Luft) ausgesetzt sind. Sporen • Hoch resistent gegenüber Hitze. • Überleben auch bei Sonnenlicht längere Zeit. • Hoch resistent gegenüber Desinfektionsmitteln. • Überleben infektionstüchtig Jahrzehnte im Boden (hohe Feuchtigkeit, alkalischer pH, hoher Anteil an organischen und Kalzium-Verbindungen begünstigen die Überlebensfähigkeit). Empfindlich gegenüber: • Desinfektionsverfahren der Stufen C und D.

Natürliches Vorkommen	Reservoir von *B. anthracis* ist der Erdboden. Endemisch bevorzugt sind Gegenden mit ausgeprägter Viehzucht. In industrialisierten Regionen ist die Erkrankung mittlerweile eine Rarität.
Risikogruppe	Natürlicherweise Personen mit Tierkontakt bzw. Kontakt zu Tierfellen und anderen tierischen Produkten.

4.1.2 Information zur Erkrankung

Übertragung	Infektion des Menschen durch direkten Tierkontakt bzw. indirekten Kontakt mit Tierprodukten / tierischen Rohstoffen (z. B. Wolle, Fell, Düngemittel aus Knochenmehl). Aufnahme der Sporen bzw. der Bakterien über Hautläsionen, seltener durch Ingestion bzw. Inhalation. Auch eine Verbreitung durch Insekten (z. B. Fliegen und Mücken) ist möglich. Die direkte Übertragung von Mensch zu Mensch ist praktisch ausgeschlossen.
Infektiosität / Kontagiosität / Minimal infektionsauslösende Dosis	Angaben der mittleren infektiösen Dosis für den Menschen schwanken zwischen 2.500 und 50.000 Sporen (für Lungenanthrax)
Pathogenese	Die Sporen werden über Hautverletzungen (Hautmilzbrand), die Nahrung (Darmmilzbrand) oder über die Lunge (Lungenmilzbrand) aufgenommen. Milzbrand ist zwar eine Infektionskrankheit, die Patienten sterben aber an der Giftwirkung der Exotoxine. • Sporen bzw. vegetative Formen verbleiben entweder an der Eintrittsstelle und führen zu einer lokalen Reaktion oder sie werden zu den regionalen Lymphknoten transportiert, von wo aus sie im Körper weiter verbreitet werden. • Die Auskeimung der Sporen z. B. in Mediastinal-

	Lymphknoten kann bis zu 60 d (ggf. auch bis zu 100 d, s. u.) nach Aufnahme erfolgen und zu einem verzögerten Krankheitsausbruch führen. • Der so genannte Letalfaktor (einer der drei monomeren Proteinkomponenten des Anthraxtoxins) ist der entscheidende virulente Faktor für die Nekrose von Granulozyten und Gewebezellen.
Inkubationszeiten	**Hautmilzbrand** Stunden – 12 d **Lungenmilzbrand** 1–7 d In ungünstigen Fällen (z. B. bei biologischem Angriff oder sehr hohen Erregerzahlen) kann die Inkubationszeit auch auf 6 – 12 h verkürzt sein. Tierversuchsdaten zeigen, dass Sporen bis zu 100 d nach Exposition in der Lunge nachgewiesen werden können. Theoretisch besteht also die Möglichkeit, dass auch 100 d nach Exposition noch eine Anthrax-Erkrankung auftreten könnte. **Darmmilzbrand** 1–3 d
Klinik	Bei allen Milzbrandformen können durch die Exotoxinwirkung schwere Allgemeinsymptome, hohes Fieber, Benommenheit, Herzrhythmus- und Kreislaufstörungen bis zum Schock ausgelöst werden. Meningitis ist als Komplikation – außer bei Lungenmilzbrand – sehr selten. **Hautmilzbrand** Bei den natürlichen Infektionen handelt es sich zu ca. 95 % um Hautmilzbrand. Eintrittspforten sind ungeschützte, offene Hautstellen. Dort bildet sich eine stark infiltrierte, schmerzlose Papel, die sich über eine oder mehrere flüssigkeitsgefüllte Blasen zu einer mit schwarzem Schorf bedeckten – ebenfalls schmerzlosen – Ulzeration entwickelt.

Ausgehend vom Primärherd ggf. Entwicklung einer schmerzhaften Lymphangitis, die zu einer Sepsis führen kann.

Vor allem bei beruflich exponierten Personen, d. h. mit direktem Kontakt zu betroffenem Vieh, findet sich Hautmilzbrand oft im Bereich von Händen, Armen, Schultern, Nacken und Hals.

Lungenmilzbrand

Natürlicherweise eine sehr seltene Erkrankung (insg. ca. 150 beschriebene Fälle).

Nach Inhalation der Sporen Entwicklung unspezifischer Initialsymptome: Husten, Fieber, Kopfschmerzen, allgemeines Unwohlsein, Appetitlosigkeit, Erbrechen, leichte Atembeschwerden.

Nach diesen Initialsymptomen oft kurzfristige Besserung (ca. 3 d).

Dann nimmt die Erkrankung einen perakuten Verlauf: hämorrhagische thorakale Lymphadenitis, Mediastinitis, Pleuraergüsse, Hämoptoe, hohes Fieber, Schweißausbrüche, Schüttelfrost, Stridor – eine schwere respiratorische Insuffizienz führt innerhalb von 36–48 h zum Tode.

Eine hämorrhagische Meningitis – mit Meningismus, Delir und zunehmender Eintrübung – kommt komplizierend in etwa 50 % der Fälle vor.

Darmmilzbrand

Seltene Erkrankung. Zu Beginn abdominelle Schmerzen, Übelkeit, Erbrechen, Appetitlosigkeit, Meteorismus und Fieber.

Durch die Exotoxinwirkung Entwicklung einer fortschreitenden hämorrhagischen Entzündung mit blutigen Durchfällen und Zeichen der Peritonitis. Ulzerationen vorwiegend im Zökum und im terminalen Ileum, aber auch in anderen Bereichen von Duodenum oder Dickdarm. Selten auch Läsionen im Oropharynx.

Typischer Endpunkt	**Hautmilzbrand** Behandelt: Letalität < 1 %, insgesamt gute Heilungsaussichten. Unbehandelt: Letalität 5–25 % **Lungenmilzbrand** Behandelt: Letalität ca. 50 % bei kompletter intensivmedizinischer Therapie. Anmerkung: Datenmaterial dazu statistisch nicht signifikant (bezieht sich auf 2 Fälle im Jahr 2006: Trommelbauer, die mit westafrikanischen Ziegenfellen gearbeitet haben und erkrankt sind), aber hinweisend darauf, dass bei rascher Behandlung ein verbessertes Überleben erzielt werden kann. Beginnt die antibiotische Behandlung erst *nach* Auftreten der Symptome, ist der Endpunkt nicht mehr zu beeinflussen! Unbehandelt: Letalität 100 % **Darmmilzbrand** Behandelt: 30 %, wobei die fortgeschrittene Erkrankung auch unter Antibiose nur schwer beherrschbar ist. Unbehandelt: Prognose infaust.
Immunität	Humorale Immunität nach Hautmilzbrand, Dauer unbekannt. Daten für Lungen- und Darmmilzbrand nicht verfügbar, da die Fallzahl zu gering für eine Aussage ist.

Differenzialdiagnostisch sollen folgende Erkrankungen in Erwägung gezogen werden:

Hautmilzbrand: Furunkulose, ulzeroglanduläre Tularämie, Pest, Staphylokokken-/Streptokokken-Infektion, Pocken, Eschar bei Rickettsiosen.

Lungenmilzbrand: Lungenpest, Tularämie (Hasenpest), Mykoplasma-Pneumonie, Legionärskrankheit, Psittakose, Q-Fieber, virale Pneumonien, Histoplasmose.

Darmmilzbrand: Typhus abdominalis, hämorrhagische Gastroenteritis, akutes Abdomen (z. B. Mesenterialinfarkt), Darmbrand (Pigbel).
Bei oropharyngealem Befall: Streptokokken-Tonsillitis.

4.1.3 Diagnostik

Neben Umweltproben, auf die hier nicht näher eingegangen wird, können zur Diagnostik folgende klinische Untersuchungsmaterialien herangezogen werden:

- Wundabstrich (bei Hautmilzbrand),
- Sputum bzw. Bronchiallavage (bei Lungenmilzbrand),
- Stuhl,
- Liquor (bei Lungenmilzbrand),
- Blut,
- Serum,
- Sektionsmaterial (Herzblut, Milz, Lunge).

Angaben zu den grundsätzlichen Transportbedingungen finden sich in Kapitel 3.3. Sind längere Transportzeiten für das Material absehbar, sollten die Proben – ggf. nach Rücksprache mit dem untersuchenden Labor – gekühlt (nicht gefroren) befördert werden.

Die mikrobiologische Diagnostik muss in Speziallaboren der Sicherheitsstufe 3 durchgeführt werden:

Nationales Referenzlabor für *B. anthracis*:
Friedrich-Loeffler-Institut
Bundesforschungsinstitut für Tiergesundheit
Institut für Bakterielle Infektionen und Zoonosen
Naumburgerstr. 96 a
07743 Jena

Konsiliarlabor:

Universität Hohenheim
Institut für Umwelt- und Tierhygiene
Garbenstr. 30
70599 Stuttgart

Weitere Expertenlaboratorien:

Robert Koch-Institut
Zentrum für Biologische Sicherheit
Nordufer 20
13353 Berlin

Bernhard-Nocht-Institut für Tropenmedizin
Bernhard-Nocht-Straße 74
20359 Hamburg

Mit einer Diagnose aus klinischem Material ist methodenbedingt innerhalb von 24 h zu rechnen (histologische Untersuchungen 90 min, PCR 2–4 h).

Die klinische Probe gilt als diagnostisch bestätigt, wenn zwei unabhängige Testverfahren positive Ergebnisse erbrachten (s. Abb. 1, Kapitel 3.3.3): z. B. molekularbiologischer Nachweis einer der 3 Proteinkomponenten, Sporenantigenachweis oder PA-Antikörpernachweis.

Ergänzend zur infektiologischen Diagnostik finden sich beim Lungenmilzbrand auch folgende, z. T. richtungweisende Befunde:

- zunehmende arterielle Hypoxie als Zeichen der respiratorischen Insuffizienz,
- im Röntgen-Thorax-Bild Mediastinalverbreiterung und Pleuraergüsse ohne pulmonale Infiltration als Zeichen der ablaufenden hämorrhagischen Mediastinitis.

4.1.4 Therapie

Angemerkt sei an dieser Stelle, dass es bei der Versorgung vieler oder massenhaft potenziell gegenüber *B. anthracis* exponierter Personen fern der Realität wäre, während der Inkubationsphase eine intravenöse Therapie aller Betroffenen zu fordern. In diesem Fall bliebe wegen logistischer Limitationen nur die Gabe von oralen Antibiotika.

Impfung	In Deutschland ist z. Z. kein Impfstoff zugelassen. Es existieren allerdings mehrere Humanimpfstoffe gegen Infektionen mit *B. anthracis.* In den USA zugelassener Impfstoff (Firma BioPort): Basiert auf der Antikörperbildung gegen Protektives Antigen (PA). Dosierung: 6 Einzelimpfungen mit 0,5 ml s. c. in Woche 0, 2, 4 sowie nach 6, 12 und 18 Monaten. Danach jährliche Auffrischungen. Impfstoff bietet guten Schutz bei beruflich Exponierten. Tierexperimentelle Daten zeigen auch eine Schutzwirkung bei aerogener Exposition. Impfstoff ist relativ gut verträglich: bei 30–60 % Lokalreaktionen (Juckreiz, Rötung, Schwellung im Bereich der Einstichstelle), in 1 % größere Lokalreaktionen mit Einschränkungen im Bereich des geimpften Armes, sehr selten sind Allgemeinreaktionen (Fieber, Muskelschmerzen, Übelkeit). In Großbritannien zugelassener Impfstoff (CAMR): Basiert auf der Antikörperbildung gegen PA. Induziert zusätzlich Antikörper gegen den Letalfaktor (LF). Dosierung: 4 Einzelimpfungen mit 0,5 ml i. m. in Woche 0, 3, 6 sowie nach 6 Monaten. Danach jährliche Auffrischungen mit 0,5 ml i. m. Impfstoff ist gut verträglich: häufig bis zu 2 Tage anhaltende Lokalreaktionen (Juckreiz, Rötung, Schwellung im Bereich der Einstichstelle), selten Schwellung der regionalen Lymphknoten, Temperaturanstieg, Urticaria oder allergische Reaktionen und bisher keine Informationen über ernsthafte Nebenwirkungen dieses Impfstoffs.

	Im Vergleich zum US-Impfstoff muss allerdings die geringe Anwendungserfahrung mit dem britischen Impfstoff berücksichtigt werden. <u>In Russland zugelassener Impfstoff: (Stamm STI)</u> Lebendimpfstoff aus attenuierten *B. anthracis*-Stämmen. Verträglichkeit soll deutlich schlechter sein als bei den oben genannten Impfstoffen. Impfstoff kann s. c. oder per Skarifizierung verabreicht werden. Auffrischimpfung nach einem Jahr. Belastbarer Schutz vor endemischen *B. anthracis*-Infektionen bereits nach einer Impfung. Es erscheint denkbar, dass dieser Impfstoff unter ungünstigen Umständen in Einzelfällen zu schwerwiegenden Komplikationen führen kann.
Prä-, Peri- oder Postexpositions-Prophylaxe (PEP) Exponierter	**Indikation:** Unmittelbar nach bzw. vor einer befürchteten Exposition. **Therapiedauer:** 30 Tage bei gleichzeitiger Impfung mit einem PA-Impfstoff, sonst 60 Tage. **Therapieempfehlung:**

Medikament	*Dosis*	*Intervall*	*Tagesdosis*
Ciprofloxacin	500 mg p. o.	12 h	1 g
Doxycyclin	100 mg p. o.	12 h	200 mg

Behandlung Erkrankter	**Indikation:** Symptomatische Patienten mit einer gesicherten aerogenen Exposition gegenüber *B. anthracis.* **Therapiedauer:** Fortführung der Therapie für insgesamt 60 Tage – bei Symptomfreiheit auf orale Medikation umstellen (s. u. Angaben in Klammern). Nach Absetzen der antibiotischen

	Therapie engmaschige Überwachung zum Ausschluss eines Rezidivs, dann Wiederaufnahme der Antibiose zwingend. Alternativ: Therapie über insgesamt 100 Tage fortsetzen. **Therapieempfehlung (zusätzlich zu ggf. intensiven Supportivmaßnahmen):**

Medikament	*Dosis*	*Intervall*	*Tagesdosis*
Ciprofloxacin	400 mg i. v. (500–750 mg p. o.)	8–12 h (12 h)	800–1200 mg (höhere Dosierung v. a. bei septischem Verlauf angebracht)
Doxycyclin	200 mg i. v. initial, dann 100 mg i. v. (100 mg p. o.)	 12 h (12 h)	1 Tag: 300 mg, dann 200 mg 200 mg
Benzylpenicillin Amoxicillin	2 M.I.E. i. v. (1000 mg p. o.)	12 h (8 h)	4 M. I. E. (3000 mg)
Chloramphenicol-Succinat	12,5–25 mg/kg i. v.	6 h	max. 30 g

Besondere Hinweise	Chloramphenicol sollte beim Vorliegen einer Meningitis Berücksichtigung finden. Auf Grund präklinischer Daten wird angenommen, dass auch andere Fluorchinolone, weitere Makrolid-Antibiotika, Clindamycin, Breitspektrum-Penicilline und Cephalosporine der 1. Generation gegen Lungenmilzbrand wirken. Die Datenlage ist nicht ausreichend, um eine Empfehlung abzugeben. Bei allen schweren Formen (Pneumonie, Meningitis, Darmmilzbrand) wird – zusätzlich zur antibiotischen Therapie – auch die Gabe von Kortikosteroiden für die ersten 3 Tage empfohlen.

	Wichtig, v. a. für die Versorgung des Darmmilzbrandes, ist auch die chirurgische Versorgung. Modell- bzw. Tierversuchsdaten weisen darauf hin, dass auskeimungsfähige Anthrax-Sporen bis zu 100 d nach Exposition in der Lunge nachgewiesen werden und somit zu einem verzögerten Krankheitsausbruch führen können. Ggf. kann deswegen eine längere Therapiedauer notwendig sein. Diese ist auch notwendig, wenn die Expositionsdosis sehr hoch war. Es handelt sich dabei um Einzelfallentscheidungen, die Therapiedauer sollte in diesen Fällen 100 d betragen. Muss die Antibiose vorzeitig abgesetzt werden, ist zwingend eine engmaschige Überwachung erforderlich. Bei Verdacht auf ein Rezidiv muss die Therapie umgehend wieder aufgenommen werden. Die antibiotische Behandlung von Kindern wird wie folgt durchgeführt: • Benzylpenicillin (100.000–150.000 I. E./kg/d i. v. – aufgeteilt in Einzeldosen alle 4–6 h), oder • Phenoxymethylpenicillin (25–50 mg/kg/d p. o. – aufgeteilt in Einzeldosen alle 4–6 h) oder (bei Penicillinunverträglichkeit). • Erythromycin (10 mg/kg p. o. alle 6 h). • Bei Kindern über 9 Jahren (bis ca. 40 kg) mit schweren Krankheitsbildern kann auch Doxycyclin (2,5 mg/kg i. v. oder p. o. alle 12 h) gegeben werden. • In den USA ist Ciprofloxacin auch für Kinder zur postexpositionellen Prophylaxe zugelassen – obwohl Fluorchinolone wegen des Risikospektrums für Kinder und Jugendliche unter 18 Jahren üblicherweise nicht verwendet werden dürfen. In den USA sind Hyperimmunglobuline gegen PA (aus humanen Spendern) bzw. gentechnisch hergestellte monoklonale AK für den therapeutischen Einsatz entwickelt

	worden. Sie könnten – sofern verfügbar – im Rahmen eines individuellen, experimentellen Heilversuchs bei der Behandlung Erkrankter Einsatz finden.

4.1.5 Präventionsmaßnahmen

Prävention	Schlachtverbot für kranke Tiere. Verbrennen von infizierten Tierkadavern in Tierkörperbeseitigungsanlagen (TKBA)! Cave: Bei „freiem“ = unkontrolliertem Verbrennen besteht die Gefahr der Sporenverbreitung. Aber auch beim Verbrennen in TKBA können Sporen mit der Abluft verbreitet werden. Deshalb ist hier eine ausreichende Temperatur der Abgase notwendig (Behandlung wie Sondermüll, Temp. > 400°C).
Vakzination	In Deutschland z. Z. kein Impfstoff zugelassen (weitere Einzelheiten s. o.).
Meldepflicht	§ 6 IfSG: namentliche Meldung bei Krankheitsverdacht, Erkrankung oder Tod. § 7 IfSG: namentliche Meldung auch bei direktem oder indirektem Nachweis mit Hinweis auf akute Infektion.
Eigenschutz beim Umgang mit Erkrankten	Einhaltung der üblichen Hygienestandards. Medizinisches Personal braucht keine prophylaktische Therapie. Nach chirurgischen Eingriffen müssen Instrumente und Räumlichkeiten mit zugelassenen sporiziden Mitteln der RKI-Liste gründlich desinfiziert werden.
Absonderungsmaßnahmen	Kontaktpersonen oder Ansteckungsverdächtige müssen nicht abgesondert werden. Allerdings sollte neben den therapeutischen Maßnahmen eine engmaschige Überwachung zum Ausschluss von Symptomen über die Inkubationszeit erfolgen.

	Erkrankte	Absonderung angeraten, obwohl eine Mensch-zu-Mensch-Übertragung nur in Ausnahmefällen vorkommt. Unterbringung in besonderen Einrichtung bzw. Behandlungszentren für hochinfektiöse Patienten nicht erforderlich!

4.2 Brucellose

Erkrankung: Brucellose
Bakterium: Brucellen – *B. melitensis* (Maltafieber); *B. abortus*; *B. suis* (Morbus Bang)

Bedeutung als biologischer Kampfstoff haben *Brucellen* durch ihre hohe Infektiosität als Aerosol. Vermutlich reichen 10–100 Bakterien aus, um beim Menschen eine Infektion auszulösen. Herabgesetzt wird ihre Eignung als B-Kampfstoff durch die variable Inkubationszeit (5 Tage bis mehrere Monate) und dadurch, dass ca. 90 % der natürlich erworbenen Infektionen subklinisch verlaufen.

Allerdings könnten diese „Nachteile" ggf. durch größere Aerosolmengen ausgeglichen werden.

4.2.1 Information zum Erreger

Mikrobiologie	Gramnegative, aerob wachsende, unbewegliche Stäbchen. Gehören zu den α-2-Proteobacterien. Die Gattung *Brucella* umfasst 6 nahe verwandte Spezies, von denen drei – entsprechend ihrer Wirtsspezifität – weiter in Biovare unterteilt werden. Die Spezies *B. melitensis*, *B. abortus*, *B. suis* und *B. canis* sind verantwortlich für Infektionen des Menschen.
Pathogenität	Keine ausreichend evidenzbasierten Daten verfügbar.
Tenazität	• Hohe Resistenz gegen Austrocknung. • Lange Überlebenszeiten in Erde, Wasser, Faeces, Kadavern oder Milchprodukten (z. B. in Heu länger als 5 Mon., in Kot bis zu 75 d, in eingepökeltem Schweinefleisch bis zu 2 Mon., in Butter bis zu 4 Mon., in frischem Schafs- und Ziegenkäse bis zu 6 Mon.) Empfindlich gegenüber: • Hitze (ca. 1 min in Wasser bei 70°C). • Brucellen in der Milch werden durch Pasteurisierung sicher abgetötet.

Natürliches Vorkommen	Endemiegebiet ist der Mittelmeer-Raum, die Arabische Halbinsel, der Mittlere Osten, Afrika, Mittel- und Südamerika. Natürliches Reservoir für Brucellen sind verschiedene Tierarten (Schafe, Ziegen, Rinder und andere Bovidae, Schweine, Rentiere, Nagetiere, Hunde). Deutschland ist seit 2000 amtlich frei von Schaf/Ziegen- und Rinderbrucellose. Importierte humane Fälle aus Endemiegebieten: ca. 20–30/Jahr.
Risikogruppe	Beruflich Exponierte (inklusive Laborpersonal), die Umgang mit Geweben oder Ausscheidungen infizierter Tiere haben. Reisende in Endemiegebiete.

4.2.2 Information zur Erkrankung

Übertragung	Übertragung vom infizierten Tier auf den Menschen peroral, transdermal oder per inhalationem möglich. Hauptinfektionsquelle sind kontaminierte Lebensmittel (v. a. nicht pasteurisierte Milchprodukte und rohes Fleisch). Mensch-zu-Mensch-Übertragung prinzipiell möglich (Sexualkontakt, Transplantation), wurde bisher aber nur in Einzelfällen beschrieben.
Infektiosität / Kontagiosität / Minimal infektionsauslösende Dosis	10–100 vitale Bakterien. 90 % der natürlich erworbenen Infektionen verlaufen subklinisch, nach anderen Quellen liegt die Manifestationsrate beim Menschen zwischen 50 und 80 %.
Pathogenese	Brucellen haben eine große Überlebensfähigkeit in Makrophagen, in denen sie sich auch vermehren können. Nach der Phagozytose verhindert das Bakterium durch Aktivierung zahlreicher Virulenzfaktoren die Verschmelzung des Phagosoms mit dem Lysosom. Das Phagosom wird dann in die replikative Nische des Bakteriums eingebaut und kann dort nicht durch genügend hohe Antibiotikakonzentrationen abge-

	tötet werden. Deshalb hängt der Therapieerfolg entscheidend vom frühzeitigen Behandlungsbeginn ab – ansonsten ist mit primären Therapieversagern auch unter adäquater Antibiotikatherapie zu rechnen.
Inkubationszeiten	5–30 Tage, aber auch mehrere Monate sind möglich.
Klinik	Unspezifische Allgemeinsymptome mit undulierendem Fieber, Abgeschlagenheit, Schweißausbrüchen, Müdigkeit, Kopf- und Gliederschmerzen, Arthralgien. Erkrankung verläuft häufig generalisiert mit verschiedenen Organmanifestationen (z. B. Splenomegalie, Hepatomegalie, Prostatitis, Spondylitis, Sakroiliitis, Neurobrucellose, Hepatitis, Endokarditis, pulmonale Beteiligung). Chronifizierung möglich (d. h. Rückfall nach primärer Erkrankung, oft nur mit unspezifischen Symptomen oder lokaler Infektion). In 90 % jedoch subklinische Verläufe wahrscheinlich (durch die geringe Anzahl der bei überwiegend natürlichen Expositionen aufgenommenen Keime).
Typischer Endpunkt	Unbehandelt: Letalität 2–5 % (80 % der Todesfälle beruhen auf Endokarditis mit Herzinsuffizienz). Behandelt: lang anhaltende Arbeitsunfähigkeit von erkrankten Personen.
Immunität	Die natürliche Infektion hinterlässt keine anhaltende komplette Immunität.

Differenzialdiagnostisch sollen folgende Erkrankungen in Erwägung gezogen werden:

> Lymphom, Tumorfieber (auf Grund des Fiebers, der Leukopenie und einer LK-Vergrößerung im Rö-Thorax-Bild), aber auch TBC und Endokarditiden.

4.2.3 Diagnostik

Neben Umweltproben, auf die hier nicht näher eingegangen wird, können zur Diagnostik folgende klinische Untersuchungsmaterialien herangezogen werden:

- Blut (zur Kultur und Serologie),
- Bioptate (Knochenmark, Gewebeproben),
- Punktate (z. B. Synovialflüssigkeit, Abszessmaterial),
- Liquor.

Brucellen enthaltende Proben sollten innerhalb von 2 Stunden nach der Entnahme kultiviert werden. Eine vorübergehende Aufbewahrung bei 2–8°C ist möglich. Angaben zu den grundsätzlichen Transportbedingungen finden sich in Kapitel 3.3.

Laborarbeiten bei begründetem Verdacht auf eine *Brucella*-Infektion sollten in einem Labor der Sicherheitsstufe 3 durchgeführt werden. Die weitere Charakterisierung des Erregers sollte im Referenz-Labor erfolgen:

Referenzlabor für die Brucellose bei Mensch und Tier:

Friedrich-Loeffler-Institut
Bundesforschungsinstitut für Tiergesundheit
Institut für bakterielle Infektionen und Zoonosen
Naumburgerstr. 96a
07743 Jena

Mit einer begründeten Verdachtsdiagnose aus klinischem Material ist methodenbedingt innerhalb von 24 h zu rechnen (EM: 90 min – bei fixierter Probe 20 min, PCR 4–24 h).

Die klinische Probe gilt grundsätzlich nur nach Erregerisolierung als diagnostisch bestätigt. Ein positiver Antikörper-Nachweis alleine ist nicht ausreichend. Signifikant hohe Anti-*Brucella*-Titer oder ein 4-facher Titeranstieg bei entsprechender Symptomatik gelten als Beleg für eine akute Infektion (s. a. Falldefinition gemäß IfSG). Molekularbiologisch ist z. B. der Nachweis von Membran- oder Oberflächenproteingenen möglich.

Ergänzend zur infektiologischen Diagnostik sollten labormedizinische Untersuchungen durchgeführt werden. In Falldarstellungen werden folgende Befunde als charakteristisch beschrieben:

Relative Lymphozytose, Leukopenie, Anämie.

Bei Patienten mit Neurobrucellose findet sich im Liquorpunktat oft eine Pleozytose mit im Mittel 244×10^6 Zellen/l, Protein hoch, Glukose niedrig.

4.2.4 Therapie

Impfung	Derzeit gibt es keinen für Menschen zugelassenen Impfstoff.
Prä- oder periexpositionelle Prophylaxe	Nach aktueller Datenlage kann keine Empfehlung gegeben werden.
Postexpositions-Prophylaxe (PEP)	Nach aktueller Datenlage kann keine Empfehlung gegeben werden.
Behandlung Erkrankter	Das derzeitig durch die WHO empfohlene Behandlungsschema beruht auf der Kombination von täglich 200 mg Doxycyclin und 600–900 mg Rifampicin über einen Zeitraum von 6 Wochen (Cave: Herxheimer-Reaktion). Alternativ zu Rifampicin kommt die Gabe von Streptomycin (tägl. 1 g i. m. 2–3 Wochen lang) in Frage. Schließlich ist auch eine Tripel-Therapie mit Doxycyclin, Rifampicin und Ciprofloxacin möglich. Ggf. kann eine chirurgische Therapie bei Befall von Knochen und Herzklappen notwendig werden.

4.2.5 Präventionsmaßnahmen

Prävention	Tötung infizierter Tierbestände, Kadaververnichtung, Importkontrolle. Pasteurisierung von Milch tierischen Ursprungs, erkrankte

	Mütter dürfen nicht stillen bzw. muss die Milch abgekocht werden.
Vakzination	Tiere können effektiv durch attenuierten Lebend- oder Totimpfstoff vor einer Erkrankung geschützt werden.
Meldepflicht	§ 7 IfSG: namentliche Meldung auch bei direktem oder indirektem Nachweis mit Hinweis auf akute Infektion.
Eigenschutz beim Umgang mit Erkrankten	Übliche krankenhaushygienische Maßnahmen. Blut, Urin, Sperma, Fruchtwasser, Nachgeburt und Lochialsekret Erkrankter ist als infektiös zu betrachten.
Absonderungsmaßnahmen	Da Mensch-zu-Mensch-Übertragungen nur sehr vereinzelt beschrieben wurden (Sexualkontakte, Transplantationen, Stillen), keine besonderen Absonderungsmaßnahmen notwendig.

4.3 Melioidose

Erkrankung: Melioidose
Bakterium: *Burkholderia pseudomallei*

Bedeutung als biologischer Kampfstoff durch die effiziente Verbreitung als Aerosol (zumindest unter Laborbedingungen). Die rechtzeitige medikamentöse Therapie gestaltet sich bei den häufigen subklinischen Verläufen schwierig, außerdem steht kein Impfstoff zur Verfügung.

Von einer waffenfähigen Produktion oder dem Einsatz von *B. pseudomallei* als Biowaffe ist bis heute nichts bekannt.

4.3.1 Information zum Erreger

Mikrobiologie	Gramnegative, aerob wachsende, pleomorphe, bewegliche Stäbchen, können in Nährlösungen mit Nitrat- oder Argininzusatz auch anaerob wachsen. 0,8 µm breit und 1,5 µm lang. Bilden zwar keine Sporen, aber eine Polysaccharid-Kapsel.
Pathogenität	Derzeit wird eine Vielzahl möglicher Virulenzfaktoren diskutiert.
Tenazität	• Hohe Resistenz gegenüber externen Faktoren. • Erreger kann an feuchten Orten monatelang überleben.
Natürliches Vorkommen	Natürliches Vorkommen des Erregers in Wasser und Erdreich. Hauptverbreitungsgebiete sind Südostasien, Singapur, Nordaustralien. Vereinzelt auch in Indien, China, Taiwan, Nord- und Südamerika nachgewiesen. Außerdem gibt es Hinweise auf endemische Gebiete in Frankreich, Italien und Spanien – dort sind bisher jedoch keine Humankasuistiken aufgetreten.
Risikogruppe	Reisende in Endemiegebiete. Beruflich Exponierte (z. B. Laborpersonal, Tierärzte, Tierpfleger, Schlachthofpersonal).

4.3.2 Information zur Erkrankung

Übertragung	Übertragung üblicherweise durch Inokulation des Erregers über kleine Verletzungen wie Riss- oder Schürfwunden, aber auch beim Baden in Oberflächenwasser (z. B. Reisfeldern). Aerogene Infektionen (z. B. Staub, Spritzwasser) und Aufnahme des Erregers über Trinkwasser und Nahrungsmittel möglich. Mensch-zu-Mensch-Übertragung nur in Einzelfällen beschrieben – nur bei sehr engem Kontakt.
Infektiosität / Kontagiosität / Minimal infektionsauslösende Dosis	Keine evidenzbasierten Daten verfügbar.
Pathogenese	Durch Produktion von Exotoxin und nekrotisierender Protease Ausbildung von meist multiplen, granulomatösen oder abszessartigen Organläsionen.
Inkubationszeiten	1–21 d (durchschnittlich 9 d – manchmal aber auch Monate bis zu 29 Jahre).
Klinik	Vielfältige Manifestationsformen, die von asymptomatischem Trägerstatus bis zur akuten Septikämie reichen können. Milder, subklinischer Verlauf mit unspezifischen, erkältungsähnlichen, akut fieberhaften Symptomen ist in Endemiegebieten vermutlich die häufigste Form. Klinisch zeigen sich am häufigsten Zeichen einer subakuten Pneumonie der Lungenoberlappen, verbunden mit starkem Gewichtsverlust, ggf. blutiges Sputum. Aber auch jedes andere Organsystem kann durch Abszessbildung sowie granulomatöse und nekrotisierende Läsionen betroffen sein. Die Sepsis ist die schwerste Verlaufsform der Melioidose. Metastatische Abszesse können in allen Organen auftreten – v. a. Lunge, Leber, Milz, Urogenitaltrakt, Fettgewebe, Gelenke. Oft verbunden mit zentralnervösen Symptomen (Verwirrung, Stupor) sowie Ikterus und Diarrhoe.

	Studiendaten zeigen, dass ca. 90 % der Infektionen akut und ca. 10 % chronisch verlaufen. V. a. nach symptomloser Infektion sind Rezidive noch nach Jahren möglich (ca. 3 % der Patienten haben einen oder mehrere Rückfälle, die mittlere Dauer bis zum ersten Rezidiv beträgt ca. 8 Monate, maximal sind 29 Jahre bis zum Auftreten einer aktiven Melioidose beschrieben). Wichtig ist eine genaue Anamnese hinsichtlich eines auch Jahre zurückliegenden Aufenthaltes in einem Endemiegebiet. Prädisponierende Faktoren sind: Diabetes mellitus, akute Leukämie, Bronchialkarzinom, Nierenerkrankungen, Leberzirrhose, systemischer Lupus erythematodes, Schwangerschaft, Einnahme von Kortikosteroiden sowie Drogen- und Alkoholabusus.
Typischer Endpunkt	Bei Sepsis fulminanter Verlauf möglich. Letalität ca. 90 %. Eintritt des Todes innerhalb von 24–48 h. Die Letalität unter einer Ceftazidim-Therapie liegt bei ca. 25–50 %.
Immunität	Keine.

Differenzialdiagnostisch sollen folgende Erkrankungen in Erwägung gezogen werden:

Akute fiebrige Form:	Grippe, Pest, Brucellose, Q-Fieber, Malaria, Typhus.
Chronische Form:	Leishmaniasis, Tuberkulose, Tularämie, Pilzerkrankungen, Osteomyelitis, Amöbenleberabszess.

4.3.3 Diagnostik

Neben Umweltproben, auf die hier nicht näher eingegangen wird, können zur Diagnostik folgende klinische Untersuchungsmaterialien herangezogen werden:

- Wundabstriche (Schleimhaut, Haut, Rachen),
- Blut,

- Serum,
- Liquor,
- Sputum bzw. Bronchiallavage,
- Urin,
- Stuhl,
- Sektionsmaterial (post mortem: Geschwüre, Leber, Milz, Lunge, Herzblut).

Der Transport sollte möglichst rasch und gekühlt (nicht gefroren) erfolgen. Angaben zu den grundsätzlichen Transport- und Aufbewahrungsbedingungen finden sich in Kapitel 3.3.

Laborarbeiten bei begründetem Verdacht auf eine Infektion mit *B. pseudomallei* sollten in einem Labor der Sicherheitsstufe 3 durchgeführt werden, bevorzugt in einem spezialisierten Labor:

Friedrich-Loeffler-Institut
Bundesforschungsinstitut für Tiergesundheit
Institut für Bakterielle Infektionen und Zoonosen
Naumburgerstraße 96 a
07743 Jena

Robert Koch-Institut
Zentrum für Biologische Sicherheit
Nordufer 20
13353 Berlin

Mit einer begründeten Verdachtsdiagnose aus klinischem Material ist methodenbedingt innerhalb von 24 h zu rechnen (EM: 90 min – bei fixierter Probe 20 min, PCR 4–24 h).

Die klinische Probe gilt als diagnostisch bestätigt, wenn zwei unabhängige Testverfahren positive Ergebnisse erbrachten (s. Abb. 1): Antigennachweis (z. B. Flagellin) oder Nukleinsäurenachweis (z. B. Metalloproteasegen). Mit dem EPS-Antikörpernachweis ist keine Differenzierung von *B. mallei* und *B. pseudomallei* möglich. Grundsätzlich gilt: die Diagnose von *B. pseudomallei* muss immer in mindestens einem Speziallabor bestätigt werden.

4.3.4 Therapie

Impfung	Es gibt keinen für Menschen zugelassenen Impfstoff.
Prä- oder periexpositionelle Prophylaxe	Keine.
Postexpositions-Prophylaxe (PEP) Exponierter	Keine.
Behandlung Erkrankter	Einleitung einer kalkulierten Antibiose bereits bei Krankheitsverdacht: Ceftazidim 120 mg/kg/d i. v. über 2–4 Wochen. Anschließend zur Rezidivprophylaxe orale Nachbehandlung über mindestens 20 Wochen (bis max. 1 Jahr): Doxycyclin (4 mg/kg/d) und Cotrimoxazol (Trimethoprim 10 mg/kg/d und Sulfamethoxazol 50 mg/kg/d), ggf. in Kombination mit Chloramphenicol (40 mg/kg/d). Alternativ Amoxicillin (60 mg/kg/d) und Clavulansäure (15 mg/kg/d). Cave: *B. pseudomallei* besitzt eine natürliche Resistenz gegen Penicillin, Ampicillin, Cephalosporine der ersten und zweiten Generation und manche Aminoglycoside (z. B. Gentamycin).

4.3.5 Präventionsmaßnahmen

Prävention	Lebenslanges Follow-up bei Patienten mit durchgemachter Infektion, um möglichst früh Rezidive zu entdecken.
Vakzination	Kein Impfstoff vorhanden.
Meldepflicht	§ 6 Abs. 1 Nr. 5 IfSG
Eigenschutz beim Umgang mit Erkrankten	Vorsichtiger Umgang mit scharfen oder spitzen kontaminierten Gegenständen. Zum Schutz vor Tröpfcheninfektion: Handschuhe, Kittel,

	Atemschutzmasken (FFP3), Schutzbrille etc.
Absonderungs-maßnahmen	Bei Patienten mit einer Pneumonie sollte die Behandlung unter Isolierbedingungen erwogen werden.

4.4 Pest

Erkrankung: Pest
Bakterium: *Yersinia pestis*

Erfahrungen über *Y. pestis* und seiner waffenfähigen Aufbereitung gibt es durch Forschungsarbeiten in mehreren Ländern bis zum Inkrafttreten der Biowaffenkonvention 1975. Außerdem setzte die japanische Armee im 2. Weltkrieg in China pestinfizierte Flöhe ein. Dieses Verfahren war jedoch mühsam und unberechenbar. Später wurden wirksamere Verfahren zur Aerosolierung entwickelt. Eine waffenfähige Aufbereitung konnte jedoch nicht erreicht werden.

Durch seine biologischen Eigenschaften (Stabilität, Infektiosität, Letalität), der weltweiten Verfügbarkeit und der Möglichkeit zur Massenproduktion in Aerosolform wird *Y. pestis* als einer der gefährlichsten biologischen Erreger eingeschätzt. Zudem findet sich ein großes psychologisches Moment, da Pest als todbringende Seuche im kulturellen Gedächtnis der Menschen verankert ist.

Hinweisend auf eine absichtliche Ausbringung des Erregers können sein:

- Auftreten der Pest an nicht enzoonotischen Orten (Cave: Reiseanamnese)
- Erkrankung von Personen ohne bekannte Exposition
- Fehlen von Nagetier-Todesfällen vor einer Endemie/Epidemie
- Auftreten infizierter oder untypischer Vektoren

4.4.1 Information zum Erreger

Mikrobiologie	0,5–0,8 × 1,5–2,0 µm großes, gramnegatives, unbewegliches Stäbchen, wächst fakultativ anaerob, bildet keine Sporen.
Pathogenität	Erregerpathogenität beruht auf chromosomal und auf Plasmiden (extrachromosomal) kodierten Virulenzfaktoren. Die drei bedeutungsvollsten Plasmide sind: • 100 bis 110 kb Plasmid trägt die Gene für das F1-

	Kapselantigen – wird bei Temperaturen über 33°C exprimiert und ist stark immunogen. Außerdem Kodierung des Murein-Toxins (diese Lipase D wird zum Überleben im Flohmagen benötigt). • 70–75 kb *Yersinia* Virulenzplasmid: induziert IL-10 in Makrophagen, führt zur Immunsuppression, moduliert die unspezifischen Abwehrmechanismen des infizierten Organismus (hemmen die Signaltransduktion zur Aktivierung der Zelle nach Bakterienkontakt, töten Makrophagen durch Apoptoseinduktion ab). • 9,5 kb Plasmid kodiert für einen Plasminogen-Aktivator (aktiviert Plasminogen bei 37°C, induziert die Fibrinbildung bei 28°C), scheint für das Eindringen in die Haut und die Verbreitung von *Y. pestis* im Körper relevant zu sein. Das 70 kb Plasmid kommt auch bei den darmpathogenen *Yersinia*-Arten wie *Y. pseudotuberculosis* und *Y. enterocolitica* vor. Die zwei anderen Plasmide sind spezifisch für *Y. pestis*. Andererseits sind jedoch auch *Y. pestis*-Stämme mit weniger oder mit anderen Plasmiden bekannt.
Tenazität	Überleben möglich: • bis zu 2 Monaten in infizierten Flöhen, • 5–6 Monate auf Kleidung, • bis zu 7 Monaten im Boden, • bis zu Jahren bei Temperaturen um 0°C in verschiedenen Materialien, • über Wochen in Wasser, feuchten Lebensmitteln und Getreide, • lange Zeit in eingetrocknetem Sputum, Flohkot oder Verstorbenen. Empfindlich gegenüber: • UV-Anteil des Sonnenlichts, • hohe Temperaturen (> 40°C), • Desinfektionsmittel des Wirkbereichs A der RKI-Liste.

Natürliches Vorkommen	Endemisch bzw. enzoonotisch bei Wildnagern und Ratten in Asien, Afrika, Nord- und Südamerika (Cave: Wildnager sterben nicht an der Pest – sylvatische Form).
Risikogruppe	Bewohner und Reisende in Endemie- bzw. Enzootiegebieten.

4.4.2 Information zur Erkrankung

Übertragung	• Durch den Stich infizierter Flöhe (vornehmlich Rattenflöhe, aber auch andere wie z. B. Menschenflöhe). • Durch Kontakt mit infizierten Tieren (wie z. B. Hauskatze oder Nagetiere) sind Übertragungen oral, über Hautverletzungen oder aerogen durch Tröpfcheninfektion möglich. • Aerogene Übertragung (durch Patienten mit Lungenpest, bei Laborunfällen, bei absichtlicher Ausbringung – aber auch durch Staub, z. B. getrockneter Kot, zerkleinerte Flöhe). Mensch-zu-Mensch-Übertragung bei Lungenpest durch Tröpfcheninfektion. Bei Beulenpest oder Pestsepsis keine Mensch-zu-Mensch-Übertragung.
Infektiosität / Kontagiosität / Minimal infektionsauslösende Dosis	• Lungenpest-Patienten gelten als hoch kontagiös. • Bei Beulenpest oder Pestseptikämie sind nur Körperflüssigkeiten (Blut, Buboneninhalt etc.) hochinfektiös / hochkontagiös. • Angaben zur minimalen infektionsauslösenden Dosis schwanken für Primaten zwischen 1–10 und 100–500 Erreger. • LD_{50} von virulenten Pigmentation-positiven Peststämmen liegt je nach Applikationsart für Mäuse und Affen aerosolappliziert bei < 10^4 CFU (intravenös, subkutan intranasal bei 10^0–10^2 CFU).
Pathogenese	Klassischerweise entsteht ein Pest-Primäraffekt (Bläschen) an der Bissstelle – von dort aus gelangen die Erreger über afferente Lymphbahnen zu den nächstgelegenen LK, wo eine

	sog. Pestbeule (Lymphadenitis) entsteht. In ca. 80 % der Pat. begleitende sekundäre Bakteriämie, jedoch nur bei 25 % klinisches Bild einer Sepsis (meist mit intravasaler Verbrauchskoagulopathie). In 5–9 % der Fälle unbehandelter Bubonenpest entsteht eine sekundäre Lungenpest (hochkontagiös). In ca. 10 % der Fälle primäre Pestseptikämie (d. h. keine klinisch manifesten Bubonen). Bei primärer aerogener Erregeraufnahme entwickelt sich eine primäre Lungenpest.
Inkubationszeiten	1–6 d • Bubonenpest: 2–6 d • Lungenpest: 1–3 d
Klinik	**Bubonenpest** (mit 90 % häufigste Verlaufsform bei natürlichem Vorkommen) Plötzliche Verschlechterung des Allgemeinzustandes, Fieber, Lymphadenitis (harte, nicht verschiebliche Knoten, darüberliegende Haut glatt, gerötet, selten überwärmt), ggf. Begleitsymptome wie Kopf- und Muskelschmerzen, Übelkeit, Erbrechen, Leber- und Milzvergrößerung. Eventuell Entwicklung einer klinisch manifesten Sepsis (in ca. 25 %), einer sekundären Lungenpest (in 5–9 % bei unbehandelter Bubonenpest) oder einer Meningitis (in < 10 %, v. a. bei erfolglos behandelten Kindern). **Primär pneumonischer Verlauf** (zu erwartendes Krankheitsbild bei aerogener Übertragung) Akutes und fulminantes Auftreten der Symptome: Abgeschlagenheit, hohes Fieber, Schüttelfrost, Kopf- und Muskelschmerzen, Husten mit blutig-eitrigem Auswurf. Im Verlauf rasche Entwicklung von Dyspnoe, Stridor, Zyanose, hochgradiger Erregung. Tod durch akutes Atemversagen, Kreislaufkollaps und hämorrhagische Diathese. Perakuter Verlauf mit schnellem Bewusstseinsverlust. Im Thorax-Röntgenbild Veränderungen im Sinne einer Bron-

	chopneumonie. **Primäre Pestseptikämie** Keine klinisch fassbaren Bubonen. Symptome wie bei Bubonenpest, jedoch vermehrt Erschöpfung, Kreislaufkollaps, septischer Schock, DIC (Blutungen, Nekrosen der Extremitäten, Organausfälle). **Seltenere Verlaufsformen** Pestpharyngitis mit Fieber, zervikale Lymphadenitis, Hals- und Kopfschmerzen nach Inhalation größerer Mengen infektiöser Tröpfchen. Asymptomatische oder mildere Verlaufsformen – oft auch als Pestis minor, Pestis levissima oder abortive Pest bezeichnet. Ursache unklar.
Typischer Endpunkt	**Bubonenpest** unbehandelt: Letalität 50–60 %. behandelt: Letalität 5–15 %. **Lungenpest** unbehandelt: Letalität 100 %. behandelt: keine genauen Angaben vorhanden, lange Rekonvaleszenz-Zeiten beobachtet. **Primäre Pestseptikämie** unbehandelt: Letalität nahezu 100 %. behandelt: Letalität 30–50 %. **Seltenere Verlaufsformen** Keine Angaben.
Immunität	Immunität vom Mischtyp: Antikörper und antigenspezifische T-Zellen. Die erworbene Immunität ist weitgehend, aber nicht absolut.

Differenzialdiagnostisch sollen folgende Erkrankungen in Erwägung gezogen werden:

Bubonenpest:

Aktinomykose, Brucellose, infektiöse Mononukleose (Pfeiffersches Drüsenfieber), Lymphadenitis infectiosa (Katzenkratzkrankheit), Lymphadenitis tuberculosa, Lymphocytosis infectiosa acuta, Lymphogranuloma venerum (Lymphogranulomatosis inguinalis), Toxoplasmose, Tularämie, Lymphome, Yersiniose (*Y. enterocolica* oder *Y. pseudotuberculosis*)

Lungenpest:

Leptospirose, Lungenmilzbrand, Melioidose, Rotz, Tularämie

Primäre Pestseptikämie:

Meningokokken-Sepsis, Purpura anaphylactoides, Rocky-Mountain-Fleckfieber

4.4.3 Diagnostik

Neben Umweltproben, auf die hier nicht näher eingegangen wird, sollten zur Diagnostik folgende klinische Untersuchungsmaterialien herangezogen werden:

- Bubonenaspirat,
- Blut,
- Serum,
- Sputum, Bronchiallavage,
- Liquor (bei Meningitisverdacht),
- Wundabstriche (Haut, Schleimhaut),
- Bioptate (frische oder fixierte Gewebeproben – z. B. postmortal aus Lymphknoten, Zahnpulpa oder Oberschenkelknochenmark) – Cave: infektiös,
- Stuhl.

Angaben zu den grundsätzlichen Transportbedingungen finden sich in Kapitel 3.3.

Grundsätzlich können diagnostische Untersuchungen in allen Laboratorien der Sicherheitsstufe 3 durchgeführt werden.

Expertenlaboratorien:

Robert Koch-Institut
Zentrum für Biologische Sicherheit
Nordufer 20
13353 Berlin

Max von Pettenkofer Institut
für Hygiene und Medizinische Mikrobiologie
Pettenkofer Straße 9a
80336 München

Bernhard-Nocht-Institut für Tropenmedizin
Bernhard-Nocht-Straße 74
20359 Hamburg

Mit einer begründeten Verdachtsdiagnose aus klinischem Material ist methodenbedingt innerhalb von 24 h zu rechnen (EM: 90 min – bei fixierter Probe 20 min, PCR 4–24 h).

Die klinische Probe gilt bei einem Nukleinsäurenachweis, dem Nachweis von F1-Kapselantigen oder einer vollständigen kulturellen Identifizierung als diagnostisch bestätigt.

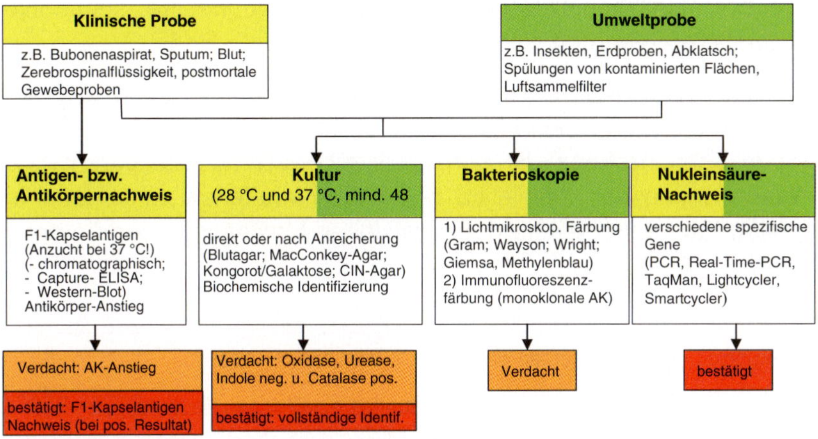

Abbildung 2: Schematische Darstellung der Diagnostik von *Y. pestis* aus klinischen und Umweltproben

Ergänzend zur infektiologischen Diagnostik sollten labormedizinische Untersuchungen durchgeführt werden. In Falldarstellungen werden folgende Befunde als charakteristisch beschrieben:

- Leukozytose mit bis zu 20×10^9 Zellen/l (G/l) (entspricht 20.000 Zellen/µl) und über 80 % polymorphkernige Zellen. Bei Kindern kann der Anteil der Leukozyten bis auf 100 G/l (entspricht 100.000 Zellen/µl) ansteigen.
- Hinweise auf Gerinnungsstörungen als Ausdruck einer DIC.
- Erhöhte Serumtransaminasen- und Bilirubinwerte als Zeichen einer hepatischen Mitbeteiligung.

4.4.4 Therapie

Bei den Therapieoptionen gegen *Y. pestis* muss zwischen prophylaktischen Maßnahmen bei Exponierten und der medikamentösen Behandlung Erkrankter unterschieden werden. Dies ist in den nachfolgenden Tabellen berücksichtigt. Des Weiteren wird hier nur auf die Optionen der spezifischen Infektions-Therapie eingegangen, andere

– z. B. intensivmedizinisch notwendige oder weitere supportive Maßnahmen – werden nicht erwähnt.

Angemerkt sei zudem, dass es bei einer Vielzahl von potenziell gegenüber *Y. pestis* exponierten Personen unrealistisch wäre, während der Inkubationsphase die prinzipiell zu bevorzugende parenterale Verabreichung der Antibiotika bei allen Betroffenen zu fordern. In diesem Fall bliebe wegen der logistischen Limitationen nur die orale Gabe von Antibiotika.

Impfung	Derzeit weltweit kein Impfstoff zugelassen. Auf Grund der gesundheitspolitischen Bedeutung der Pest wurde schon frühzeitig an der Entwicklung von Impfstoffen gearbeitet. Erste Erfolge gab es bereits 1890. Die Impfstoffe schützen jedoch nicht vor Infektionen mit Aerosolen. Zudem ist nach ihrer Applikation mit einer Vielzahl von Nebenwirkungen zu rechnen – deshalb wurde 1999 ein in den USA bis dahin zugelassener Impfstoff vom Markt genommen. Die Cochrane Collaboration kommt zu folgender Einschätzung: Derzeit gibt es keine ausreichend dokumentierten Studien zur Bewertung der Wirksamkeit irgendeines Pestimpfstoffes oder zur relativen Effektivität und Verträglichkeit. Ausführliche Daten aus Beobachtungsstudien lassen vermuten, dass Totimpfstoffe (insbesondere das V-Antigen und F1-Antigen) wirkungsvoller zu sein scheinen und weniger unerwünschte Nebenwirkungen haben als attenuierte Lebendimpfstoffe. Darüber hinaus scheinen auch keinerlei Belege über die Langzeitwirkung von Pestimpfstoffen verfügbar.
Prä- oder peri-expositionelle Prophylaxe Exponierter	**Indikation:** Kontaktpersonen (z. B. bei bekannter aktueller Gefährdung für Pflegepersonal von Lungenpesterkrankten). Potenziell Exponierte.

	Therapiedauer: Bei engem Kontakt mit Lungenpesterkrankten Chemoprophylaxe über 7 Tage kombiniert mit Beobachtung bis zum Auftreten oder Ausschluss von Symptomen (Husten und/oder Fieber). **Therapieempfehlung:**

Medikament	*Dosis*	*Intervall*	*Tagesdosis*
Doxycyclin			
- Erwachsene	100 mg p. o.	12 h	200 mg
- Kinder			
> 8 J., > 45 kg	100 mg p. o.	12 h	200 mg
> 8 J., < 45 kg	2,2 mg/kg p. o.	12 h	
Tetracyclin			
- Erwachsene	500 mg p. o.	6 h	2 g
- Kinder			
> 8 J. < 50 kg	p. o.	6 h	25–35 mg/kg
Ciprofloxacin			
- Erwachsene	500 mg p. o.	12 h	1 g
- Kinder	10–15 mg/kg p. o.	12 h	< 1 g !
Cave: nicht Mittel der ersten Wahl, da Therapieversager bekannt.			
Ofloxacin	400 mg p. o.	12 h	800 mg
Trimethoprim + Sulfamethoxazol			
- Erwachsene u. Kinder	Trimethoprim-Dosis 40 mg/kg p. o.	12 h	1,6–3,2 g

Postexpositions-Prophylaxe (PEP)	**Indikation:** Kontaktpersonen (z. B. Pflegepersonal von Lungenpesterkrankten) und potenziell Exponierte. Zusätzlich für ansteckungsverdächtige Personen im Sinne des IfSG, PEP-

	Beginn spätestens bei Temperaturerhöhung oder einsetzendem Husten. **Therapiedauer:** Bei Entwicklung von Symptomen (Husten und/oder Fieber) Therapie über 10 d, sonst 7 d. **Therapieempfehlung:** s. Prä- oder periexpositionelle Prophylaxe.
Behandlung Erkrankter	**Indikation** Erkrankte Personen: Therapiebeginn sofort, spätestens jedoch innerhalb von 24 h nach dem Auftreten von spezifischen Symptomen (Fieber, Husten). **Therapiedauer:** 10 Tage (Entfieberung meist nach 3 Tagen, Fortführung zur Vermeidung von Rückfällen notwendig). **Therapieempfehlung:**

Medikament	*Dosis*	*Intervall*	*Tagesdosis*
Streptomycin			
- Erwachsene	1 g i. m.	12 h	2 g
- Kinder	15 mg/kg i. m.	12 h	30 mg/kg
Gentamycin			
- Erwachsene	5 mg/kg i. v. einmalig oder 2 mg/kg initial i. v., dann 1,7 mg/kg i. v./i. m.	8 h	5 mg/kg
- Kinder	2,5 mg/kg i. m. oder i. v.	8 h	7,5 mg/kg
Doxycyclin			
- Erwachsen	200 mg i. v. einmalig oder		200 mg
	100 mg i. v.	12 h	200 mg
	oder 100 mg p. o.	12 h	200 mg
- Kinder			
> 8 J. > 45 kg	100 mg oral	12 h	200 mg
> 8 J. < 45 kg	2,2 mg/kg p. o.	12 h	

	Tetracyclin - Erwachsene - Kinder < 50 kg	 500 mg p. o. p. o.	 6 h 6 h	 2 g 25-35 mg/kg
	Ciprofloxacin - Erwachsene - Kinder	 400 mg i. v. dann 600 mg p. o. 10–15 mg/kg i. v. dann 10–15 mg/kg p. o.	 12 h 12 h 12 h 12 h	 800 mg 1200 mg < 1 g !
	Ofloxacin	400 mg i. v.	12 h	800 mg
	Chloramphenicol-Succinat (bei Meningitis)	25 mg/kg initial i. v. dann 12,5 mg/kg i. v. Blutspiegelkontrolle 5–20 µg/ml !	6 h	50 mg/kg < 30 g

Besondere Hinweise	Für die Anwendung von Antibiotika bei Kindern und Jugendlichen gelten besondere Vorsichtsmaßnahmen: • Tetracyclin-Gabe bei Kindern unter 8 Jahren sollte nur bei vitaler Indikation erfolgen. • Gyrasehemmer gelten allgemein bei Kinder und Jugendlichen in der Wachstumsphase (< 18 Jahre) als kontraindiziert. • Ciprofloxacinanwendung ist in Deutschland bei Kindern und Jugendlichen von 5–17 Jahren nur zur Behandlung akuter, durch *P. aeruginosa* verursachter Infektionsschübe bei zystischer Fibrose zugelassen. In den USA wurde im Jahr 2000 durch die FDA (Food and Drug Administration) Ciprofloxacin auch zur Behandlung und Prophylaxe von Milzbrand bei Kindern zugelassen. • Bei Schwangerschaft und während der Stillzeit gelten die allgemein bekannten Vorsichtsmaßnahmen für die Anwendung der o. g. Antibiotika. Bei der Anwendung von Streptomycin und Gentamycin die Kontrolle der Nierenfunktion beachten und Hörtests durch-

	führen. Die Antibiose ist belegt effektiv, wenn sie innerhalb der ersten 24 Stunden nach dem Auftreten von spezifischen Symptomen begonnen wird. Bei einer zentralnervösen Beteiligung in Form einer Meningitis ist Chloramphenicol indiziert. Als Mittel der dritten Wahl kann auch Trimethoprim-Sulfamethoxazol diskutiert werden. Makrolide und β-Laktamantibiotika wie Penicilline oder Cephalosporine haben nur eine eingeschränkte Wirksamkeit gegen *Y. pestis* und sollten nicht zur Behandlung oder Prophylaxe eingesetzt werden. Darüber hinaus muss beachtet werden, dass inzwischen multiresistente *Y. pestis* Stämme in Madagaskar beschrieben wurden.

4.4.5 Präventionsmaßnahmen

Prävention	Bekämpfung der Vektoren (Flöhe). Eliminierung des Erregerreservoirs (Rattenbekämpfung).
Vakzination	Aktive Impfung durch Tot- oder Lebendimpfstoffe möglich. Impfschutz nicht sicher (v. a. keine Verhinderung der pneumonischen Form). Immunität nach Impfung nur ca. 6 Mon. anhaltend.
Meldepflicht	§ 6 IfSG: namentliche Meldung bei Krankheitsverdacht, Erkrankung oder Tod. § 7 IfSG: namentliche Meldung auch bei direktem oder indirektem Nachweis mit Hinweis auf akute Infektion. § 12 IfSG: Meldung an die WHO und das europäische Netzwerk.
Eigenschutz beim Umgang mit	Händedesinfektion nach jedem Patienten- oder Materialkontakt mit einem Desinfektionsmittel der RKI-Liste (s. Anhang

Erkrankten	3). Wichtig bei Pestpneumonie: Kontaktpersonen sollten geeigneten Atemschutz (FFP3), Schutzbrille, Haube, Schutzkittel und Handschuhe tragen und prophylaktisch Antibiotika erhalten.	
Absonderungs-maßnahmen	Ansteckungs-verdächtige (Kontaktper-sonen)	Beobachtung über 1 Woche mit 2 × täglicher Temperatur-Kontrolle (bis zum Auftreten oder Ausschluss von Symptomen wie Fieber und/oder Husten). Nach internationalen Gesundheitsvorschriften können Reisende oder Betroffene eines Laborunfalls für maximal 6 Tage isoliert werden. Kontaktpersonen, die unter Prophylaxe stehen, müssen nicht quarantänisiert werden.
	Krankheits-verdächtige	Krankheitsverdächtige werden wie Erkrankte behandelt. Isolation und Beobachtung bis zur Bestätigung bzw. dem Ausschluss der Diagnose. Die Behandlung muss spätestens mit Symptombeginn eingeleitet werden. Isolation nach Therapiebeginn mindestens 3 Tage (d. h. bis zur Entfieberung bzw. dem klinischen Anschlagen der Antibiose). Bei Verweigerung einer Behandlung sind die Personen umgehend in einer geeigneten Einrichtung für 10 Tage zu isolieren und zu beobachten.
	Erkrankte	Isolation und Behandlung unter Barrierebedingungen. Insbesondere Lungenpestfälle sind in Zentren mit Sonderisolierbetten zu versorgen.

		Strenge Absonderung kann 48–72 h nach Beginn der Antibiose (bzw. nach klinischem Anschlagen der Therapie) aufgehoben werden. Allgemeine Isolationsmaßnahmen gelten für Patienten mit Bubonenpest wegen der Gefahr einer sekundären Pestpneumonie.

4.5 Q-Fieber

Erkrankung: Q-Fieber, Balkangrippe
Bakterium: *Coxiella burnetii*

C. burnetii wurde in Biowaffenprogrammen verschiedener Länder beforscht. Bedeutsam als BT-Agens ist es auf Grund der Ausbringungsmöglichkeit als Aerosol, seiner Umweltstabilität sowie seiner hohen Infektiosität als Aerosol (möglicherweise kann bereits ein einziger eingeatmeter Keim die Erkrankung auslösen). Allerdings hat *C. burnetii* nur eine geringe Letalität (< 2 %).

4.5.1 Information zum Erreger

Mikrobiologie	Gramnegative, obligat intrazelluläre, unbewegliche, pleomorphe Stäbchen. Größe 0,2–0,4 µm x 0,4–1 µm. Besitzt zwei Antigenphasen (Phase I und II), die mit der glatten bzw. rauen Wachstumsform der Lipopolysaccharide von *Enterobacteriaceae* vergleichbar ist. Ausbildung von zwei morphologischen Erscheinungsformen: • *large cell variants* (LCV) – intrazelluläre, vegetative Stadien, • *small cell variants* (SCV) – sporenähnliche Stadien mit hoher Tenazität.
Pathogenität	Keine evidenzbasierten Daten verfügbar. LPS ist der einzige definierte Virulenzfaktor. Virulente Isolate produzieren ein vollständiges LPS (Phase I).
Tenazität	• Auf Grund der Ausbildung von SCV hohe Resistenz gegen Austrocknung, Hitze, Kälte, Sonnenlicht und viele Desinfektionsmittel. • Jahrelange Überlebenszeiten im Boden oder Stäuben möglich. • Kann aerogen über mehrere Kilometer verbreitet werden.

	Epidemiologisch spielen dabei vor allem eingetrocknete Geburtsprodukte infizierter Schafe bzw. Rinder und Zeckenkot eine Rolle (s. u.). Empfindlich gegenüber: • Abtötung durch 5 % Chloroform, 70 % Ethanol (30 min); gesättigten Formaldehyddampf und Pasteurisierung (Erhitzen auf mind. 72°C für 40 s).
Natürliches Vorkommen	Wirtsspektrum umfasst Schafzecken, Nager, Wildtiere, Rinder, Schafe, Ziegen, andere Säugetiere und Vögel. Q-Fieber ist eine – bis auf Neuseeland – weltweit vorkommende Zoonose. Führt auch in Deutschland regelmäßig zu Ausbrüchen. Hier stellt die Schafzecke den Hauptvektor dar. Neben einem basalen Infektionskreislauf zwischen Zecken und Nagern existiert ein Infektionskreislauf zwischen Zecken und Haustieren wie Schafen und Rindern.
Risikogruppe	Vorwiegend Personen, die beruflich mit Tieren umgehen (insbesondere mit Schafen und Ziegen).

4.5.2 Information zur Erkrankung

Übertragung	Infektion des Menschen meistens aerogen durch erregerhaltige Stäube (z. B. getrockneter Zeckenkot sowie getrocknete Plazentamaterialien, Geburtsflüssigkeiten und andere Exkremente der Tiere). Epidemiologische Hinweise aber auch zur Infektion durch Milch oder Milchprodukte (nicht bewiesen). Übertragungen von Mensch zu Mensch sehr selten. Nur indirekt über Kleidung etc. beschrieben. Bei Patienten mit einer Q-Fieber-assoziierten atypischen Pneumonie liegen die intrazellulären Coxiellen als vegetative Form vor, die nicht durch Aerosole übertragen werden können.
Infektiosität / Kontagiosität	Weniger als 10 Erreger für eine aerogene Infektion beim Menschen notwendig.

Minimal infektionsauslösende Dosis	Es finden sich epidemiologische Hinweise für eine orale Übertragung (über Milchprodukte) – allerdings keine Angaben zur infektionsauslösenden Erregermenge.
Pathogenese	Die Pathogenese der einzelnen beim Menschen hervorgerufenen Krankheitsbilder ist weitgehend unbekannt.
Inkubationszeiten	2–29 d (durchschnittlich 3 Wochen). Allerdings ist die Inkubationszeit abhängig von der aufgenommenen Erregermenge und vom Infektionsweg.
Klinik	Natürliche Infektionen verlaufen in 50–70 % der Fälle inapparent bzw. subklinisch. **Akutes Q-Fieber:** Grippale Symptome mit Fieber, trockenem Husten, Kopf- und Gliederschmerzen, allgemeiner Schwäche und Gewichtsverlust. Bei schwerem Verlauf: systemische Infektion mit atypischer Pneumonie, (granulomatöser) Hepatitis oder typhösem Krankheitsbild mit kontinuierlichem oder remittierendem Fieber bis 40°C über mehrere Wochen. Transaminasenanstieg nur gering, selten gastrointestinale Symptome oder Ikterus. Neurologische (zerebrale) Manifestationen imponieren als aseptische Meningoenzephalitis mit retrobulbären Kopfschmerzen, Aphasie, Hemiparesen, Verwirrtheit und Sehstörungen. Bei Infektionen während der Schwangerschaft: Fehlgeburt, Frühgeburt oder vermindertes Geburtsgewicht möglich. **Chronische Verläufe:** Endokarditis ist die häufigste und gefährlichste Spätkomplikation des Q-Fiebers.
Typischer Endpunkt	Unbehandelt: • Letalität gesamt < 2 %. • Inapparente /subklinische Verläufe in der Regel selbstlimitierend. • Coxiellen-Endokarditis in 2 % der Fälle tödlich.

	Behandelt: Post-Q-Fieber-Fatigue-Syndrom (allgemeines Schwächegefühl, leichte Ermüdbarkeit und verringertes körperliches Leistungsvermögen – oft Rekonvaleszenz von mehreren Monaten notwendig).
Immunität	Solide, lang dauernde Immunität. Stille Feiung ist häufig.

Differenzialdiagnostisch sollen folgende Erkrankungen in Erwägung gezogen werden:
Andere unspezifisch verlaufende Erkrankungen durch BT-Erreger, grippale Infekte.

4.5.3 Diagnostik

Neben Umweltproben, auf die hier nicht näher eingegangen wird, können zur Diagnostik folgende klinische Untersuchungsmaterialien herangezogen werden:

- Blut,
- Serum,
- Bioptate (Knochenmark, Gewebeproben),
- Sputum,
- Urin.

Angaben zu den grundsätzlichen Transport- und Aufbewahrungsbedingungen finden sich in Kapitel 3.3.

Serologische Untersuchungen können unter Bedingungen der Sicherheitsstufe 2 durchgeführt werden. Erregeranzucht und die Untersuchung coxiellenhaltiger Materialien **müssen** unter Bedingungen der Sicherheitsstufe 3 durchgeführt werden:

Konsiliarlaboratorium:

LGA Baden-Württemberg
Referat 93: Hygiene und Infektionsschutz
Nordbahnhofstr. 135
70191 Stuttgart

<u>Weitere Expertenlaboratorien:</u>

Robert Koch-Institut
Zentrum für Biologische Sicherheit
Nordufer 20
13353 Berlin

Friedrich-Loeffler-Institut
Bundesforschungsinstitut für Tiergesundheit
Institut für Epidemiologie
Seestr. 55
16868 Wusterhausen

Antikörpernachweis bei Erkrankungsverdacht: eine humane Q-Fieber-Infektion wird in der Regel auf serologischem Wege diagnostiziert. Dabei ist zu beachten, dass erst 1–2 Wochen nach klinischer Manifestation ein serologischer Nachweis von Antikörpern möglich ist. Wichtigster Parameter zur Früherkennung akuter Q-Fiebererkrankungen sind anti-Phase-2-IgM-Antikörper. Die KBR gegen Phase 2 wird frühestens 2–3 Wochen nach Beginn der Symptomatik positiv. Mit dem ELISA und dem IIFT dagegen sind in der Regel bei akutem Q-Fieber bereits 7–15 Tage nach Beginn der Erkrankung IgM-Antikörper gegen Phase 2 nachweisbar. Im weiteren Verlauf der akuten Infektion treten wenige Tage später Phase-2-IgG-Antikörper auf. Die höchsten Phase-2-IgG-Antikörpertiter werden in der Rekonvaleszenz etwa 8 Wochen nach klinischer Symptomatik erreicht.

Erregernachweis aus Umweltmaterial und Seren: mit einer begründeten Verdachtsdiagnose aus klinischem Material ist methodenbedingt innerhalb von 24 h zu rechnen (EM: 90 min – bei fixierter Probe 20 min, PCR 4–24 h).

Bei einer Häufung von humanen Erkrankungsfällen mit klinischem Verdacht auf Q-Fieber ist aufgrund der verzögerten Antikörperantwort ein Erregernachweis mittels PCR aus Blut zu empfehlen, der in ca. 10 % der Fälle im Akutstadium zu führen ist.

Diagnostische Marker als Hinweis auf eine Endokarditis: hohe bzw. im Verlauf steigende PH2- und PH1-IgG-Antikörper.

4.5.4 Therapie

Impfung	In Deutschland ist kein Impfstoff zugelassen. In Australien ist Q-Vax (eine aus inaktivierten Erregern der **Phase I bestehende** Q-Fieber-Vakzine) erhältlich. Wegen mäßiger Verträglichkeit und der Gefahr schwerer hyperallergischer Reaktionen ist vor allem bei asymptomatischer Infektion der Einsatz derzeit nicht gerechtfertigt.
Prä- oder periexpositionelle Prophylaxe	Keine evidenzbasierten Daten verfügbar.
Postexpositions-Prophylaxe (PEP) Exponierter	Spätestens zwischen dem 8. und 12. Tag nach einer vermuteten (B)-Exposition mit Coxiellen sollte mit der PEP begonnen werden: • Doxycyclin 2 × 100 mg/d p. o. für 5–7 d oder • Tetracyclin 4 × 500 mg/d p. o. für 5–7 d.
Behandlung Erkrankter	Eine antibiotische Therapie sollte bei gesicherter Erkrankung wegen der Gefahr einer chronischen Verlaufsform durchgeführt werden. Akuter Verlauf: • Doxycyclin 2 × 100 mg/d p. o. für 14–21 d. • Erfolge sind auch erzielt worden mit Fluorchinolonen (z. B Ciprofloxacin, Levofloxacin). Chronischer Verlauf: • Doxycyclin 2 × 100 mg/d p. o. und Chloroquin 1–3 × 200 mg/d über mindestens 18 Monate. • Erfolge sind auch erzielt worden mit Doxycyclin + Fluorchinolonen oder Rifampicin oder TMP/SMZ. Ggf. muss eine chirurgische Therapie bei Endokarditis erfolgen. Supportiv-Maßnahmen an der Klinik ausrichten.

Besondere Hinweise	Schwangeren und Kindern kann Cotrimoxazol oder Clarithromycin verabreicht werden. Kombination Ciprofloxacin/Doxycyclin bzw. Ciprofloxacin/Rifampicin wird in der Schwangerschaft nur unter Vorbehalt empfohlen.

4.5.5 Präventionsmaßnahmen

Prävention	Vektorkontrolle. Präventionsmaßnahmen werden allerdings dadurch erschwert, dass die Erreger häufig von asymptomatischen Tieren ausgeschieden werden, die zudem teilweise seronegativ sind.
Vakzination	Durch Impfung von Tierbeständen kann das Übertragungsrisiko vermindert werden. Es ist derzeit aber in Deutschland kein für die Anwendung beim Tier zugelassener Impfstoff verfügbar. Ein Impfstoff für Menschen steht in Deutschland derzeit ebenfalls nicht zur Verfügung.
Meldepflicht	§ 7 IfSG: namentliche Meldung auch bei direktem oder indirektem Nachweis mit Hinweis auf akute Infektion.
Eigenschutz beim Umgang mit Erkrankten	Übliche krankenhaushygienische Maßnahmen. Liegt bei einer Schwangeren eine floride Erkrankung vor, können unter Umständen bei der Entbindung über die Geburtsprodukte (Plazenta, Fruchtwasser, Lochialsekret) hohe Erregerzahlen freigesetzt werden. Im frischen, feuchten, keimhaltigen Medium kann die Infektion nur über Tröpfchen übertragen werden. Kommt es jedoch zum Eintrocknen der Geburtsprodukte, können die hochkontagiösen sporenähnlichen SCV über Aerosole verbreitet werden. Bei der Entbindung Q-Fieber-infizierter Schwangerer müssen daher Standardhygienemaßnahmen sowie spezielle Schutzmaßnahmen (z. B. Schutzkittel, Mund-Nasen-Schutz, gesonderte Behandlung der Wäsche) und hygienische Maßnahmen nach der

	Entbindung eingehalten werden, um eine Infektionsgefahr während der Geburt und des Wochenbettes für das geburtshilfliche Personal zu vermeiden.
Absonderungsmaßnahmen	Da Mensch-zu-Mensch-Übertragungen nur sehr vereinzelt beschrieben wurden, sind keine besonderen Absonderungsmaßnahmen notwendig.

4.6 Rotz

Erkrankung: Rotz
Bakterium: *Burkholderia mallei*

B. mallei hat eine Bedeutung als Biowaffe durch seine effiziente Verbreitung und hohe Infektiosität als Aerosol – zumindest unter Laborbedingungen. Außerdem stehen weder eine verlässliche Therapie noch ein Impfstoff zur Verfügung.

Wahrscheinlich ist Rotz im 1. und 2. Weltkrieg vorsätzlich eingesetzt worden. Allerdings soll die Übertragungsrate vom Tier auf den Menschen dabei sehr niedrig gewesen sein.

4.6.1 Information zum Erreger

Mikrobiologie	Gramnegative, unbewegliche, aerob wachsende, pleomorphe Stäbchen. Größe 0,2–0,5 µm × 1,5–5 µm. Bildet eine Kapsel aus Exo-Polysaccharid.
Pathogenität	Keine evidenzbasierten Daten verfügbar. Die Virulenzfaktoren sind bisher nur unzureichend geklärt.
Tenazität	Überleben möglich: • in infizierten, empfänglichen Wirten, • monatelang an dunklen und feuchten Orten. Empfindlich gegenüber: • externen Faktoren wie Austrocknung, Sonnenlicht, Wärme.
Natürliches Vorkommen	Obligater bei Einhufern (Pferde, Esel, Mulis) – bei Eseln und Maultieren verläuft die Erkrankung akut und führt in der Regel innerhalb von 4–7 Tagen zum Tode. Bei Pferden vorwiegend chronischer Verlauf mit Ausscheidung der Erreger. Endemieherde in der früheren UdSSR, Türkei, Iran, Irak, Mongolei, Mexiko, Brasilien und China beschrieben.

Risikogruppe	Vorwiegend Personen, die beruflich mit Tieren umgehen (Tierärzte, Tierpfleger, Schlachthofarbeiter).

4.6.2 Information zur Erkrankung

Übertragung	Infektion des Menschen durch Kontakt mit infizierten Tieren, deren Exsudaten oder unzureichend behandelten Fleischprodukten. Aufnahme des Erregers über Riss- oder Schürfwunden oder durch Aerosole. Sekundäre Übertragungen von Mensch zu Mensch wurden nur in einigen Fällen beschrieben.
Infektiosität / Kontagiosität / Minimal infektionsauslösende Dosis	Keine evidenzbasierten Daten verfügbar.
Pathogenese	Keine evidenzbasierten Daten verfügbar.
Inkubationszeiten	1–7 d. Wichtig ist, dass der Krankheitsverlauf von der Virulenz des Agens abhängig ist, d. h. nach Aufnahme von Aerosolen rascher Krankheitsbeginn und schwerer Verlauf.
Klinik	**Akute Erkrankung:** Es handelt sich um eine Allgemeininfektion mit Appetitlosigkeit, manchmal Fieber, Schüttelfrost oder Übelkeit und Schmerzen in Gelenken und Muskeln sowie in Kopf und Brust. Eventuell Sehstörungen und Schwindelgefühl. Auch Ermüdung und Dehydratation werden initial beobachtet. Schmerzen beim Atmen. Im akuten Stadium oft auch Photophobie und Tränenfluss, Lymphadenopathie, hohes Fieber, Erbrechen, Husten, schleimig-eitrige Exsudate. Ggf. können radiologisch Lungenabszesse nachgewiesen werden.

	Im fortgeschrittenen Krankheitsstadium Granulationsgeschwüre und Abszesse v. a. subkutan und in den Muskeln. Prämortal treten dann pinkfarbene Papeln auf, die sich zu einem pustulären Ausschlag mit Ekchymosen und Knötchen entwickeln. Patient befindet sich in einem allgemeinen Erschöpfungszustand. **Chronische Erkrankung:** • Zuerst wenig typische Symptome. • Später Manifestation durch eine Vielzahl von Läsionen (z. B. zervikale/generalisierter Lymphadenopathie, Hepatosplenomegalie, generalisierte papuläre/pustuläre Effloreszenzen). • Kann jederzeit (bis zu 15 Jahre) exazerbieren und akut werden. Die pulmonale Rotzerkrankung wird als Sonderform betrachtet. Lokale Infektionen ohne Ausbreitung sind ebenfalls beschrieben.
Typischer Endpunkt	Unbehandelt: Letalität nahezu 100 % (Todeseintritt innerhalb von 6–32 d). Behandelt: Keine evidenzbasierten Daten verfügbar.
Immunität	Keine Immunität nach natürlicher Infektion.

Differenzialdiagnostisch sollen folgende Erkrankungen in Erwägung gezogen werden:

Akute, fiebrige Form:	Brucellose, entzündlicher Rheumatismus, Influenza, Malaria, Pest, Q-Fieber, Typhus.
mit Hautausschlag:	Anthrax, Erythema nodosum, Pocken, Varizellen.
Chronische Form:	Leishmaniose, Melioidose, Syphilis, Tuberkulose, Tularämie.

4.6.3 Diagnostik

Neben Umweltproben, auf die hier nicht näher eingegangen wird, können zur Diagnostik folgende klinische Untersuchungsmaterialien herangezogen werden:

- Wundabstrich (Haut, Schleimhaut),
- Sektionsmaterial (post mortem: Geschwüre, Leber, Milz, Lunge, Herzblut),
- Blut,
- Serum,
- Sputum, Bronchiallavage,
- Liquor,
- Stuhl.

Der Transport der Proben sollte möglichst rasch und gekühlt (nicht gefroren) erfolgen. Angaben zu den grundsätzlichen Transport- und Aufbewahrungsbedingungen finden sich in Kapitel 3.3.

Laborarbeiten sollten unter Bedingungen der Sicherheitsstufe 3 durchgeführt werden:

Referenzlabor:

Friedrich Loeffler Institut
Bundesforschungsinstitut für Tiergesundheit
Institut für bakterielle Infektionen und Zoonosen
Naumburgerstr. 96 a
07743 Jena

Weiteres Expertenlaboratorium:

Robert Koch-Institut
Zentrum für Biologische Sicherheit
Nordufer 20
13353 Berlin

Mit einer begründeten Verdachtsdiagnose aus klinischem Material ist methodenbedingt innerhalb von 24 h zu rechnen (EM: 90 min – bei fixierter Probe 20 min, PCR 4–24 h). Die klinische Probe gilt als diagnostisch bestätigt, wenn zwei unabhängige Testverfahren positive Ergebnisse erbrachten (s. Abb. 1): z. B. molekularbiologischer Nachweis des Flagellin-C-Gens. Mit dem LPS/EPS-Antigennachweis ist keine Differenzierung zwischen *B. mallei* und *B. pseudomallei* möglich (s. 4.3).

Ergänzend zur infektiologischen Diagnostik sollten labormedizinische Untersuchungen durchgeführt werden.

- Kontrolle der Entzündungsparameter bis zur Normalisierung.
- Langanhaltende Leukopenie und relative Lymphozytose sind typische Laborbefunde.

4.6.4 Therapie

Impfung	Kein Humanimpfstoff verfügbar.
Prä- oder peri-expositionelle Prophylaxe	Keine evidenzbasierten Daten verfügbar.
Postexpositions-Prophylaxe (PEP) Exponierter	Durchführung einer Chemoprophylaxe dringlich empfohlen – möglichst mit Antibiotika, gegen die der inokulierte Stamm empfindlich ist. Ansonsten Antibiose wie bei akutem Verlauf.
Behandlung Erkrankter	Bei Patienten mit Krankheitsverdacht ist unverzüglich eine kalkulierte Antibiose einzuleiten. **Akuter Verlauf:** • Ceftazidim 120 mg/kg/d i. v. bis zur Normalisierung der Entzündungsparameter bzw. 3 Tage nach Entfieberung, dann • Orale (oral in Deutschland nicht erhältlich!) Gabe von Chloramphenicol (40 mg/kg/d), Doxycyclin (4 mg/kg/d)

	und Cotrimoxazol (Trimethoprim 10 mg/kg/d und Sulfamethoxazol 50 mg/kg/d) über mindestens 20 Wochen (alternativ: Amoxicillin 60 mg/kg/d und Clavulansäure 15 mg/kg/d). • Erfolge sind auch erzielt worden mit Fluorchinolonen (z. B. Ciprofloxacin, Levofloxacin). Cave: *In vitro* sind Gyrasehemmer und Aminoglykoside weniger wirksam. **Chronischer Verlauf:** • Nur supportive Therapie – Antibiose erst bei Exazerbation. Besondere Maßnahmen bei pulmonalem Rotz bzw. Hautausschlägen. Supportiv-Maßnahmen bei akutem und chronischem Verlauf an der Klinik ausrichten.

4.6.5 Präventionsmaßnahmen

Prävention	Vektorkontrolle. Präventionsmaßnahmen werden allerdings dadurch erschwert, dass die Erreger häufig von asymptomatischen Tieren ausgeschieden werden, die zudem teilweise seronegativ sind.	
Vakzination	Ein Impfstoff für Menschen und Tiere steht derzeit nicht zur Verfügung.	
Meldepflicht	§ 7 IfSG: namentliche Meldung auch bei direktem oder indirektem Nachweis mit Hinweis auf akute Infektion.	
Eigenschutz beim Umgang mit Erkrankten	Übliche krankenhaushygienische Maßnahmen. Vorsicht beim Umgang mit scharfen oder spitzen kontaminierten Gegenständen.	
Absonderungsmaßnahmen	Ansteckungsverdächtige/ Kontaktpersonen	Kontaktpersonen, bei denen eine antibiotische Chemoprophylaxe durchgeführt wird,

		müssen nicht quarantänisiert werden. Ansonsten Beobachtung über 1 Woche (entsprechend der Inkubationszeit) bis zum Auftreten oder Ausschluss von Symptomen.
	Krankheitsverdächtige	Werden wie Erkrankte behandelt.
	Erkrankte	Isolation unter Barriere-Bedingungen. Isolationsmaßnahmen können nach Normalisierung der Entzündungsparameter bzw. 3 Tage nach Entfieberung aufgehoben werden.

4.7 Tularämie

Erkrankung: Tularämie, Hasenpest
Bakterium: *Francisella tularensis*

Bis zum Biowaffenübereinkommen war *F. tularensis* Forschungsgegenstand in den Biowaffenprogrammen mehrerer Länder. Auf Grund seiner hohen Infektiosität und Stabilität in der Umwelt erscheint vor allem *F. tularensis tularensis* geeignet als BT-Agens. 10–50 Erreger sind ausreichend, um durch Inhalation oder intrakutane Applikation eine Erkrankung auszulösen. Bei oraler Exposition sind ca. 10^8 Erreger notwendig. *F. tularensis* kann stabilisiert werden und in flüssiger oder trockener Form zur Anwendung als BT-Agens kommen.

Ein bereits stattgehabter Einsatz als Biowaffe ist bis heute nicht belegt.

4.7.1 Information zum Erreger

Mikrobiologie	Gramnegative, unbewegliche, aerob wachsende, pleomorphe Stäbchen. Sie bilden *in vivo* eine Kapsel. *F. tularensis* wird in vier Subspezies unterschieden: *F. tularensis tularensis, F. tularensis holarctica, mediaasiatica, F. tularensis novicida.* Die ersten drei rufen das Krankheitsbild Tularämie hervor. Sie zeigen große Unterschiede in ihrer Virulenz und damit in der Schwere des Krankheitsverlaufs.
Pathogenität	*F. tularensis* ist ein fakultativ intrazellulärer Erreger, der sich hauptsächlich in Makrophagen vermehrt. Die Virulenzfaktoren sind bisher nur unzureichend geklärt – insbesondere die Rolle seiner Lipopolysaccharid-Struktur und der Kapselbildung.
Tenazität	Überleben möglich: • Bei niedrigen Temperaturen über Tage bis Wochen in

	Kadavern, Tierhäuten, Wasser oder Schlamm. • Aus gefrorenem Material Anzucht des Bakteriums noch nach Jahren möglich.
Natürliches Vorkommen	Die Tularämie befällt neben Menschen auch eine Vielzahl von Säugetieren, Vögeln, Fischen und Amphibien. Natürliche Erregerreservoire sind kleine Nagetiere, Kaninchen, Hasen, Lemminge und Zecken. Allerdings wird auch eine Persistenz und intrazelluläre Vermehrung der Bakterien in frei lebenden Amöben postuliert. Endemiegebiete sind nur unzureichend charakterisiert, vermutlich aber auf die nördliche Hemisphäre beschränkt. In Europa findet sich ein deutliches Nord-Süd-Gefälle (Schweden und Finnland weist die Mehrzahl der Erkrankungsfälle auf). Im Oktober 2005 erkrankten 10 Teilnehmer einer Hasentreibjagd in Hessen an den Symptomen einer Tularämie.
Risikogruppe	Jäger, Trekking-Touristen (Nordeuropa), die unaufbereitetes Oberflächenwasser oder Schnee konsumieren.

4.7.2 Information zur Erkrankung

Übertragung	Infektion des Menschen durch Haut- oder Schleimhautkontakt mit infektiösem Tiermaterial, durch Verzehr von unzureichend erhitztem Fleisch, Aufnahme von Wasser oder anderen kontaminierten Lebensmitteln, durch die Inhalation von Staub (z. B. aus Erde, Stroh, Heu) sowie durch Stich oder Biss von blutsaugenden Parasiten (z. B. Zecken). Mensch-zu-Mensch-Übertragungen sind absolute Raritäten.
Infektiosität / Kontagiosität / Minimal infektionsauslösende Dosis	10–50 Erreger.

Pathogenese	Keine evidenzbasierten Daten verfügbar.
Inkubationszeiten	In Abhängigkeit von der Infektionsdosis, dem Infektionsweg und der Virulenz des Erregerstammes beträgt die Inkubationszeit 3–5 d (Spannbreite 1–21 d).
Klinik	Erkrankung zeigt klassische Allgemeinsymptome wie: hohes Fieber, Schüttelfrost, Unwohlsein, Kopf-, Muskel- und Gliederschmerzen. In Abhängigkeit von der Eintrittspforte (sowie der Virulenz des Erregers und der Infektionsdosis) werden dann folgende klinische Formen der Tularämie unterschieden, bei denen sich zusätzlich folgende Symptome finden: **ulzero-glanduläre Tularämie (45–85 %):** Schmerzhafte Ulzerationen der Haut an der Eintrittsstelle, regionale Lymphknotenschwellung, ggf. weitere Hautaffektionen (Erythema nodosum, makulopapuläres Exanthem). **typhöse Tularämie (< 5–15 %):** Erbrechen, Durchfall, Obstipation, Darmblutungen, mesenteriale Lymphknotenschwellung, häufig sekundäre Pneumonie, Übergang in septisches Krankheitsbild. **glanduläre Tularämie (5–25 %):** Schmerzhafte Eintrittsstelle ohne Ulzerationen, regionale Lymphknotenschwellung. **pulmonale Tularämie (< 5 %):** Zeichen der Bronchopneumonie mit Husten, Brustschmerzen, Dyspnoe, Tachypnoe, Schweißausbrüchen, Gewichtsverlust, selten schleimig-eitriges oder blutiges Sputum. Seltener auch extrapulmonale Beteiligung mit Pleuritis, Pleuraerguss und Hilusverbreiterung. **oropharyngeale Tularämie (< 5 %):** Infiltrate, Beläge und Ulzera im Pharynx und an den Tonsillen, submandibuläre Lymphknotenschwellung. **okulo-glanduläre Tularämie (1–2 %):**

	Meist einseitige Konjunktivitis, Lidödem, Lichtscheu, Tränenfluss, periaurikuläres Ödem und regionale Lymphknotenschwellung. Bei einem BT-Anschlag mit Aerosolexposition dürften überwiegend folgende Erkrankungsformen auftreten: pulmonale T., oropharyngeale T., okulo-glanduläre T. und typhöse T. In 75–85 % findet sich eine lokale Tularämie mit entzündlichem Primäraffekt, LK-Schwellung und ggf. Primärkomplexbildung. Im Rest der Fälle kommt es zur generalisierten Tularämie mit vielfältigen Symptomen je nach Organbefall.
Typischer Endpunkt	Unbehandelt (bei Infektionen mit *F. tularensis tularensis*): • Letalität ca. 5 % bei ulzero-glandulärer Form; 35 % bei typhöser Form und 60–100 % bei pulmonaler Tularämie. Behandelt: Keine evidenzbasierten Daten verfügbar.
Immunität	T-Zell-abhängige, im Allgemeinen dauerhafte Immunität.

Differenzialdiagnostisch sollen folgende Erkrankungen in Erwägung gezogen werden:

Aktinomykose, abszedierende Pneumonien, Brucellose, Legionellose, Lungenmykosen, Melioidose, Milzbrand, Q-Fieber, Pest, Rotz, Mononukleose, Mumps, Rickettsiosen, Syphilis, Tuberkulose, Yersiniose.

4.7.3 Diagnostik

Neben Umweltproben, auf die hier nicht näher eingegangen wird, können zur Diagnostik folgende klinische Untersuchungsmaterialien herangezogen werden:

- Blut,
- Bioptate (Haut, Lymphknoten),
- Punktate (z. B. aus Lymphknoten, Pleura),

- Wundabstriche (Ulkus, Tonsillen),
- Sputum, Bronchiallavage.

Der Transport der Proben sollte möglichst ohne Zeitverzögerung an ein geeignetes Speziallabor erfolgen. Organmaterial, Punktate und Biopsien sollten in gefrorenem Zustand transportiert werden. Ggf. kann bakteriellen Transportmedien auch ein Antibiotikum zur Reduktion von Begleitflora zugesetzt werden. Angaben zu den grundsätzlichen Transport- und Aufbewahrungsbedingungen finden sich in Kapitel 3.3.

Laborarbeiten sollten unter Bedingungen der Sicherheitsstufe 3 durchgeführt werden.

Konsiliarlabor:

Institut für Mikrobiologie der Bundeswehr
Neuherbergstr. 11
80973 Neuherberg

Weiteres Expertenlabor:

Robert Koch-Institut
Zentrum für Biologische Sicherheit
Nordufer 20
13353 Berlin

Mit einer begründeten Verdachtsdiagnose aus klinischem Material ist methodenbedingt innerhalb von 24 h zu rechnen (EM: 90 min – bei fixierter Probe 20 min, PCR 4–24 h).

Die klinische Probe gilt als diagnostisch bestätigt, wenn der Erreger aus einer Patientenprobe kultiviert werden kann. Als Beleg für eine akute Tularämie kann auch ein mindestens 4-facher Titeranstieg in der Untersuchung eines Serumpaares angesehen werden. Molekularbiologisch ist z. B. der Nachweis eines Membranproteins möglich.

4.7.4 Therapie

Impfung	Kein Humanimpfstoff verfügbar.
Prä- oder peri-expositionelle Prophylaxe	Keine evidenzbasierten Daten verfügbar.
Postexpositions-Prophylaxe (PEP) Exponierter	Eine ältere Studie hat die Wirksamkeit von Tetracyklin als PEP zeigen können. Derzeit wird aber – obwohl keine klinischen Daten über die Wirksamkeit beim Menschen vorliegen – folgendes Therapieschema empfohlen: • Doxycyclin (2 × 100 mg/d p. o.) oder Ciprofloxacin (2 × 500 mg/d p. o.) über 14 d.
Behandlung Erkrankter	Bei Patienten mit Krankheitsverdacht ist frühzeitig eine Antibiose einzuleiten: • Ciprofloxacin (3 × 400 mg i. v.) oder Levofloxacin (2 × 500 mg) für jeweils 10–14 d – mit Levofloxacin gibt es allerdings wenig Erfahrung. • Streptomycin 30 mg/kg/d i. m. für 10 d. alternativ • Gentamicin 3–5 mg/kg/d für 10–14 d. oder • Tetracycline (2 g/d für mindestens 14 d). Diese sind jedoch Streptomycin hinsichtlich der Keimelimination unterlegen. Bei Meningitis kann auch Chloramphenicol (50 – 100 mg/kg/d) in Kombination mit Streptomycin eingesetzt werden. Cave: Blutspiegelkontrollen! Hörtests! *In vitro* zeigen auch Fluorchinolone eine gute Wirksamkeit (z. B. Ciprofloxacin). **Wichtig:** Alle β-Laktam-Antibiotika einschließlich der Carbapeneme oder der Kombination aus Piperacil-

	lin/Tazobactam sind unwirksam. Supportiv-Maßnahmen an der Klinik ausrichten. Intensivmedizinische Betreuung bei septischem Schock und ARDS notwendig.

4.7.5 Präventionsmaßnahmen

Prävention	Vektorkontrolle.
Vakzination	Ein Impfstoff für Menschen steht in Deutschland derzeit nicht zur Verfügung. In Russland existiert ein zugelassener Lebendimpfstoff zur Skarifikation, der in Endemiegebieten eingesetzt wird.
Meldepflicht	§ 7 IfSG: namentliche Meldung auch bei direktem oder indirektem Nachweis mit Hinweis auf akute Infektion.
Eigenschutz beim Umgang mit Erkrankten	Übliche krankenhaushygienische Maßnahmen. Vorsicht beim Umgang mit scharfen oder spitzen kontaminierten Gegenständen.
Absonderungsmaßnahmen	Da Mensch-zu-Mensch-Übertragungen absolute Raritäten sind, keine besonderen Absonderungsmaßnahmen notwendig.

4.8 Pocken

Erkrankung: Pocken (auch Blattern, Variola major, Variola vera oder *smallpox* genannt)

Virus: *Variola vera*

Die Bedrohung durch Pocken als Biowaffe ist der Infektiosität des Virus in Aerosolform zuzuschreiben, weiterhin der relativen Einfachheit der Produktion großer Mengen und dem wachsenden Bevölkerungsanteil ohne Impfschutz. Impfprogramme für die Zivilbevölkerung wurden in der frühen 80er Jahre beendet – die Erkrankung gilt als ausgerottet. Lediglich in zwei WHO-Referenzlaboratorien in den USA und Russland sind heute noch Pockenstämme vorhanden. Wegen der möglichen Gefahr eines BT-Anschlags wird in Deutschland seit 2002 wieder Impfstoff bevorratet.

Als Biowaffe kamen Pocken schon im 18. Jahrhundert zum Einsatz. Indianern in Amerika wurden von der britischen Armee kontaminierte Decken ausgehändigt. Des weiteren wird berichtet, dass die ehemalige Sowjetunion große Mengen Pocken zur B-Waffen Verwendung produzierte und lagerte. Ob diese Bestände noch existieren, ist nicht bekannt.

4.8.1 Information zum Erreger

Virologie	Doppelstrang-DNS-Virus (186 kbp) in Quaderform (100 x 200 x 300 nm) mit helikalem Kapsid und zwei Hüllen. *Variola vera,* der Erreger der Pocken gehört zum Genus der Orthopockenviren (ebenso wie Kuhpocken-, Affenpocken-, Kamelpocken- und das Vaccinia-Virus). *Variola vera* ist nur für den Menschen hochvirulent.
Pathogenität	Die Ursachen der Virulenz sind unbekannt.
Tenazität	• Sehr resistent gegen Austrocknung, in den Krusten der Hautläsionen kann das Virus Monate bis Jahre überleben.

	Empfindlich gegenüber: • In Aerosolform ist das Virus – abhängig von Temperatur und Luftfeuchtigkeit – ca. 24 h lebensfähig.
Natürliches Vorkommen	Früher weltweit, seit 1980 offiziell ausgerottet. Virusreservoir ist ausschließlich der Mensch, Dauerausscheider sind nicht bekannt. Cave: Personen mit Immunität können abgeschwächt erkranken (die Infektion wird also möglicherweise nicht erkannt), aber dennoch den Erreger übertragen. Pocken-Isolate und klinische Materialien lagern in zwei von der WHO benannten Laboratorien (CDC in Atlanta, USA und das Institut Vector in Koltsovo, Russland).
Risikogruppe	Vor allem nicht geimpfte Personen.

4.8.2 Information zur Erkrankung

Übertragung	Bei engem Kontakt (unter 2 m). Durch Staub oder Tröpfchen möglich, aber auch durch kontaminierte Gegenstände – praktisch können alle von Pockenkranken gewonnenen Materialien, aber auch Kleidung, Bettwäsche und andere Gegenstände infektiös sein.
Infektiosität / Kontagiosität / Minimal infektionsauslösende Dosis	10-100 Organismen. Die Kontagiosität beginnt mit (möglicherweise auch schon am Tag vor) dem plötzlichen Einsetzen des hohen Fiebers, der Kopf- und Rückenschmerzen. 58 % der nicht geimpften Kontaktpersonen erkranken, 3,5 % der geimpften Kontaktpersonen.
Pathogenese	Zyklische Virusallgemeinkrankheit mit lokaler Vermehrung an der Eintrittspforte, mit Infektion der primär affinen Organe (z. B. Milz) und hämatogener Aussaat in die Schleimhäute und äußere Haut.
Inkubationszeiten	7–14 (–19) d

Klinik	Beginn der Klinik mit schwerem Krankheitsgefühl, Abgeschlagenheit, hohem Fieber, Kopf- und Rückenschmerzen und Rachenkatarrh. In diesem Stadium ist der Erkrankte infektiös. Kurzer Fieberabfall nach 1–5 d. Nach Wiederanstieg des Fiebers (biphasischer Fiebertyp) zeitgleich Auftreten von Hauteffloreszenzen im Bereich der Schleimhäute, des Gesichts und der Unterarme. Ausbreitung des Exanthems auf den Körperstamm und die Beine. LK-Vergrößerung Exanthem bevorzugt Gesicht und Extremitäten (lichtexponierte Hautstellen), Stamm weniger betroffen. Rote Flecken bilden sich zu Knötchen, diese werden zu virushaltigen Bläschen. In der Spätphase sind die Pusteln zentral eingedellt. Bläschen trocken ein, verschorfen. Nach Abheilung bleibt eine Narbe zurück. Gesamte Erkrankung bis zum Abfallen der Krusten dauert ca. 3–6 Wochen. Auch fulminante hämorrhagische Verläufe (in ca. 3 % der Fälle) mit kürzerer Inkubationszeit (schwarze Blattern) sowie milde Verlaufsformen mit hohem Fieber und nur einzelnen Hauteffloreszenzen (v. a. bei teilimmunisierten Patienten) werden beobachtet. Die Kontagiosität ist in beiden Fällen hoch!
Typischer Endpunkt	Die Letalität liegt für ungeimpfte Erkrankte bei ca. 30 %, für Geimpfte bei ca. 4 %. Die milde Verlaufsform zeigt eine niedrigere Letalität: ca. 1 %. Hämorrhagische Form: über 90 % Letalität.
Immunität	Nach durchgemachter Erkrankung bleibt eine langdauernde, allerdings allmählich nachlassende Immunität: Schutz durch zytotoxische Lymphozyten und AK. Ggf. inapparente Verläufe im Rahmen einer Reinfektion bei noch guter Immunität (Cave: Virusausscheider!). Nach Impfung: relativ sicherer Schutz nur für 3 Jahre, bei

	zellulären Immundefekten können nekrotisierende Entzündungen als Impfkomplikation auftreten.

Wegen der relativ hohen Verwechslungsgefahr des klinischen Bildes sollten differenzialdiagnostisch folgende Erkrankungen in Erwägung gezogen werden:

> Windpocken, Affenpocken, Urticaria / Prurigo, generalisierte Vaccinia / andere Impfreaktionen, Erythema exsudativum multiforme (Stevens-Johnson-Syndrom), bakterielle Sepsis, Herpes Simplex, sekundäre Syphilis, enterovirale Infektionen, Dellwarzen (Molluscum contagiosum), Hand-Fuß-Mund-Exanthem, Impetigo, Arzneimittelexanthem, Kontakt-Dermatitis.

4.8.3 Diagnostik

Zur Diagnostik können klinische Untersuchungsmaterialien herangezogen werden. Die Entnahme von Material bei klinischem Verdacht auf Pocken stellt spezielle Anforderungen an die Technik der Probennahme und die hygienischen Standards. Deshalb ist neben standardisierten Handlungsanweisungen eine infektiologische Weiterbildung des Personals für die Probennahme notwendig. Probennahmen sollten von Personen mit ausreichendem Impfschutz unter Beachtung geeigneter Schutzmaßnahmen durchgeführt werden.

Welches klinische Untersuchungsmaterial zur Diagnostik herangezogen wird, ist vom Erkrankungsstadium abhängig.

- Rachenspülung bzw. Rachenabstrich – sinnvoll in der Initialphase der Erkrankung (1–4 Tag nach Symptombeginn).
- EDTA-Blut – sinnvoll in der Initialphase der Erkrankung (1–4 Tag nach Symptombeginn), für die retrospektive Diagnose ist die Entnahme eines Serumpaares notwendig.
- Punktate (Bläschen- und Pustelinhalt) – sinnvoll, sobald Pusteln vorhanden sind (ca. ab dem 6. Tag nach Symptombeginn).

- Punktate/Bioptate (Vesikelflüssigkeit oder Krusten[4]) – sinnvoll ab dem 12. Tag nach Symptombeginn (Rekonvaleszenz).

Für die entnommenen Proben sollte kein Transportmedium verwendet werden, da es so zu einer Verdünnung des Probenmaterials kommen und die Erregeridentifikation erschwert werden kann. Bioptate oder Autopsiematerial werden für die Elektronenmikroskopie in gepufferter Formalinlösung inaktiviert. Außerdem wird ein weiteres Aliquot für den Genomnachweis mit geeigneten PCR-Extraktionspuffern inaktiviert. Zusätzlich sollte eine unbehandelte Probe für Anzuchtversuche asserviert werden.

Formalinfixierte bzw. inaktivierte Proben können bei Raumtemperatur versandt werden. Bei sehr kurzen Transportzeiten ist eine Kühlung für nicht inaktivierte Proben ausreichend.

Ein reibungsloser Probentransport muss gesichert werden, um eine schnelle labordiagnostische Klärung zu gewährleisten und gleichzeitig eine Gefährdung durch unsachgemäß verpacktes Material zu verhindern. Da es sich bei Pocken um hochkontagiöse Erreger handelt, empfiehlt es sich für die meisten Absender aus dem Bereich des Gesundheitswesens, ein für Gefahrguttransporte zugelassenes Transportunternehmen mit der Beförderung zu beauftragen. Entsprechende Gefahrgutbestimmungen sind zu beachten.

Die Untersuchung von nicht inaktiviertem infektiösem Material bzw. die Anzucht der Erreger darf nur unter S-4-Bedingungen durchgeführt werden. Inaktiviertes Material kann auch unter S-2-Bedingungen bearbeitet werden. Das diagnostische Vorgehen sollte zwischen Amtsarzt und Diagnostiklabor abgestimmt werden.

Nach Rücksprache mit den Fachgesellschaften sind nachfolgend die Laboratorien aufgeführt, die in der Lage sind, eine orientierende

---

[4] Krusten oder Vesikelflüssigkeit sollten von 2–4 Läsionen gewonnen werden. Vesikelhaut sollte ebenfalls separat zur Diagnostik eingeschickt werden. Vesikelinhalt kann auf einen Objektträger aufgebracht werden (entweder über einen Tupfer oder direkt durch Anpressen auf die offene Läsion). Proben separat verpacken, um Kreuzkontaminationen zu verhindern.

Diagnostik für Pockenviren mit inaktiviertem Material durchzuführen (Elektronenmikroskopie und molekulargenetische Untersuchungen).

Konsiliarlaboratorium:

Robert Koch-Institut
Zentrum für Biologische Sicherheit
Nordufer 20
13353 Berlin

Weitere Expertenlaboratorien:

Institut für Mikrobiologie der Bundeswehr
Neuherbergstr. 11
80937 München

Bernhard-Nocht-Institut für Tropenmedizin
Bernhard-Nocht-Straße 74
20359 Hamburg

Institut für Virologie der Universität Marburg
Robert-Koch-Str. 17
35037 Marburg

Niedersächsisches Landesgesundheitsamt
Roesebeckstraße 4-6
30449 Hannover

Institut für Medizinische Virologie der Johann Wolfgang Goethe-Universität
Paul-Ehrlich-Str. 40
60596 Frankfurt / Main

Institut für Medizinische Mikrobiologie
und Hygiene
Franz-Josef-Strauß-Allee 11
93053 Regensburg

Bayerisches Landesamt für Gesundheit
und Lebensmittelsicherheit
Veterinärstr. 2
85764 Oberschleißheim

Zurzeit kann nur in den beiden Laboratorien der Sicherheitsstufe 4 in Hamburg und Marburg mit lebenden Erregern umgegangen werden (z. B. Anzuchtversuche).

Wie in nachfolgender Abbildung dargestellt, ist der elektronenmikroskopische Nachweis von Orthopockenviren aus klinischem Material als Verdacht zu bewerten. Methodenbedingt ist mit einer begründeten Verdachtsdiagnose frühestens nach 2 Stunden (EM) bzw. 2–5 Stunden (PCR) zu rechnen.

Als gesichert ist die Diagnose erst anzusehen, wenn eine positive PCR, bestätigt durch Sequenz- und Stammbaumanalyse, vorliegt. Alternativ gilt die Diagnose als gesichert nach Anzucht von Pockenviren (insbesondere von Umweltproben) und Bestätigung durch validierte molekulare Methoden (PCR, Sequenzierung).

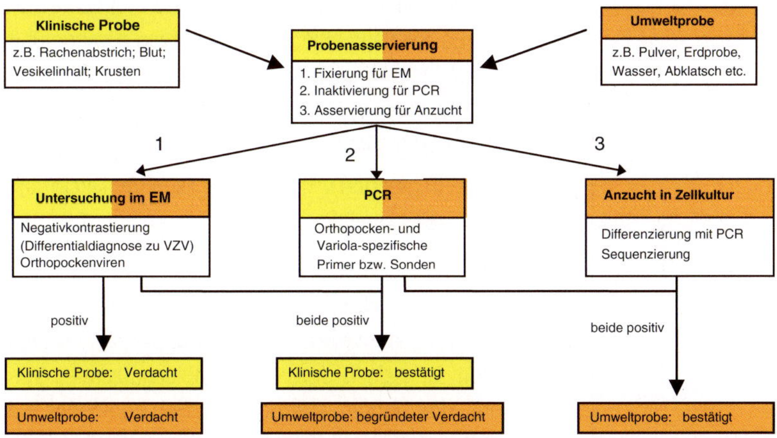

Abbildung 3: Schematische Darstellung der Diagnostik von Orthopockenviren aus klinischen und Umweltproben (Abbildung entnommen aus: „Bund-Länder-Rahmenkonzept zu notwendigen fachlichen Vorbereitungen und Maßnahmen zur Seuchenbekämpfung nach bioterroristischen Anschlägen – Teil Pocken")

Ergänzend zur infektiologischen Diagnostik sollten labormedizinische Untersuchungen durchgeführt werden.

4.8.4 Therapie

<table>
<tr>
<td rowspan="2">Impfung</td>
<td colspan="2">Zur Verfügung stehen gefriergetrocknete Lebend-Virus-Impfstoffe zur aktiven Immunisierung. Der Impfstoff wird durch intrakutane Skarifikation mit Hilfe einer zweizackigen Nadel verabreicht.

Man unterscheidet die Grundimmunisierung und die Auffrischung.

Grundimmunisierung:

Sieben bis zehn Tage nach der Impfung soll eine Nachschau, ob sich an der Impfstelle eine Papel oder Pustel entwickelt hat, erfolgen. Ist bei einem gesunden Impfling keine derartige Läsion zu beobachten, hat die Impfung möglicherweise nicht zu einer hinreichenden Immunreaktion geführt. Es soll dann eine erneute Impfung durchgeführt werden. Diese Nachimpfung kann bei Bedarf ein weiteres Mal wiederholt werden, so dass insgesamt 3 Impfversuche durchgeführt werden können.

Wie bei allen Impfungen wird nicht bei allen Impflingen ein voller Impfschutz erzielt.

Auffrischung:

Die Dauer des vollständigen Impfschutzes nach erfolgreicher Erstimpfung ist unbekannt. Aufgrund der historischen Erfahrungen ist jedoch von einer Impfschutzdauer von mindestens drei Jahren auszugehen. Bei Personen, die weiterhin der Gefahr einer Ansteckung mit Pockenviren ausgesetzt sind, sollte daher nach Ablauf von drei Jahren eine Auffrischimpfung in Erwägung gezogen werden.</td>
</tr>
<tr>
<td>Präexpositionelle Behandlung</td>
<td>Da Pocken seit 1980 offiziell weltweit ausgerottet sind, besteht derzeit kein Anlass zu einer Impfung.

Sollte sich die Gefahreneinschätzung ändern, kann (entsprechend eines</td>
</tr>
</table>

		Phasenplans, s. u.) die Impfung auf freiwilliger Basis und unter Berücksichtigung der Kontraindikationen angeboten werden.
	Postexpositionsprophylaxe (PEP) Exponierter	In welchem Ausmaß ein Impfschutz erzielt wird, wenn bereits eine Exposition des Impflings gegenüber Pockenerregern stattgefunden hat, ist unbekannt. Es kann auf Grund der Datenlage jedoch vermutet werden, dass noch bis zu vier Tage nach einer Pockenvirusexposition ein positiver Effekt durch eine Impfung erzielt werden kann (Inkubationsimpfung).
	Behandlung Erkrankter	Bei manifesten Krankheitssymptomen einer Pockenerkrankung keine Impfung.
Antivirale Chemotherapie	Cidofovir ist derzeit das Mittel der Wahl. Seine Wirksamkeit für die Behandlung von Pocken wird bislang nur durch Tierversuche gestützt. Cidofovir ist zugelassen für die i. v.-Behandlung der Zytomegalie-Retinitis bei Patienten mit erworbenem Immundefekt-Syndrom (AIDS), sofern keine Nierenfehlfunktion vorliegt. Sein Einsatz für die Behandlung von Pocken muss im Sinne eines individuellen Heilversuchs mit einem experimentellen Therapeutikum im Einzelfall durchgeführt werden. Weitere Chemotherapeutika wie ST246 sind in der klinischen Prüfung und wurden erfolgreich im Tierexperiment eingesetzt.	
	Präexpositionelle Behandlung	Nicht indiziert.
	Postexpositionsprophylaxe (PEP) Exponierter	Falls eine postexpositionelle Vakzinierung nicht möglich ist, sollte die antivirale Chemotherapie angeboten

		werden. Eine gleichzeitige Gabe von postexpositioneller antiviraler Therapie und postexpositioneller Vakzinierung erscheint nach derzeitigem Kenntnisstand problematisch.
		Folgende Schemata zur Gabe von Cidofovir sind möglich:
		Systemische Prophylaxe (unmittelbar nach Inokulation, jedoch maximal 48 h später):
		Stunde 0: orale Gabe von 2.000 mg Probenecid Stunde 1: Infusion von 2.000 ml NaCl 0,9 % über 120 min. Stunde 3: Infusion von 5 mg/kg KG Cidofovir über 60 min. Stunde 4: Infusion von 1.000 ml NaCl 0,9 % über 120 min. Stunde 6: orale Gabe von 1.000 mg Probenecid Stunde 12: orale Gabe von 1.000 mg Probenecid
		Inhalative Prophylaxe (bei Inhalation von Pockenvirus-kontaminierten Aerosolen kann, insbesondere bei mehreren Betroffenen, alternativ auch eine inhalative Gabe unmittelbar nach Inhalation, jedoch maximal 24 h später erwogen werden):
		Stunde 0 orale Gabe von 1.000 mg Probenecid Stunde 1: Infusion von 1.000 ml NaCl 0,9 % über 60 min. Stunde 2: Inhalation von 100 mg Cidofovir über 30 min. Stunde 3: Infusion von 1.000 ml NaCl 0,9 % über 120 min.
		Wichtig: Orale Flüssigkeitszufuhr am Inhalationstag mindestens 2.000 ml! 10 min. vor der Inhalation ggf. Gabe eines inhalativen Bronchodilatators.
	Behandlung Erkrankter	Da Cidofovir für die Behandlung der Pocken nicht zugelassen und die

		Effektivität beim Menschen nicht bewiesen ist, muss die Indikation für eine experimentelle/probatorische antivirale Therapie Einzelfällen vorbehalten bleiben! Eine Behandlung mit Cidofovir ist im Falle eines Massenanfalles nicht angezeigt.
	Systemische Therapie:	
	Stunde 0:	orale Gabe von 2.000 mg Probenecid
	Stunde 1:	Infusion von 2.000 ml NaCl 0,9 % über 120 min.
	Stunde 3:	Infusion von 5 mg/kg KG Cidofovir über 60 min.
	Stunde 4:	Infusion von 1.000 ml NaCl 0,9 % über 120 min.
	Stunde 6:	orale Gabe von 1.000 mg Probenecid
	Stunde 12:	orale Gabe von 1.000 mg Probencid
	Wiederholung am Tag 8, Tag 22 und ggf. Tag 36.	
	Anmerkung: in den USA befinden sich verschiedene antivirale Medikamente gegen Pocken in präklinischen Versuchsstadien. Im Bedarfsfall können dazu ggf. aktuelle Informationen über das RKI bzw. die StAKoB bezogen werden.	
Lokalmaßnahmen bei Kontamination mit Impfstoff oder infiziertem Material bzw. bei Erkrankten mit Hauteffloreszenzen	Postexpositionsprophylaxe (PEP) Exponierter	Wenn möglich, sofortige Desinfektion der Inokulationsstelle z. B. mit 1 % $KMnO_4$-Lösung. Bei mukosaler Inokulation sofortige Mundspülungen z. B. mit H_2O_2 3 %. Bei okulärer Inokulation sofortige Spülungen z. B. mit 2,5 % PVP-Jod-haltiger salinischer Lösung.
	Behandlung Erkrankter	Tägliches Baden des Erkrankten

		z. B. in 1 % $KMnO_4$-Lösung. Bei hämorrhagischen Läsionen 2 x tägliche Versorgung mit einer antiseptischen Zubereitung (z. B. entsprechende Lösung/Salbe). Mehrmals tägliche Mundspülungen z. B. mit H_2O_2 3 %. Schleimhautprotektion z. B. mit Panthenollösung.
Supportiv-Maßnahmen zur Behandlung Erkrankter	Antimikrobielle Therapie von Superinfektionen. Ggf. nach mikrobiologischer Diagnostik (Hautabstrich) Gabe eines auch gegen *S. aureus* wirksamen Antiinfektivums mit guter Penetration in Haut- und Weichteilgewebe (z. B. Doxycyclin bei gleichzeitiger Gabe von Cidofovir/Kompatibilität!). In Abhängigkeit vom klinischen Zustand (Objektivierung durch geeigneten intensivmedizinischen Score) frühzeitige Einleitung intensivtherapeutischer Maßnahmen mit Monitoring, kardiovaskulärem Support, respiratorischem Support, Blutkomponententherapie und ggf. Organersatztherapie (Niere, Leber). Eine hyperkalorische Ernährung, vorzugsweise oral, ggf. aber auch parenteral (TPN) hat unbedingt zu erfolgen (Leitwert: 40–50 kcal/kg KG). Die Hydrierung des Patienten sollte unter kardiovaskulärem und klinisch-chemischem Monitoring erfolgen (Anpassung der Flüssigkeitsmenge in Abhängigkeit von der betroffenen Körperoberfläche).	
Maßnahmen nach Impfkomplikationen	Zur Behandlung von Komplikationen der Pockenschutzimpfung kommen derzeit grundsätzlich Vaccinia-Immunglobulin und unter Umständen Cidofovir in Betracht. Vaccina-Immunglobulin (VIG) wird empfohlen zur Behandlung des Ekzema vaccinatum und für einige Fälle der Vaccinia progressiva. Möglicherweise ist es wirksam bei der Behandlung von Augeninfektionen nach Übertragung des Impfvirus. Zu beachten ist jedoch, dass VIG bei vakzi-	

	naler Keratitis kontraindiziert ist. VIG ist nur begrenzt verfügbar, daher sollte die Anwendung nur in den o. g. empfohlenen Situationen erfolgen. Die Verabreichung sollte so früh wie möglich nach dem Einsetzen von Symptomen erfolgen. Es stehen VIG-Präparate zur i. m.- und zur i. v.-Applikation zur Verfügung. Die Dosierung ist abhängig vom verwendeten Präparat. Die Angaben des Herstellers sollten in jedem Fall beachtet werden. Cidofovir gilt zur Zeit als Substanz, deren Einsatz bei der Behandlung von Pockenerkrankungen Erfolg versprechend erscheint. Möglicherweise kann es auch den Verlauf solcher Nebenwirkungen günstig beeinflussen, die auf einer Replikation des Impfvirus beruhen (z. B. Vaccinia progressiva, Ekzema vaccinatum, schwere Formen der akzidentellen Übertragung von Impfvirus auf andere Körperteile).
Besonderheiten bei Massenanfall	Bei einem Massenanfall von Erkrankten steht die symptomatische bzw. palliative Therapie in Kombination mit postexpositionellen Maßnahmen im Vordergrund. Eine Indikation zur experimentellen antiviralen Therapie ist nicht gegeben. Bei begrenzter Verfügbarkeit von Ressourcen muss die Bereitstellung intensiv-therapeutischer Behandlungsmöglichkeiten nach Evaluierung der Erkrankungsschweregrade gemäß WHO erfolgen: WHO Schweregrad I Lokale sowie ggf. antimikrobielle und partielle supportive Therapie sowie postexpositionelle Vakzinierung. WHO Schweregrad II / III Lokale sowie ggf. antimikrobielle und volle supportive Therapie sowie postexpositionelle Vakzinierung. WHO Schweregrad IV Symptomatisch-palliative Therapie.

4.8.5 Präventionsmaßnahmen

Prävention	Aktuell keine Präventionsmaßnahmen erforderlich, da die Pocken offiziell ausgerottet sind.
Vakzination	Einzig wirksame Maßnahme zur dauerhaften Bekämpfung der Pocken ist die Impfung. Die Impfung kann zwar die Erkrankung nicht immer verhindern, aber sie vermindert den Schweregrad und damit die Letalität und Mortalität. In Abhängigkeit von der epidemischen Entwicklung und der allgemeinen Gefahreneinschätzung muss ggf. die gesamte Bevölkerung in Deutschland geimpft werden. Das konkrete Vorgehen wird nach § 20 Nr. 6 IfSG geregelt. In Anlehnung an das „Bund-Länder-Rahmenkonzept zu notwendigen fachlichen Vorbereitungen und Maßnahmen zur Seuchenbekämpfung nach bioterroristischen Anschlägen – Teil Pocken" wird folgendes Vorgehen befürwortet: **Phase I** (kein Pockenfall weltweit): Eine prophylaktische Impfung der gesamten Bevölkerung, bevor weltweit ein verifizierter Pockenfall auftritt, ist aufgrund der relativ hohen Komplikationsrate der Impfung nicht indiziert. In Phase 1 sollen diejenigen Personengruppen geimpft werden, die im Rahmen ihrer beruflichen Tätigkeit wahrscheinlich als erste mit auftretenden Pockenfällen konfrontiert werden (Personal in den Behandlungs-/ Kompetenzzentren, Personal in benannten Labors, epidemiologische Einsatzgruppen). Die Impfung in Phase 1 sollten angeboten werden. Sie erfolgt auf freiwilliger Basis unter strenger Handhabung der Kontraindikationen. **Phase II** (erster Pockenfall weltweit): Bei einem ersten Pockenfall weltweit wird die Impfung der Impfärzte und des gesamten medizinischen Personals sowie weiterer ausgewählter Berufsgruppen empfohlen. Zu diesen gehören: Personal von Hilfsorganisationen und Feuerwehr,

	Personen zur Aufrechterhaltung kritischer Infrastrukturen, der öffentlichen Sicherheit und Ordnung sowie der Verwaltung. Die Impfung ist, wie in Phase I, auch hier als freiwillige Impfung unter strenger Beachtung der Kontraindikationen anzubieten. **Phase III** (erster Pockenfall in Deutschland – oder im Ausland mit unmittelbarer Bedrohung für die deutsche Bevölkerung): Bei einer Änderung der Gefährdungslage sind Massenimpfungen bis hin zu Impfung der gesamten Bevölkerung innerhalb kurzer Zeit möglich. In Phase III kann eine Pflichtimpfung nach Rechtsverordnung auf Grund § 20, Abs. 6 IfSG durchgeführt werden, in der Einzelheiten der Impfdurchführung und zum Umgang mit Kontraindikationen geregelt werden. Die Entscheidung über eine freiwillige Impfung trotz Vorliegens einer Kontraindikation muss im Einzelfall nach sorgfältiger Abwägung des Gefährdungspotenzials des Impflings getroffen werden. Die Impfungen werden von der zuständigen Behörde unter Einsatz stationärer oder mobiler Impfteams organisiert. In der Region, in der der erste Pockenfall aufgetreten ist, beginnen unverzüglich die Inkubationsimpfungen. Sofern erforderlich werden parallel dazu auch die Massenimpfungen beginnen. Daneben müssen alle notwendigen seuchenhygienischen Maßnahmen in die Wege geleitet werden.
Meldepflicht	Auf der Basis § 6 Abs. 1 Nr. 5 IfSG sind Krankheitsverdacht, Erkrankung, Tod oder der Erregernachweis meldepflichtig. § 12 IfSG: Meldungen an die Weltgesundheitsorganisation und das Europäische Netzwerk.
Eigenschutz beim Umgang mit Erkrankten bzw. Labormaterial	Zur Behandlung von Patienten sollte möglichst nur geimpftes und geschultes Personal eingesetzt werden. Vor jedem Patientenkontakt bzw. vor Betreten des Patientenzimmers werden ein geeigneter Atemschutz (FFP3-Masken oder gebläseunterstützte Filtergeräte mit Atemschutzhelm bzw. Atemschutzhaube), ein Schutzkittel, Überschuhe, Einmal-

	handschuhe, Haube und Schutzbrille über der Bereichskleidung angelegt.	
Absonderungsmaßnahmen	Aufgeführt sind die Mindestanforderungen, die für eine wirksame Absonderung vorhanden sein müssen. Dargestellt ist ein nach Erkrankungs- bzw. Ansteckungsrisiko abgestuftes Konzept in Anlehnung an das „Bund-Länder-Rahmenkonzept zu notwendigen fachlichen Vorbereitungen und Maßnahmen zur Seuchenbekämpfung nach bioterroristischen Anschlägen – Teil Pocken“.	
	Ansteckungsverdächtige / Kontaktpersonen	Diese werden folgendermaßen unterteilt: **Kontaktpersonen 1. Grades** (Personen, die mit einem nachgewiesenermaßen an Pocken Erkrankten ab dem Beginn des Fiebers direkten Kontakt oder Kontakt zu infektiösem Material hatten): • Hohes Risiko Personen, die de facto Kontakt zum Patienten oder zu infektiösem Material hatten. • Mittleres Risiko Personen, die sich im selben Gebäude aufgehalten haben, sofern dies Gebäude über Klimaanlagen, Lüftungsschächte o. ä. verfügt, so dass sie von virushaltiger Luft aus dem Raum eines Pockenkranken erreicht worden sein können. • Niedriges Risiko Personen, die flüchtigen, nicht direkten Kontakt zu dem Erkrankten hatten (z. B. bei vorübergehendem Aufenthalt im gleichen Raum, längerem Aufenthalt im gleichen Haus (ohne Klimaanlage), Benutzung des gleichen Wagens eines öffentlichen Transportmittels) sowie medizinisches Personal, sofern intakte Schutzanzüge und Respirato-

		ren getragen wurden. **Kontaktpersonen 2. Grades (geringes Risiko)** Personen, die mit einer Kontaktperson 1. Grades im gleichen Haushalt leben oder engen Kontakt zu Kontaktpersonen 1. Grades haben.
	Ansteckungs-verdächtige	Prinzipiell sind Absonderungen in Quarantäneeinrichtungen (Krankenhäuser, Reha-Einrichtungen, Schulen, Hotels etc.) oder in häuslicher Quarantäne möglich. **Bei hohem Risiko:** Bei zeitgerechter Impfung: Quarantäneeinrichtung bis zum Ende der maximalen Inkubationszeit (ohne Impfung Quarantäne in einem geeigneten Krankenhaus). Medizinische Beobachtung bis zum Auftreten oder Ausschluss von Symptomen. **Bei mittlerem Risiko:** Bei zeitgerechter Impfung: Absonderung in häuslicher Umgebung bis zum Ende der maximalen Inkubationszeit, wenn dort alle geimpft werden (ohne Impfung: Quarantäne in einem geeigneten Krankenhaus). 2 x tägl. Messung der Körpertemperatur und Information des zuständigen Gesundheitsamtes. Wenn die Compliance nicht gesichert ist, Absonderung in entsprechender Quarantäneeinrichtung. **Bei niedrigem Risiko:** Keine Absonderung notwendig. 2 x tägl. Messung der Körpertemperatur und

		Information des zuständigen Gesundheitsamtes bzw. des beauftragten Arztes bis zum Ende der maximalen Inkubationszeit. Wenn die Compliance nicht gesichert ist, Absonderung in entsprechender Quarantäneeinrichtung. **Kontaktperson 2. Grades:** Keine Absonderung notwendig. Erfassung der persönlichen Daten. Einschränkungen nur, wenn die primäre Kontaktperson erkrankt (dann wird die Kontaktperson 2. Grades zur Kontaktperson 1. Grades).
	Krankheitsverdächtige	Krankenhaus mit Isolierstation. Absonderung muss überwacht werden. Beim Auftreten erster Symptome: Behandlung wie Erkrankte.
	Erkrankte	Absonderung in einer Sonderisolierstation oder einer dafür geeigneten Infektionsstation (räumliche Trennung von anderen Gebäuden bzw. Gebäudeteilen). Erkrankte sind vom Auftreten der ersten Symptome bis zum Abfallen der letzten Kruste als kontagiös anzusehen.

4.9 VEE

Erkrankung: Venezuelanische Pferdeenzephalitis
Virus: Venezuelanische Pferdeenzephalitis-Viruskomplex (VEE-Viruskomplex)

VEE wurde in den Offensivwaffenprogrammen der US-Streitkräfte in den 1950er und 1960er Jahren getestet. Auf Grund seiner hohen Infektiosität (infektiöse Dosis beim Menschen ca. 10–100 Einheiten aerogen bzw. subkutan), der relativ unkomplizierten Herstellung großer Mengen waffenfähigen VEE-Materials und seiner guten Stabilität unter den zur waffenfähigen Aufbereitung notwendigen Manipulationen wird er als möglicher BT-Erreger eingestuft. Ein Einsatz des VEE-Viruskomplexes als Biowaffe ist bisher nicht bekannt. Auch natürliche Übertragungen durch Aerosole sind bisher nicht bekannt. Allerdings sind etwa 150 Laborinfektionen gemeldet worden, von denen ein Großteil über Aerosolexposition zur Infektion geführt hat.

4.9.1 Information zum Erreger

Virologie	Zusammen mit EEE[5] und WEE[6] gehört der VEE-Viruskomplex zu den Alphaviren aus der Familie der Togaviridae. Es handelt sich um einzelsträngige, umhüllte RNA-Viren. Genom-Größe ca. 11,5 kB, Durchmesser 60–70 nm. Der VEE-Viruskomplex unterteilt sich in 6 Subtypen, von denen Subtyp I und III außerdem in verschiedene Varietäten unterteilt sind. Bis 2004 wurden diese 12 Virustypen als VEE-Viruskomplex subsumiert. Die Subtypen IA/B und IC sind für Mensch und Pferd hochpathogen und in der Vergangenheit für große Seuchenzüge verantwortlich gewesen. Die Subtypen ID, IE und IF sowie II–VI werden hingegen immer wieder in kleinen Enzootien oder bei Einzelfällen isoliert. Im Gegensatz zu den epizootischen Subtypen sind von den enzootischen Varianten

[5] EEE = Eastern Equine Encephalitis
[6] WEE = Western Equine Encephalitis

	nur wenige für den Menschen pathogen. Konsequenterweise werden nur noch die Subtypen IA/B, IC, ID und IE als VEE-Virus bezeichnet, die restlichen Vertreter des ehemaligen VEE-Viruskomplex haben Eigennamen bekommen. Wald-Nagetiere sind Reservoirwirte.
Pathogenität	Über die viralen Charakteristika, die für die Krankheitsmechanismen verantwortlich sind, bestehen verschiedene, z. T. abweichende Meinungen und Unsicherheiten. Epidemiologische Untersuchungen weisen darauf hin, dass unterschiedlich pathogene Erreger in verschiedenen Regionen zirkulieren.
Tenazität	• Über die Stabilität des Virus außerhalb eines Wirtes sind nahezu keine Informationen veröffentlicht. Infektiöses Virus jedoch konnte aus auf Filterpapier getrockneten Blutstropfen noch nach 28 Tagen bei Raumtemperatur reisoliert werden. In aerosolierter Form verliert VEEV bei Zimmertemperatur etwa 1–2 % der Infektiosität pro Minute. Empfindlich gegenüber: • instabil unter Umweltbedingungen (UV-Licht, hohe Temperaturen), • Zerstörung leicht durch herkömmliche Desinfektionsmittel möglich, • Zerstörung durch Hitze (80°C über 30 min).
Natürliches Vorkommen	Identifikation und Isolation von VEE-Viren bisher in: Argentinien, Belize, Brasilien, Costa Rica, Ecuador, El Salvador, Guatemala, Honduras, Kolumbien, Mexiko, Nicaragua, Peru, Trinidad, USA, Venezuela. Natürliche Wirte sind Waldnagetiere, Equiden, Rinder, aber auch Schafe, Hunde, Fledermäuse und (seltener) Vögel.
Risikogruppe	Reisende in Endemiegebiete.

4.9.2 Information zur Erkrankung

Übertragung	Durch infizierte verschiedene Stechmückenspezies (infektiöses Virus im Speichel der Mücken 2–7 Tage nach Aufnahme von infektiösem Blut nachweisbar. Mücken bleiben aber lebenslang infiziert und infektiös.) Die virämische Quelle für Stechmücken sind die Reservoirwirte. Nur bei den epidemischen VEEV kommt es bei Equiden und Menschen zu hochtitrigen Virämien, die neuen Stechmücken wieder als Ansteckungsquelle dienen. Nur bei diesen VEEV werden Pferd und Mensch zum Multiplikator der Virusausbreitung. Über Laborinfektionen durch VEEV-haltige Aerosole wurde berichtet. Eine direkte Mensch-zu-Mensch-Übertragung durch Tröpfcheninfektion ist nicht bekannt.
Infektiosität / Kontagiosität / Minimal infektionsauslösende Dosis	• Infektiöse Dosis für Menschen bei Inhalation ist unbekannt. Im Tierversuch zeigte sich, dass die Schwere der Erkrankung mit der inhalierten Dosis (10^4–10^7) zunimmt. • Bei subkutaner Verabreichung (entspricht einem Insektenstich beim Menschen), liegt die infektiöse Dosis bei 10–100 Einheiten. Andere Quellen sprechen von nur 1 viralen Einheit. Es scheint eine Abhängigkeit von der Spezies des Virus, der Infektionsdosis, dem Infektionsweg und dem Alter des Wirts zu geben. Kinder und junge Erwachsene erkranken schwerer.
Pathogenese	Da nur begrenzt Autopsiematerial verfügbar ist, ist die Humanpathogenese nicht vollständig geklärt. Im Mäusemodell gelangt das Virus zunächst in die Langerhans-Zellen und von dort zu den ableitenden Lymphknoten, wo es repliziert. Ca. 6 h nach Infektion sind bereits stark ansteigende Virustiter nachweisbar. Nach 24 h wird eine Virusreplikation auch in Thymus, Pankreas und Herz oder anderen Organen beobachtet, in die das Virus während der Virämie gelangt ist. Nach 48–72 h sinken die Virustiter und sind

	72–96 h nach Infektion nicht mehr nachweisbar. Die Infektion des ZNS kann auf zwei Wegen erfolgen. Einmal über die Infektion von Endothelzellen zerebraler Blutgefäße oder via Infektion der Neurone des Riechepithels mit anschließender zentripetaler Ausbreitung über den *N. olfactorius* bzw. den *N. trigeminus*. Im ZNS sind Neuronen, Astrozyten und Gliazellen gleichermaßen betroffen.
Inkubationszeiten	1–6 d
Klinik	Plötzlicher Krankheitsbeginn mit Abgeschlagenheit, Fieber (38–40,5°C), Schüttelfrost, Rigor, Lichtscheu, Muskelschmerzen in den Beinen, Rücken- und Kopfschmerzen. Diese akute Phase dauert 2–4 Tage. Übelkeit, Erbrechen, Husten, Halsschmerzen und Durchfall können folgen. Des weiteren finden sich gerötete Bindehäute, geröteter Rachenring, druckdolente Muskulatur, Anorexie, Lethargie. Ggf. milde ZNS-Beteiligung in Form von Teilnahmslosigkeit, Verwirrtheit, ev. Nackensteife. Zeichen einer schweren ZNS-Beteiligung sind Krampfanfälle, Koordinationsstörungen, Lähmungen oder Koma.
Typischer Endpunkt	Folgenlose Genesung, ggf. können Anorexie und Lethargie noch 2–3 Wochen anhalten. VEE-Erkrankung während der Schwangerschaft kann zu spontanen Aborten oder Totgeburten führen. Kommt es zur Enzephalitis beim Fötus, entwickeln sich u. U. schwere kongenitale neuroanatomische Missbildungen. Gesamtletalität während VEE-Epidemien liegt bei ca. 0,5–1% der Fälle. In 4–14 % neurologische Komplikationen (überwiegende Kinder und ältere Menschen). Bis zu 1 % der Erwachsenen und 4 % der Kinder entwickeln eine Enzephalitis. Von diesen versterben 10 % der Erwachsenen und 35 % der Kinder.
Immunität	Nach Genesung ausgeprägte kurz- und langfristige Immunität gegenüber dem homologen Serotyp. Aber nur schwache oder

	keine Kreuzimmunität selbst gegenüber nahe verwandten heterologen Serotypen (IA/B vs. IE).

Differenzialdiagnostisch sollen folgende Erkrankungen in Erwägung gezogen werden:

- Influenza, Enzephalitis anderer Ursache, Meningitis, Malaria, Dengue-Fieber, Gelbfieber, West-Nil-Fieber, Japanische Enzephalitis, WEE, EEE, St. Louis-Enzephalitis, Epilepsie, Insolation.
- Bei Verdacht auf bioterroristischen Hintergrund müssen natürlich auch andere potenzielle BT-Erreger in Betracht gezogen werden: *Brucella species*, *Y. pestis*, *Coxiella burnetii*, Botulinum-Toxin (*B. anthracis* v. a. bei Meningitis).
- Die wichtigsten Ursachen viraler und nicht-viraler Enzephalitiden sind in Tabelle 8 zusammengestellt.

Tabelle 8: Ursachen viraler und nicht-viraler Enzephalitiden

Virale Enzephalitiden			Nicht-virale Enzephalitiden
Virus-Familie	**Genus**	**Spezies**	
Togaviridae	Alphavirus	EEEV WEEV VEEV	Bakterielle Meningitis Gehirnabszess Subduraler Abszess
Flaviviridae	Flavivirus	St.-Louis-Enzephalitis-Virus Murray-Valley-Enzeph.-Virus West-Nil-Virus Japanisches Enzephalitis-Virus Dengue-Virus FSME-Virus	Embolische Enzephalitis bei bakterieller Endokarditis Lyme Borreliose Tuberkulöse Meningitis Pilz-Meningitis Rocky Mountain Fleckfieber Katzenkratzkrankheit
Bunyaviridae	Orthobunyavirus Phlebovirus	LaCrosse-Virus Rift-Valley-Fever-Virus Toscana-Virus	Zerebrale Malaria Trypanosomiasis Toxoplasmose

Virale Enzephalitiden			Nicht-virale Enzephalitiden
Virus-Familie	Genus	Spezies	
Paramyxoviridae	Paramyxovirus Morbillivirus Henipavirus	Mumpsvirus Masernvirus Nipahvirus	Vaskulitiden / Kollagenosen
Arenaviridae	Arenavirus	Lymphozytisches Choriomeningitis-Virus Lassa-Virus Guanarito-Virus Machupovirus Juninvirus	Lymphom Whipple-Krankheit Karzinomatöse Meningitis
Picornaviridae	Enterovirus	Poliovirus Coxsackievirus Echovirus	
Reoviridae	Coltivirus	Colorado-Zeckenfieber-Virus	
Rhabdoviridae	Lyssavirus	Tollwut-Virus (Rabies)	
Herpesviridae	Herpesvirus	Herpes-Simplex-Virus Typ 1 und 2 Epstein-Barr-Virus Cytomegalovirus Varizella-Zoster-Virus Herpes-B-Virus	
Adenoviridae	Adenovirus	Adenovirus Typen 2, 7, 8, 11, 41 und vermutlich weitere	
Orthomyxoviridae	Influenzavirus	Influenzavirus	
Retroviridae	Lentivirus	HIV	
Polyomaviridae	Polyomavirus	JC-Virus	

4.9.3 Diagnostik

Neben Umweltproben, auf die hier nicht näher eingegangen wird, können zur Diagnostik folgende klinische Untersuchungsmaterialien herangezogen werden. Bedacht werden muss, dass nur während der akuten Infektion die Viruskonzentration hoch genug für einen Virusnachweis ist. Bereits bei der nachfolgenden Enzephalitis kann die Viruslast so weit gesunken sein, dass ein Nachweis nicht mehr gelingt:

- Blut,
- Serum (aus der akuten und aus der Genesungsphase),
- Liquor,
- Abstriche (Nasen-Rachen-Raum).

Angaben zu den grundsätzlichen Transport- und Aufbewahrungsbedingungen finden sich in Kapitel 3.3.

Die Isolierung des Erregers muss unter S-3-Bedingungen durchgeführt werden. Die Einhaltung der Sicherheitsvorschriften ist von größter Wichtigkeit, da es seit Identifikation des Erregers bereits ca. 150 Laborinfektionen gegeben hat.

Bernhard-Nocht-Institut für Tropenmedizin
Bernhard-Nocht-Straße 74
20359 Hamburg

Robert Koch Institut
Zentrum für Biologische Sicherheit
Nordufer 20
13353 Berlin

Institut für Mikrobiologie der Bundeswehr
Neuherbergstr. 11
80937 München

Mit einer begründeten Verdachtsdiagnose aus klinischem Material ist methodenbedingt innerhalb von 24 h zu rechnen (EM: 90 min – bei fixierter Probe 20 min, PCR 4–24 h). Die klinische Probe gilt als diagnostisch bestätigt, wenn der Erreger aus Blut oder aus Rachenabstrichen isoliert und serologisch und/oder genotypisch charakterisiert wurde. Ein molekularer Nachweis mit einer validierten PCR in einer klinischen Probe ist beweisend für das Vorliegen einer VEEV-Infektion. Ein serologischer Nachweis kann durch die Bestimmung des VEEV-spezifischen IgM-Titers (Bestätigung durch ein zweites Serum 10–14 Tage nach Diagnose) im ELISA- bzw. Immunfluoreszenz- (IFA) oder durch den Titeranstieg bei gepaarten Seren im Neutralisations- (NT) bzw. Hämagglutinationshemmungstest (HHT) erfolgen. Achtung, es können Kreuzreaktion in serologischen Tests mit den anderen Enzephalitis-Viren der Togavirusfamilie vorkommen.

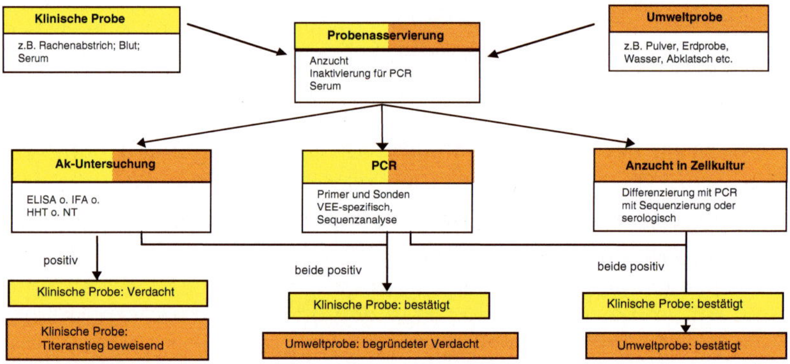

Abbildung 4: Schematische Darstellung der Diagnostik von VEE-Virus aus klinischen und Umweltproben

Ergänzend zur infektiologischen Diagnostik können labormedizinische Untersuchungen durchgeführt werden. Folgende Befunde können sich zeigen:

- Leukopenie,
- Lymphopenie,
- AST-Erhöhung in den ersten 3 Krankheitstagen nachweisbar,
- bei ZNS-Beteiligung im Liquor lymphozytäre Pleozytose bis 500 Zellen/mm^3, bei Enzephalitis bis auf 1000 Zellen/mm^3. Initial kann die Pleozytose auch durch polymorphkernige Leukozyten imponieren.
- Gesamtprotein im Liquor meist nur geringfügig erhöht.

4.9.4 Therapie

Impfung	**Passive Immunisierung:** Antiseren in Deutschland (noch) nicht verfügbar. Bisher hat lediglich im Tierversuch die Gabe neutralisierender Antisera oder monoklonaler Antikörper einen Schutz gegen die selbe VEEV-Subspezies gezeigt: Für den respiratorischen Übertragungsweg zeigt bei Mäusen die Gabe monoklonaler Antikörper (4 mg/kg) • 100 % Überlebensrate bei Verabreichung 24 h vor Infektion, • 60 % Überlebensrate bei Verabreichung 2 h nach Infektion, • knapp 50 % Überlebensrate bei Verabreichung 24 h nach Infektion, • 0 % Überlebensrate bei Verabreichung 3 Tage nach Infektion, Vermutlich weisen monoklonale Antikörper nur einen Schutz auf, wenn das Virus das Gehirn noch nicht erreicht hat. Daten für den Menschen liegen nicht vor. **Aktive Immunisierung:** Derzeit ist kein humaner Impfstoff zugelassen. Daten zu verschiedenen Impfstoffen gibt es aus den USA, wo diese als „Investigational New Drug (IND)“ eingesetzt wurden. • TC-83 ist ein über 83 Zellpassagen attenuierter Lebendimpfstoff, der im Tierversuch sowohl gegen respiratorische als auch subkutane Infektionen schützt. • TC-83 wurde zum Schutz von Laborpersonal eingesetzt und ist derzeit zum veterinärmedizinischen Einsatz bei Equiden zugelassen. • Dosierung von TC-83 war beim Menschen: einmalig

	0,5 ml s. c. • Ergebnis: bei ca. 18 % der Impflinge konnte keine Immunantwort festgestellt werden, 23% der Impflinge hatten unerwünschte Nebenwirkungen wie Fieber und Ausscheidung des Erregers über den Pharynx, die jedoch folgenlos blieben. • Problem bei TC-83 ist v. a. seine geringe Immunogenität sowie das Phänomen der Interferenz gegen WEE und EEE. • C-84 (Formalin-inaktivierter TC-83 Stamm) hat sich bei Versuchspersonen nicht bewährt. • C-84 wird beim Menschen zur Boosterung von Non-Respondern eingesetzt (Dosierung: 3 × 0,5 ml s. c. im Abstand von 2–4 Wochen oder bis zum Nachweis von Antikörpern). Periodische Auffrisch-Impfungen sind notwendig. • Ein PRNT80-Titer von 1:80 wurde als protektiv für die Gruppe der epidemischen VEE-Viren angesehen. Im Tierversuch wurden folgende Impfstoffe getestet: • Rekombinantes Vaccinia-Virus (VACC) war an Mäusen weniger effektiv als TC-83 und käme nur zum Schutz bei Übertragung durch Mücken in Frage. • V3526 (gentechnisch hergestellter VEEV-Impfstamm) scheint TC-83 im Mäuseversuch überlegen – vor allem durch einen höheren Schutz vor Aerosolen und einer geringeren Letalität bei Aerosolimpfung. • Chimäre Sindbis/VEE-Viren der einzelnen Subtypen erwiesen sich im Tiermodel als sicher und sehr wirksam. Bei allen genannten Impfstoffen besteht über mindestens 12 Monate ein Impfschutz, der sich jedoch unterschiedlich schnell aufbaut.
Prophylaktische Chemotherapie (prä-, peri- oder	Derzeit gibt es keine anerkannte Chemoprophylaxe gegenüber VEE-Viren.

postexpositionell)	Im Tierversuch zeigten sich folgende Substanzen hinsichtlich Virämie und Sterblichkeit wirksam (Cave: keine Humandaten verfügbar): • Interferon-α/-β (präexpositionell) • rIFN-γ (präexpositionell) • präexpositionelle Gabe von Poly-ICLC (Polyriboinosinic-polyribocytidylic-Säure stabilisiert mit poly-L-lysine und Carboxymethylcellulose) Bei postexpositioneller Gabe konnte nur durch Kombination von Antiserum und Poly-ICLC die Überlebensrate von Mäusen erhöht werden.
Behandlung Erkrankter	Für die Behandlung von VEE gibt es keine spezifische antivirale Therapie. Die Behandlung besteht daher aus rein symptomatischen Maßnahmen bzw. intensivmedizinischen Bemühungen: • Analgetika zur Linderung von Kopf- und Muskelschmerzen. • Bei Entwicklung einer Enzephalitis Flüssigkeits- und Elektrolytbilanzierung, ggf. Einsatz von Antikonvulsiva und atemunterstützenden Maßnahmen. • Ggf. Einsatz von Antibiotika zur Vermeidung sekundärer Infektionen. Da die Übertragung in erster Linie durch Stechmücken erfolgt und die Patienten in den ersten Krankheitstagen infektiös sind, sollte die Behandlung unter mechanischen oder chemischen Schutzmaßnahmen vor Mücken erfolgen.

4.9.5 Präventionsmaßnahmen

Prävention	Vektorkontrolle durch Versprühen von Insektiziden, Anwendung von Larviziden für Mückenbrutstätten und gleichzeitiger Impfung der Equiden.

	Zur Reduktion der Mückenpopulation trägt auch die Reduktion der Brutstätten bei, z. B. durch Trockenlegung von künstlichen oder natürlichen Wasseransammlungen. Als Schutz der Menschen gilt die Expositionsprophylaxe vor Mücken.
Vakzination	Aktive Immunisierung der Equiden auch als Dreifach-Totimpfstoff mit EEEV- und WEEV-Komponente schützt indirekt die Humanbevölkerung. Für Menschen gibt es derzeit weltweit keinen zugelassenen Impfstoff. Immunität nach Impfung besteht jeweils über mindestens 12 Monate.
Meldepflicht	§ 6 IfSG: namentliche Meldung bei Krankheitsverdacht, Erkrankung oder Tod.
Eigenschutz beim Umgang mit Erkrankten bzw. Labormaterial	Übliche Hygienemaßnahmen ausreichend, ggf. zusätzlich Mückenschutz. Händedesinfektion mit einem Desinfektionsmittel der RKI-Liste (s. Anhang 3). Auf Grund der vielen Laborinfektionen strikte Einhaltung des Arbeitsschutzes notwendig, nur geschultes und erfahrenes Personal ist einzusetzen. Mindestanforderungen für Labore: Sicherheitsstufe S3. Einhaltung von BioStoffV, GenTSV, Schrift Zh 1/342 und UVV ‚Biotechnologie'.
Absonderungsmaßnahmen	Nach momentanem Wissensstand nicht notwendig, da bisher keine direkte Mensch-zu-Mensch-Übertragung festgestellt wurde. Es sollten allerdings Maßnahmen getroffen werden, um eine Mensch-zu-Mensch-Übertragung durch Mücken oder Stichinokulation etc. zu verhindern.

4.10 VHF

Erkrankung: Virale Hämorrhagische Fieber (VHF)
Virus: RNA-Viren, dazu gehören: Arena-, Bunya-, Filo- und Flaviviren

Es handelt sich um eine Gruppe ähnlicher Erkrankungen mit Fieber und Blutungen, die durch RNA-Viren aus vier Familien hervorgerufen werden. Sie werden in ihrem natürlichen Vorkommen auf unterschiedlichen Wegen verbreitet, wobei einige über die Atemwege auf den Menschen übertragbar sind.

Es gibt keine Belege dafür, dass diese Viren biowaffenfähig aufbereitet worden wären. Auf Grund ihrer möglichen Eignung für eine Verbreitung in Aerosolform, ihrer relativ hohen Stabilität, der hohen Morbidität und Letalität einer durch sie hervorgerufenen Erkrankung sowie der Wahrscheinlichkeit einer Verwechslung mit ähnlichen Agenzien, die waffenfähig aufbereitet werden können, werden sie als mögliche B-Erreger eingestuft.

Da es sich bei den VHF um eine heterogene Gruppe von Erkrankungen handelt, sind in den nachstehenden Tabellen nur allgemeine Informationen aufgeführt.

Im europäischen Netzwerk zur Diagnostik von importierten Viruserkrankungen (ENIVD – European Network for the Diagnostics of „Imported" Viral Diseases), das vom Robert Koch-Institut koordiniert wird, finden sich ausführlichere Informationen zu einzelnen VHF-Viren (http://www.enivd.de/VHFDISEASES/fs_vhfdiseases.htm).

4.10.1 Information zum Erreger

Virologie	Einzelsträngige RNA-Viren, von Hüll-Proteinen umgeben, Größe variiert zwischen 40 und 130 nm (Genom 10–19 kB). Benötigen zum Überleben einen Wirt (meist Nagetiere oder Insekten – der Mensch ist kein natürlicher Wirt).

<table>
<tr><td></td><td>
<table>
<tr><th>Familie</th><th>Spezies</th><th>Größe [nm]</th><th>Morphologie</th><th>Genom [kB]</th></tr>
<tr><td>Arenaviridae</td><td>Lassa-, Junin-, Guanarito-, Machupo-, Sabia-Virus</td><td>80</td><td>pleomorph</td><td>19</td></tr>
<tr><td>Bunyaviridae</td><td>Hanta-, Krim-Kongo- (Nairo-), Rift-Valley-Virus (Phlebo-Virus)</td><td>110–130</td><td>kugelförmig</td><td>11</td></tr>
<tr><td>Filoviridae</td><td>Ebola-Virus, Marburg-Virus</td><td>80–120</td><td>fadenförmig</td><td>11–19</td></tr>
<tr><td>Flaviviridae</td><td>Gelbfielber-, Dengue-, Omsk-Virus</td><td>40–50</td><td>isometrisch</td><td>10–12</td></tr>
</table>
</td></tr>
<tr><td>Pathogenität</td><td>Über die viralen Charakteristika, die für die Krankheitsmechanismen verantwortlich sind, bestehen verschiedene, z. T. abweichende Meinungen und Unsicherheiten.

Für Lassa-Fieber wird angenommen, dass das S-Segment der beiden einzelsträngigen RNA-Segmente für das Nukleoprotein und das Glykoprotein kodiert, das L-Segment für die RNA-Polymerase L und das strukturelle Matrix-Protein Z, welches wahrscheinlich für die Freisetzung der Viruspartikel verantwortlich ist.</td></tr>
<tr><td>Tenazität</td><td>Überleben möglich:
• bei neutralem pH-Wert (mehrere Wochen, auch bei niedrigen Temperaturen)

Empfindlich gegenüber:
• Detergenzien
• niedrigem pH-Wert

Für Lassa-Viren ist eine Inaktivierung möglich z. B. durch:
• Temperaturen > 60° C (eine Blutprobe mit 10^5 Lassa-Viren/ml benötigt zur Inaktivierung 37 min bei 60° C).
• Säuren (mind. 15 min in 1 : 100 Verdünnung einer 3 %igen Essigsäure).</td></tr>
</table>

	• Gamma-Strahlung (1,27 Gy).
Natürliches Vorkommen	Verbreitung abhängig vom Vorkommen der natürlichen Wirte. Prinzipiell weltweites Vorkommen, häufig in Afrika, einigen Teilen Südamerikas sowie in ländlichen Gebieten des Mittleren Ostens, Asiens, der Karibik und Osteuropas. **Lassa** ist das in Afrika am häufigsten auftretende VHF – in Sierra Leone haben 10–60 % der Bevölkerung Antikörper.
Risikogruppe	Keine besondere Risikogruppe.

4.10.2 Information zur Erkrankung

Übertragung	Üblicherweise durch Nagetiere oder Insekten, für einige Viren ist der natürliche Überträger noch nicht bekannt. Einige VHF-Viren können auch direkt von Mensch zu Mensch durch Tröpfcheninfektion übertragen werden.

Familie	HF-Erkrankung	Natürlicher Überträger	Mensch-zu-Mensch-Übertragung
Arenaviridae	Lassa	Nagetiere	ja
	Argentinisches HF	Nagetiere	ja
	Brasilianisches HF	Nagetiere	ja
	Bolivianisches HF	Nagetiere	ja
	Venezuel. HF	Nagetiere	ja
Bunyaviridae	Hanta-Virus HF	Nagetiere	ja
	Krim-Kongo HF	Zecke	ja
	Rift-Valley HF	Moskito	ja
Filoviridae	Ebola	unbekannt	ja
	Marburg	unbekannt	ja
Flaviviridae	Gelbfieber	Moskito	nein
	Dengue HF	Moskito	
	Omsk HF	Zecke	

Lassa

- Natürlicher Wirt ist die Vielzitzenratte.
- Ansteckung des Menschen über Kot oder Urin von infizier-

	ten Tieren (z. B. über ungeschützte Lebensmittel), aber auch durch infiziertes Tierblut oder den Verzehr von Ratten. • Mensch-zu-Mensch-Übertragung häufig, meist über Kontakt zu Körperflüssigkeiten. Tröpfcheninfektion eher selten. Bisher keine Ansteckung während der Inkubationszeit aufgetreten. Sexuelle Übertragung möglich. • Sekundärinfektionen bei importierten Fällen sind relativ unwahrscheinlich. Als BT-Agens einsetzbar, weil: Anzüchtung hoher Konzentrationen in Zellkultur möglich. Verbreitung als Aerosol möglich. Ggf. Herabsetzung der Inkubationszeit durch hohe Inokulation. Ggf. Veränderung der Mensch-zu-Mensch-Transmission und der Letalität durch hohe Virämiezahlen.
Infektiosität / Kontagiosität / Minimal infektionsauslösende Dosis	• Alle VHF-Viren sind als Aerosol hoch infektiös. • Angaben zur minimalen infektionsauslösenden Dosis liegen nicht vor.
Pathogenese	Zielorgan der hämorrhagischen Fieberviren ist die Gefäßwand – entsprechend sind die klinisch vorherrschenden Merkmale normalerweise eine Folge von mikrovaskulären Schädigungen und Veränderungen der Gefäßdurchlässigkeit. Darüber, welche Wirtsfaktoren oder viralen Charakteristika für die Krankheitsentstehung verantwortlich sind, bestehen abweichende Meinungen und Unsicherheiten. Bei den meisten VHF ist die Ätiologie der Koagulopathie multifaktoriell (z. B. Leberschädigung, Verbrauchskoagulopathie und primäre Knochenmarkschädigung der Megakaryozyten). Eine Beeinträchtigung der Nierenfunktion korreliert üblicherweise mit dem Grad der kardiovaskulären Funktionseinschränkung (Ausnahme: Hanta-Virus – Nierenversagen ist

	Teil des eigentlichen Krankheitsprozesses). Für **Lassa** gilt: • Vermutlich führt eine ineffiziente Immunantwort der Zytokine zu hohen Viruskonzentrationen. • Pro-entzündliche Zytokine in späten Krankheitsstadien sind wahrscheinlich verantwortlich für den hämorrhagischen Verlauf und den Schock.
Inkubationszeiten	Je nach Erreger 3–21 d (**Lassa** bis zu 3 Wochen).
Klinik	Fast alle Krankheitsverläufe zeigen im Anfangsstadium relativ unspezifische Symptome wie plötzlich auftretendes hohes Fieber, Muskelschmerzen, Erschöpfung, Kopf-, Hals- und Gliederschmerzen, gering injizierte Konjunktiven, leichte Hypotonie, Gesichtsrötung, ev. petechiale Blutungen. Fieber kann bis zu 16 Tage andauern und Temperaturen bis 41°C erreichen. Nicht alle Infizierten entwickeln eine hämorrhagische Verlaufsform (z. B. Lassa nur in etwa 1–5 %, Gelbfieber ca. 10–20%). Schwere Krankheitsverläufe zeigen Blutungen der Haut, innerer Organe oder aus Körperöffnungen wie Mund, Augen oder Ohren. Beim **Lassa-Fieber** kommt neben den allgemeinen genannten unspezifischen Symptomen auch häufig Durchfall vor. Hämorrhagische und neurologische Komplikationen (im Sinne einer Enzephalopathie) treten relativ selten auf – und wenn, dann auch erst sehr spät im Krankheitsverlauf. Taubheit ist eine häufige Folgeerscheinung nach schwerem Krankheitsverlauf. Häufig treten auch Pharyngitis und massive Ödeme sowie bei Kindern Anasarka auf.
Typischer Endpunkt	Die Sterblichkeit variiert von unter 1% (beim Rift-Valley-Virus) bis zu 90 % in einzelnen Ausbrüchen (bei Ebola, Marburg). Treten sekundäre oder tertiäre Krankheitsfälle auf, nimmt deren Letalität ab.

	Für **Lassa-Fieber** gilt: Unbehandelt (d. h. ohne Ribavirin i. v.): Letalität 76 %. Behandelt (d. h. mit Ribavirin i. v.): Letalität 9 %.
Immunität	Der Grad der Immunisierung scheint mit der Konzentration neutralisierender Antikörper zu korrelieren, die von einigen, aber nicht von allen VHF-Viren induziert werden. Experimente für einen Lassa-Impfstoff lassen hingegen vermuten, dass eher die T-Zellen für eine Immunität verantwortlich sind als die neutralisierenden Antikörper.

Differenzialdiagnostisch sollen folgende Erkrankungen in Erwägung gezogen werden:

- Andere Erreger viraler hämorrhagischer Fieber, Meningokokken-Sepsis bzw. andere Sepsisformen, Leptospirose, Rickettsiosen, hämorrhagische Formen des Rückfallfiebers, Typhus, ggf. bakterielle Ruhr, Malaria tropica, evtl. auch Intoxikationen.

4.10.3 Diagnostik

Neben Umweltproben, auf die hier nicht näher eingegangen wird, können zur Diagnostik folgende klinische Untersuchungsmaterialien herangezogen werden:

- Blut,
- Liquor,
- Urin,
- Punktate,
- Bioptate.

Angaben zu den grundsätzlichen Transport- und Aufbewahrungsbedingungen finden sich in Kapitel 3.3.

Auf Grund der Variabilität von RNA-Viren empfiehlt es sich, zur Absicherung der Diagnose zwei geeignete Labore parallel hinzuzuziehen. Vorgeschrieben für diagnostische Untersuchungen ist in allen Laboratorien die Sicherheitsstufe 4, lediglich für Hanta-Viren, Phleboviren (Rift-Valley-Fieber) und Flaviviren ist S-3 ausreichend.

Bernhard-Nocht-Institut für Tropenmedizin
Bernhard-Nocht-Straße 74
20359 Hamburg

Institut für Virologie der Universität Marburg
Robert-Koch-Str. 17
35037 Marburg

Robert Koch Institut
Zentrum für Biologische Sicherheit
Nordufer 20
13353 Berlin

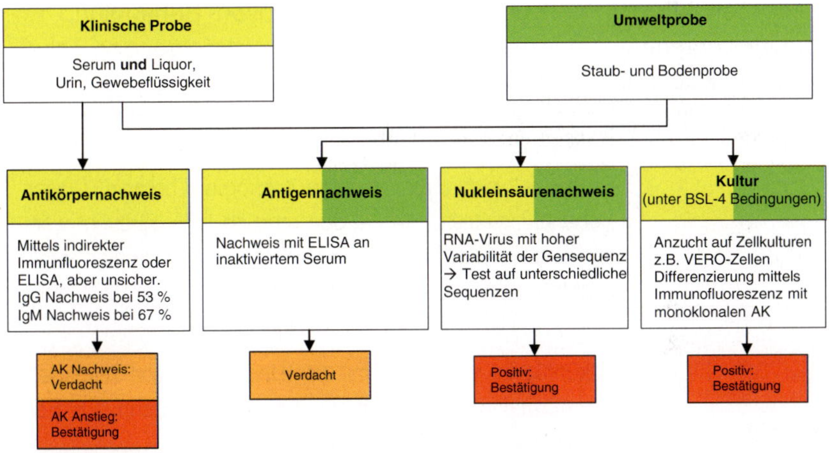

Abbildung 5: Schematische Darstellung der Diagnostik von VHF-Viren aus klinischen und Umweltproben

Mit einer begründeten Verdachtsdiagnose aus klinischem Material ist methodenbedingt innerhalb von 24 h zu rechnen (EM: 90 min – bei fixierter Probe 20 min, PCR 4–24 h).

Die klinische Probe gilt bei positiver Kultur, positivem Nukleinsäurenachweis und einem Antikörperanstieg als diagnostisch bestätigt.

Ergänzend zur infektiologischen Diagnostik sollten labormedizinische Untersuchungen durchgeführt werden. Folgende Befunde können sich zeigen:

- Leukopenie oder Leukozytose,
- Thrombozytopenie,
- erhöhter Transaminasen-Spiegel im Serum,
- Proteinurie.

4.10.4 Therapie

Bei den Therapieoptionen gegen VHF-Viren muss zwischen prophylaktischen Maßnahmen und der medikamentösen Behandlung Erkrankter unterschieden werden. Dies ist in den nachfolgenden Tabellen berücksichtigt.

Impfung	**Passive Immunisierung** Es handelt sich dabei um eine Antikörper-Therapie. Dieser Behandlungsansatz ist bei den meisten VHF versucht worden und war der begrenzten Verfügbarkeit antiviraler Medikamente geschuldet. Die Wirksamkeit ist fraglich. Der Impfstoff ist in Deutschland nicht verfügbar. Zukünftig ist vermutlich mit der Herstellung von humanen monoklonalen Antikörpern zu rechnen, die dann zur Behandlung eingesetzt werden können. **Aktive Immunisierung** Einen zugelassenen Impfstoff gibt es nur gegen das Gelbfiebervirus. Gegen andere durch VHF-Viren ausgelöste Erkrankungen sind keine Impfstoffe verfügbar. Die Gelbfieberimpfung ist als Prophylaxe für Reisende in Endemiegebiete Afrikas und Südamerikas vorgeschrieben. Weitere Impfstoffe befinden sich z. Z. in Entwicklungs- oder Prüfphasen (meist in den USA): • In Argentinien zugelassener attenuierter Lebendimpfstoff gegen Argentinisches HF hat sich im Tier- und Feldver-

	such als wirksam erwiesen und scheint auch gegen das Bolivianische HF zu schützen. • Inaktivierter und attenuierter Lebendimpfstoff gegen Rift-Valley-Fieber in Prüfung. • Vakzine gegen Hanta-Viren in Untersuchung, wird derzeit amerikanischem Laborpersonal angeboten. Ein weiterer, durch Formalin inaktivierter Impfstoff ist in Korea verfügbar, wird aber nach allgemeinen US-Standards als nicht akzeptabel angesehen. • Für eine Anzahl attenuierter Lebendstämme gegen Dengue beginnt die Phase 2 der Wirksamkeitsprüfung. Allerdings wird keiner der in Phase 1 oder 2 der Wirksamkeitsprüfung befindlichen Impfstoffe in absehbarer Zeit verfügbar sein. Für die verbleibenden VHF-Erreger ist die Verfügbarkeit von Impfstoffen noch weiter entfernt. Am Beispiel **Lassa-Fieber** zeigen tierexperimentelle Daten, dass: • nach Gabe von Totimpfstoffen zwar Antikörper gebildet wurden, die Tiere jedoch gegenüber einer anschließenden Infektion nicht geschützt waren. • nach Gabe verschiedener rekombinanter Impfstoffe Antikörper gebildet wurden und bei einer anschließenden Infektion nur leichte bis mittelschwere Krankheitszeichen und eine kurze Virämie auftraten, aber alle Tiere überlebten.
Prophylaktische Chemotherapie (prä-, peri- oder postexpositionell)	Derzeit gibt es keine anerkannte Chemoprophylaxe gegenüber VHF-Viren. Aus dem US-Verteidigungsministerium gibt es ein Protokoll für Hochrisiko-Kontaktpersonen von Patienten mit hämorrhagischem **Krim-Kongo-Fieber** über die versuchsweise orale Gabe von Ribavirin. Eine ähnliche Strategie wurde zur Postexpositionsprophylaxe für Hochrisiko-Kontaktpersonen von Patienten mit **Lassa-Fieber** vorgeschlagen.

	Indikation: Hochrisiko-Kontaktpersonen (d. h. direkte Exposition gegenüber Körperflüssigkeiten). Betroffene sollten während der Therapie unter Überwachung bleiben, um Nebenwirkungen des Medikaments (hauptsächlich Anämie) oder das Durchbrechen der klinischen Erkrankung nach Absetzten des Medikaments zu erkennen. **Therapieempfehlung:** Ribavirin i. v. (8 mg/kg, alle 8 h über insgesamt 14 d) bei **Lassa-Fieber.**
Behandlung Erkrankter	Für die Behandlung von VHF sind keine spezifischen Medikamente bekannt. • Lediglich bei der Behandlung von Arena- und Bunya-Viren weist Ribavirin positive Effekte auf, wenn es innerhalb von 6 Tagen i. v. verabreicht wird. Gegen Filo- und Flavi-Viren zeigt Ribavirin keine Wirkung. Die Behandlung besteht daher aus rein symptomatischen Maßnahmen bzw. intensivmedizinischen Bemühungen: • Flüssigkeitssubstitution bei hypotensiven Patienten – Cave: einige VHF bewirken einen Flüssigkeitsverlust über das pulmonale Kapillarsystem und können damit ein Lungenödem hervorrufen. • Ggf. Einsatz drucksteigernder Medikamente. • Sedativa und Analgetika zur Behandlung von Unruhe, Verwirrtheit, Muskelschmerzen, Hyperästhäsie. • Blutungen werden nach den gleichen Vorgaben wie bei systemischer Koagulopathie unter Überwachung des Gerinnungsstatus behandelt. Grundsätzlich gilt: • Der Einsatz von intravasalen Kathetern und invasiven hämodynamischen Überwachungsmaßnahmen sollte unter Abwägung der möglichen Vorteile gegen das Blutungsrisiko bedacht werden (Cave: ohne intravasale Ka-

	theter ist kaum eine Therapie möglich!). • Intramuskuläre Injektionen oder die Gabe von Aspirin oder Antikoagulantien sollte vermieden werden. • Invasive Eingriffe (Bronchoskopien, Blutabnahmen etc.) sollten auf das Nötigste beschränkt werden. • Alle Arbeiten müssen unter entsprechendem Eigenschutz (s. u.) durchgeführt werden. Für die Behandlung des Lassa-Fiebers werden in der Literatur folgende Angaben gemacht: Ribavirin i. v. bei Verdacht auf Infektion: 8 mg/kg alle 8 h über insgesamt 14 Tage. Ribavirin i. v. innerhalb von 7 Tagen nach Infektion: initial 30 mg/kg, gefolgt von 15 mg/k alle 6 h über 4 d, gefolgt von 7,5 mg/kg alle 8 h über 6 d. Stempidine (entwickelt zur Behandlung von HIV-1, HIV-2 und FIV) zeigte im Tierversuch eine gute Wirkung bei Gabe 24 h vor und 96 h nach einer Lassa-Infektion. Die Tiere entwickelten keine Krankheitszeichen, die Sterblichkeit konnte von 72 % auf 10 % gesenkt werden.

4.10.5 Präventionsmaßnahmen

Prävention	Vektorkontrolle: • z. B. Kontrolle der Nagetierpopulation, aber auch besserer Schutz der Nahrung vor Kontamination. Als Reiseprophylaxe ist bei den Viren, die durch Moskitos oder Zecken übertragen werden, ein Schutz vor entsprechenden Insektenstichen zu empfehlen. Der Kontakt zu Tieren (insbesondere Nagetieren) sollte vermieden werden.
Vakzination	Passive Immunisierung (d. h. Antikörpertherapie) gegen einige VHF möglich und – in Abhängigkeit der Konzentration neutralisierender Antikörper – wirksam. Allerdings nicht als Prophylaxe, sondern nur zu Therapiezwecken.

	Aktive Immunisierung: z. Z. ist lediglich Gelbfieberimpfstoff gegen HF zugelassen, andere Impfstoffe sind in Phase 1 oder 2 der Wirksamkeitsprüfung. Gegen viele VHF-Viren gibt es keinen Impfstoff. Immunität nach Gelbfieberimpfung: 10 Jahre.	
Meldepflicht	§ 6 IfSG: namentliche Meldung bei Krankheitsverdacht, Erkrankung oder Tod. § 7 IfSG: namentliche Meldung auch bei direktem oder indirektem Nachweis mit Hinweis auf akute Infektion. § 12 IfSG: Meldung an die WHO und das europäische Netzwerk.	
Eigenschutz beim Umgang mit Erkrankten	Personen, die Haut- oder Schleimhautkontakt mit Blut, Körperflüssigkeiten oder Ausscheidungen von Patienten mit VHF-Verdacht hatten, sollten die betroffenen Körperstellen unverzüglich mit Wasser und Seife waschen. Schleimhäute sollten ausgiebig mit reichlich Wasser oder Kochsalzlösung gespült werden. Patientenzimmer nur mit geeigneter Schutzausrüstung betreten (s. dazu auch Handbuch „Biologische Gefahren I – Handbuch zum Bevölkerungsschutz“).	
Absonderungsmaßnahmen	Ansteckungsverdächtige / Kontaktpersonen	Überwachung für die Dauer der Inkubationszeit hinsichtlich unspezifischer Symptome, Fieber und anderen klinischen Zeichen (2 × täglich Temperaturmessung). Auch auffällige Personen (z. B. Reisende, Betroffene eines Laborunfalls) können nach internationalen Gesundheitsvorschriften für maximal 6 Tage isoliert werden.
	Krankheitsverdächtige	Krankheitsverdächtige werden wie Erkrankte behandelt.

		Isolation und Beobachtung bis zur Bestätigung bzw. dem Ausschluss der Diagnose.
	Erkrankte	Bei Erkrankung an einem von Mensch zu Mensch übertragbaren HF: • strikte Isolierung in einer Sonderisolierstation in Zentren für hochkontagiöse, lebensbedrohliche Erkrankungen. Die Maßnahmen können aufgehoben werden, sobald der Patient fieberfrei ist und eine Virenausscheidung nicht mehr feststellbar ist.

4.11 Botulismus

Erkrankung: Botulismus
Toxin: Botulinumtoxin

Botulinumtoxin ist eines der stärksten bekannten Gifte. Seine LD_{50} liegt bei 0,001 Mikrogramm pro kg Körpergewicht. Auf Grund dieser hohen Toxizität von Botulinumtoxin wird der Erreger *Clostridium botulinum* als biologisches Kampfmittel in der Kriegswaffenliste geführt. Ein Angriff mit einem Aerosol ist das wahrscheinlichste Szenario für den Einsatz von Botulinumtoxin, daneben erscheint auch eine Sabotage von Lebensmitteln denkbar.
Erkenntnisse zu Botulinumtoxin als Biowaffe stammen aus militärischen Forschungen – die weitgehend nicht einsehbar sind – sowie dem terroristischen Einsatz des Toxins. Im Irak wurden nach Aussagen der UN mehr als 100 Geschosse mit ca. 10.000 Litern Botulinumtoxin abgefüllt und stationiert. Die Aum-Sekte in Japan stellte Botulinumtoxin her und versuchte bereits vor dem U-Bahn-Anschlag mit Sarin (Tokio, 1995) mehrfach, das Toxin auszubringen.

4.11.1 Informationen zum Toxin

Auf detailliertere Informationen zum Erreger *C. botulinum* wird nachfolgend weitgehend verzichtet.

Toxin	Botulinumtoxine sind hochgiftige Stoffwechselprodukte (Neurotoxine) des Bakteriums *C. botulinum* (grampositives, sporenbildendes Stäbchenbakterium, das ubiquitär in Boden- und Schlammproben nachgewiesen werden kann). Es sind 7 immunologisch verschiedene Toxintypen (A–G) bekannt, von denen A, B, E und F gesichert humanpathogen sind. • Toxin wird nur unter anaeroben Bedingungen von dem Erreger sekretiert. • Das Toxin besteht aus einer leichten und einer schweren Proteinkette (50 und 100 kDa), die über Disulfidbrücken miteinander verbunden sind. In die leichte Kette ist ein Zink-Ion eingebunden.

	• Das Toxin wird zusammen mit anderen Proteinen (Hämagglutinine und nicht-toxische-Nicht-Hämagglutinine) als Proteinkomplex sekretiert. Diese Proteine reduzieren den Abbau des Toxins während der Magen-Darm-Passage.
Pathogenese / Toxigenität	Nach oraler Aufnahme des Toxins erfolgen im alkalischen Milieu des Dünndarms die Dissoziation der Schutzproteine und die Freisetzung des Toxins. Über Resorption im Duodeum und Jejunum gelangt das Toxin in den Blutstrom und erreicht so die peripheren cholinergen Synapsen. Nach Bindung und Aufnahme an die präsynaptischen Nervenenden der neuromuskulären Endplatte wird die leichte Kette ins Zytosol geschleust, wo sie durch proteolytische Spaltung essentielle Moleküle für die Neurotransmitter-Ausschüttung (Acetylcholin) zerstört, was letztendlich zur Lähmung des Muskels führt. Physiologisch hat das Toxin eine enzymatische Wirkung. Die leichte Kette wirkt als Zink-Endopeptidase, die verschiedene Teile des synaptischen-Vesikel-Fusions-Komplexes (SNARE) spaltet und im Ergebnis zu einer Blockade der neuromuskulären Übertragung führt. <u>Cave:</u> das Toxin kann entweder direkt (als Reinsubstanz) aufgenommen oder nach der Aufnahme von Erregern bzw. Erregersporen gebildet werden.
Tenazität	**Toxin** Empfindlich gegenüber physikalischen, chemischen und Umwelteinflüssen: • Zerstörung nach 1 min bei 85°C oder 5 min bei 80°C. • Nahezu vollständige Inaktivierung des Toxins durch Zusatz von Chlor zum Trinkwasser (3 mg Chlor pro Liter). • Witterungsabhängiger Zerfall von aerosoliertem Toxin um 1–4% pro min (es kann somit angenommen werden, dass spätestens nach 2 Tagen kein Toxin mehr vorhanden ist). **Erregersporen** Unempfindlich gegenüber: • normalen Umwelteinflüssen,

	• Hitze (überleben z. B. 100°C länger als 2 h), Hitzeresistenz steigt bei hohem pH und niedrigem Salzgehalt eines Lebensmittels. Empfindlich gegenüber: • saurem Milieu (keimen nicht aus bzw. werden durch die Magensäure abgetötet), • Inaktivierung der Sporen erfolgt unter Druck bei feuchter Hitze bei 120°C für 30 min.
Natürliches Vorkommen	Der Erreger *C. botulinum* bzw. seine Sporen kommen ubiquitär im Boden sowie in Gewässerschlämmen vor. Unter anaeroben Bedingungen wird das Botulinumtoxin gebildet. Botulismus beim Menschen ist primär assoziiert mit Lebensmittelvergiftungen, Wundbotulismus und Säuglingsbotulismus (s. u.). Aerogen induzierter Botulismus kommt unter natürlichen Bedingungen nicht vor.
Risikogruppe	Säuglinge (< 12 Mon.), da durch das fehlende saure Magenmilieu Erreger bzw. Sporen nicht abgetötet werden können. Bei entsprechendem Kontakt (z. B. durch Süßen der Nahrung mit Sporen-kontaminiertem Honig) kann es zur Besiedelung des Darms durch Clostridien und so zum Säuglingsbotulismus kommen. Drogenabhängige können nach s. c. Injektionen Wundbotulismus entwickeln. Ansonsten keine besondere Risikogruppe. In Deutschland konnte durch entsprechende Maßnahmen in der Lebensmittelhygiene die Zahl der Fälle < 1 reduziert werden. Gefahr besteht insbesondere bei selbsthergestellten Wurstwaren bzw. Eingemachtem mit etwa 10–20 Fällen pro Jahr.

4.11.2 Informationen zur Erkrankung

Intoxikation	Dermal (an Wundrändern mit Hautverletzungen), oral oder inhalativ möglich.
Toxizität	Geschätzte LD_{50} für Toxintyp A bei der Maus: • 0,001 µg/kg bei intravenöser, subkutaner oder intraperitonealer Verabreichung, • 0,003 µg/kg bei Inhaltation.
Inkubationszeit	Die Inkubationszeit variiert in Abhängigkeit vom Toxintyp und der Dosis zwischen wenigen Stunden und 10 oder mehr Tagen.
Klinik	Botulismus beim Menschen wird verursacht durch die Toxintypen A, B, E und in seltenen Fällen F. Von einer erkrankten Person geht kein Infektionsrisiko aus, da eine Mensch-zu-Mensch-Übertragung ausgeschlossen werden kann. Der klinische Verlauf ist weitgehend unabhängig von der Infektionsroute: • Akute, fieberlose Erkrankung. Bei einer oralen bzw. lebensmittel-bedingten Botulinumtoxin-Vergiftung meist unspezifische gastrointestinale Symptomatik mit Übelkeit, Erbrechen und Durchfall. Gegebenenfalls ausgeprägte Mundtrockenheit. • In der Regel symmetrisch absteigende schlaffe Lähmung, am Kopf beginnend. Der Primär-Symptomkomplex einer Bulbärparalyse beinhaltet Diplopie (Doppelbildsehen), Dysphagie (Schluckstörungen), Dysphonie (Stimmklangveränderungen) und Dysarthrie (Sprechstörungen). • Erste Lähmungserscheinungen treten in der Regel an den Augenmuskeln auf und führen initial zu Augenflimmern, unscharfem Sehen und Lichtscheu. Es treten Akkommodationsstörungen auf. Die Pupillen sind meist erweitert und nicht lichtreagibel. • Lähmungen im Bereich der Feinmotorik der Hand sind

	gekennzeichnet durch ein verändertes Schriftbild – in frühen Erkrankungsstadien kann deshalb eine Schreib- und Leseprobe wegweisend sein. • Durch Lähmungen der Schlundmuskulatur kommt es zu einem Versagen des Hustenschutzreflexes. Dies führt in 20 % der Fälle zur Aspiration von Mageninhalt und damit zu einer schweren Schädigung der Lunge. Der Ausfall des Würgreflexes beim Berühren des Zäpfchens am Gaumen kann wegweisend sein. • Bei Lähmungen der Atemmuskulatur muss mit einer plötzlich beginnenden Ateminsuffizienz gerechnet werden. • Eine Beteiligung des Darmes führt häufig zu Verstopfung und kann ggf. auch in einem Ileus enden. • Bei zunehmender Lähmung kommt es zu einem Verlust der Kopfkontrolle, Kreislaufstörungen und einer generellen Schwäche. • Da die Toxine die Blut-Hirn-Schranke nicht passieren, ist der Betroffene während des gesamten Krankheitsverlaufs bei klarem Bewusstsein. • Als Begleitsymptome können Blutdruckabfall sowie kardiovaskuläre und urologische Fehlfunktionen auftreten. • Die Muskeleigenreflexe können vorhanden, aber auch aufgehoben sein. **Lebensmittelbedingter Botulismus:** • Im Vordergrund stehen die gastrointestinale Symptomatik und eine Bulbärparalyse. **Wundbotulismus:** • Meist nach nicht-steriler, paravenöser Injektion in Spritzenabszesse bei Drogenabhängigen. *C. botulinum* vermehrt sich in kontaminierten Wunden unter Luftabschluss und bildet das Toxin. Einzige Form des Botulismus, bei der die Erkrankung mit Fieber einhergeht (als Reaktion auf die Wundinfektion).

	Inhalationsbotulismus: • Tritt natürlicherweise nicht auf. In der Literatur ist ein Zwischenfall aus einem tierexperimentellen Labor beschrieben, bei dem 3 Mitarbeiter durch Einatmen von „Toxinstaub“ an Botulismus erkrankt sind. Auf Grund des dokumentierten späten Wirkungseintrittes könnte es sich aber auch um eine verzögerte orale Aufnahme abgehusteten Toxins handeln. • Tierexperimentelle Untersuchungen zeigen, dass eine Aufnahme des Toxins über die Lunge möglich ist. Untersuchungen zur inhalativen Aufnahme des Toxins stammen jedoch weitgehend aus militärischen Forschungen und sind nicht einsehbar.
Typischer Endpunkt	• Bei unbehandelten Patienten tritt der Tod durch Atemlähmung ein. • Nach überstandener Erkrankung können die Patienten jahrelang an körperlicher Schwäche und Atemnot leiden. Die Wiederherstellung der neuromuskulären Verbindungen kann viele Monate beanspruchen. • Über Therapieerfolge bei inhalativem Botulisms liegen keine Erfahrungen vor.
Immunität	Ob eine Immunität entsteht, ist unklar. Aus Tierexperimenten kann abgeleitet werden, dass die toxische Dosis niedriger ist als die immunogene Dosis, d. h. höhere Dosen Botulinum-Toxoid können zwar eine Immunität erzeugen, natürliche Intoxikationen erfolgen aber mit geringen Dosen des nativen Proteins, und hier bleibt eine Immunität oft aus. Aus der therapeutischen Anwendung von Botulinumtoxin (Botox) in der Dermatologie bzw. Neurologie ist bekannt, dass in seltenen Fällen Patienten Antikörper gegen das Botulinumtoxin bilden.

Folgende Differenzialdiagnosen sollten in Erwägung gezogen werden:

Lebensmittelbedingter Botulismus:

Guillain-Barré-Syndrom, Lambert-Eaton-Rooke- und andere paraneoplastische Syndrome, Myasthenia gravis, allgemeine Muskelschwäche, Magnesium-Intoxikation, Hyperkalzämie, Hypokaliämie.

Inhalativer Botulismus:

Tetanus – vor allem bei Neugeborenen.

Wundbotulismus:

Andere Abszess-Ursachen (Cave: bei polytoxikomanen Patienten ist die Diagnose auf Grund des oft schlechten Allgemeinzustandes erschwert), Tetanus – vor allem bei Neugeborenen.

4.11.3 Diagnostik

Die spezielle Clostridiendiagnostik bei Botulismus setzt eine klinische Verdachtsdiagnose voraus. Neben Umweltproben und verdächtigen Speiseresten, auf die hier nicht näher eingegangen wird, können zur Diagnostik folgende klinische Untersuchungsmaterialien herangezogen werden:

- Serum,
- Wundabstriche (bei Wundbotulismus),
- Stuhl (bei Säuglings- und lebensmittelbedingtem Botulismus),
- Mageninhalt / Erbrochenes,
- Bronchiallavage (bei inhalativem Botulismus),
- Abstrich der nasalen Schleimhaut (bei inhalativem Botulismus).

Angaben zu den grundsätzlichen Transportbedingungen finden sich in Kapitel 3.3.

Die Diagnostik kann in folgenden Laboratorien durchgeführt werden:

Robert Koch Institut
Zentrum für Biologische Sicherheit
ZBS 3 – Mikrobielle Toxine
Nordufer 20
13353 Berlin

Konsiliarlaboratorium für anaerobe Bakterien:

Zentrum für Infektionsmedizin
Institut für Medizinische Mikrobiologie
und Infektionsepidemiologie
Universität Leipzig
Liebigstraße 240
04103 Leipzig

Konsiliarlaboratorium für gastrointestinale Infektionen (bakteriell) – Nachweis von Toxinen:

Institut für Medizinische Mikrobiologie
und Hygiene
Klinikum der Universität Freiburg
Hermann-Herder-Straße 11
79104 Freiburg

Konsiliarlabor für *Clostridium difficile*:

Institut für medizinische Mikrobiologie
und Hygiene
Johannes Gutenberg-Universität Mainz
Hochhaus am Augustusplatz
55101 Mainz

Ggf. können auch Landeslabore für Lebensmittelsicherheit den Toxin-Nachweis erbringen.

Mit einer begründeten Verdachtsdiagnose aus klinischem Material ist methodenbedingt je nach Toxingehalt nach 8 h bis zu 5 und mehr Tagen zu rechnen.

Nach DIN 10 102 gilt eine klinische Probe als diagnostisch bestätigt, wenn entweder das Toxin im Serum, einer anderen klinischen Probe oder in Restn von verzehrten Lebensmitteln des Patienten mit dem Maus-Bioassay nachgewiesen wurde oder die Anzucht von toxinbildendem *C. botulinum* aus Stuhl oder einer anderen Probe gelang. Ein Nachweis des Toxins mittels PCR zählt nach DIN 10 102 nicht, wird aber in vielen Publikationen als ausreichend angesehen. Ein wahrscheinlicher Botulismusfall liegt vor, wenn andere Fälle mit vergleichbarem klinischen Verlauf und epidemiologischem Zusammenhang auftreten (Amtsblatt der Europäischen Gemeinschaften, L84, 3.4.2002; 44). Immunologische und spektroskopische Toxinnachweise werden z. Z. weltweit etabliert, mit ihnen ist es möglich, das Toxin innerhalb von Stunden nachzuweisen. So verfügen die CDC u. a. über einen MS-basierten Nachweis der Botulinumtoxine, das Robert Koch-Institut u. a. über Sandwich-ELISA-Systeme, die ergänzend zum Maus-Bioassay eingesetzt werden.

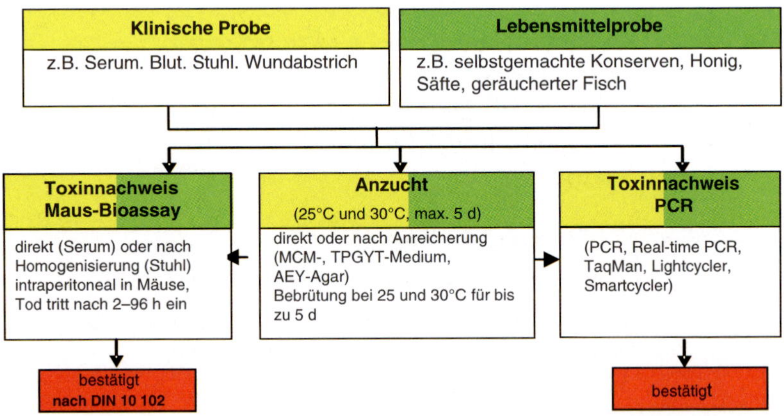

Abbildung 6: Schematische Darstellung der Diagnostik von Botulinumtoxin aus klinischen und Umweltproben

Beim lebensmittelassoziierten Botulismus wird das Toxin rasch aus dem Blut absorbiert (innerhalb von ca. 24 h bis 48 h), im Anschluss erscheint der Toxinnachweis aus dem Serum nicht mehr sinnvoll. Eine Serumprobe sollte möglichst sofort nach Eintreffen in der Klinik genommen werden. Zur Labordiagnostik inkl. Toxintypisierung werden ca. 10 ml Serum benötigt. Bei Patienten mit Wundbotulismus oder Säuglingsbotulismus kommt es bis zur Entfernung der Clostridien zu einer kontinuierlichen Ausschüttung des Toxins. Solange sich der Erreger im Körper befindet, können Serumproben genommen werden und eine Antitoxingabe ist zu bedenken.

4.11.4 Therapie

Botulismus ist ein medizinischer Notfall, der bereits bei Verdacht zu einer Hospitalisierung und intensivmedizinischen Überwachung führen muss.

Bei begründetem Verdacht auf eine Intoxikation und Hinweisen auf einen schweren Verlauf (kurze Inkubationszeit, starke Symptomausprägung), sollte auch vor mikrobiologisch-toxikologischer Bestätigung der Diagnose Antiserum verabreicht werden.

Nachfolgend sind die möglichen Therapieoptionen aufgelistet.

Antitoxin	• In Deutschland ist ein trivalentes „Botulismus-Antitoxin Behring" zugelassen, wirksam gegen die Toxintypen A, B und E. In anderen Ländern ist auch ein heptavalentes Antitoxin (gegen die Typen A–G) erhältlich. • Die Antitoxingabe kann nur das Fortschreiten der Erkrankung verhindern, da bereits gebundenes Toxin nicht erreicht wird. • Die Antitoxingabe sollte nur nach vorheriger Allergietestung und Abwägung möglicher Risiken und Nebenwirkungen erfolgen. Indikation • Begründeter Verdacht auf Botulismus. • Bei protrahierter Diagnosestellung ist eine Antitoxingabe deshalb nur sinnvoll, wenn der Verdacht auf eine

	weitere Toxinaufnahme über den Darm besteht. Hinweisend kann hier eine hartnäckige Obstipation bzw. eine Verschlechterung der Erkrankung sein. **Dosierung** • Dosierung: initial 2 × 250 ml Antiserum i. v., weitere Gaben sind bei stabilem klinischen Verlauf nicht notwendig. **Nebenwirkungen** • Als Nebenwirkungen können auftreten: kurzzeitiger Temperaturanstieg, Hautrötung, Juckreiz, Erbrechen, Kopfschmerzen, Atem- und Kreislaufbeschwerden oder Serumkrankheit. • Dem Antitoxinhersteller wurden für einen 10-Jahreszeitraum bei insg. 2.000 verkauften Einheiten nur 3 unerwünschte Arzneinebenwirkungen gemeldet. Literaturdaten aus dem angelsächsischen Raum weisen jedoch auf eine Nebenwirkungsrate von ca. 9 % hin. • Die Dosierungsempfehlungen des deutschen Präparates sind um ein Vielfaches höher als in der oben erwähnten angelsächsischen Studie, so dass ggf. mit einer deutlich höheren Rate an Nebenwirkungen gerechnet werden muss.
Magenspülung	• Zur Ausschwemmung nicht gebundenen Toxins bis zu 1 (max. 2) h nach Toxinaufnahme sinnvoll. • Da mit eingeschränkten Schutzreflexen zu rechnen ist, Magenspülung unter Intubationsbedingungen durchführen.
Laxantien	• Ggf. sinnvoll bei noch ausreichender Darmmotorik.
Aktivkohle	• Ggf. sinnvoll bei noch ausreichender Darmmotorik.
Unterstützung der Darmmotilität	**Indikation:** Toxinbedingte Darmatonie oder anhaltende Obstipation. • Carbachol als direktes Parasympathomimetikum. • Cerulid mit direkter Wirkung auf die glatte Muskulatur.

Acetylcholinesterasehemmer	• Nur sinnvoll bei wiederkehrender Acetylcholinausschüttung.
Antibiotika	• Nur bei Wund- und Darmbotulismus indiziert. • Mittel der Wahl: Penicillin (nach chirurgischer Wundreinigung), zur Vermeidung eines erneuten Wachstums von Clostridien oder der Bildung von Abszessen. • Gleichzeitige Gabe von Antitoxin sinnvoll, da durch Antibiotika-assoziierte Lyse von intraluminalem *C. botulinum* die Toxinmenge erheblich und schlagartig erhöht werden kann.
Supportiv-Therapie	Stabilisierung von • Flüssigkeits- und Elektrolythaushalt, • Blutdruck, • Sauerstoffversorgung.
Beatmung	• Bei Beeinträchtigung der Atemmuskulatur frühzeitig einleiten. • Ggf. über mehrere Monate notwendig. • Bei eingeschränkter Atemtätigkeit ohne Indikation zur Beatmung ist ein intensives Atemtraining (CPAP) als Pneumonieprophylaxe sinnvoll.

Cave: Gabe von Atropin kann die Symptomatik verschlechtern.

4.11.5 Präventionsmaßnahmen

Prävention	Sachgerechte Lagerung, Herstellung und Verarbeitung von Lebensmitteln, insbesondere Gemüsekonserven sowie getrocknete oder geräucherte Fleisch- bzw. Fischprodukte. Nähere Informationen dazu sind in einem Merkblatt des Bundesinstituts für Risikobewertung zusammengestellt (http://www.bfr.bund.de/cm/238/hinweise_fuer_verbraucher_zum_botulismus_durch_lebensmittel.pdf).

Antitoxin	In Deutschland ist ein trivalentes „Botulismus-Antitoxin Behring" gegen die Toxintypen A, B und E zugelassen. In anderen Ländern ist auch ein heptavalentes Antitoxin (gegen die Typen A–G) erhältlich.
Meldepflicht	§ 6 IfSG: namentliche Meldung bei Krankheitsverdacht, Erkrankung oder Tod. § 7 IfSG: namentliche Meldung auch bei direktem oder indirektem Nachweis des Erregers oder der Toxine mit Hinweis auf akute Infektion.
Eigenschutz beim Umgang mit Erkrankten	Kein spezieller Eigenschutz notwendig. Lediglich bei Verdacht auf weiterbestehende Aerosolexposition sind FFP-3-Masken oder gebläseunterstützte Filtergeräte (z. B TMP3 oder TH3P) erforderlich. Hierbei sind die notwendigen Voraussetzungen sowie die G26-Untersuchung zu beachten. Für Pflegepersonal im Krankenhaus gelten die üblichen Hygiene-Maßnahmen.
Absonderungsmaßnahmen	Nicht notwendig, da es sich nicht um eine ansteckende Krankheit handelt.

4.12 Ricin

Erkrankung: Ricin-Vergiftung
Toxin: Ricin

Ricin wird ein hohes terroristisches Potenzial zugeschrieben, da es leicht verfügbar, leicht zu gewinnen und gut bekannt ist. Es lässt sich in flüssiger, kristalliner oder – durch Gefriertrocknung – in Pulverform herstellen. Ricin könnte somit als Aerosol verteilt, injiziert oder zur Vergiftung von Wasser oder Lebensmitteln Verwendung finden.

Es war Bestandteil des *Biological Warfare*-Programms der USA und wurde zur Entwicklung der so genannten W-Bombe (W als Codewort für Ricin) im 2. Weltkrieg genutzt, die jedoch nicht eingesetzt wurde. Mittels Ricin wurden gezielte Morde durchgeführt bzw. Mordversuche geplant. Der bekannteste ist der Anschlag auf den Exilbulgaren Markov 1978 in London, dem mittels einer Regenschirmspitze eine Metallkugel mit Ricin ins Bein injiziert wurde.

Die Möglichkeiten für einen Großeinsatz von Ricin erscheinen jedoch eher begrenzt, da beim Einsatz in Aerosolform außerordentlich große Mengen nötig wären, um einen flächendeckenden Effekt zu erzielen.

4.12.1 Informationen zum Toxin

Toxin	Zytotoxin aus den Bohnen von *Ricinus communis*, gehört zur Gruppe der Lektine (Glykoprotein). • Farb- und geruchlos. • Besteht aus 2 gleich großen Proteinketten (A und B), die über Disulfidbrücken miteinander verbunden sind. • Molekulargewicht 64–66 kDa.
Toxikogenität	Durch Bindung der B-Kette an zellwandständige Glykoproteine und Glykolipide Aufnahme des Toxins in das Endoplasmatische Retikulum über Endozytose. Nach dem Transport ins Zellinnere greift die enzymatisch aktive A-Kette (Glykosidaseaktivität) die 28S-Untereinheit der Ribosomen an und unterbricht damit die

	Proteinbiosynthese, was letztendlich zum Zelltod führt.
Tenazität	Stabil bei: • Raumtemperatur in wässriger Lösung über lange Zeit. Empfindlich gegenüber: • Hitze (50°C über 1 h bzw. 80°C über 10 min), • Chlor (100 mg/l freies aktives Chlor über 20 min), • Waschen mit Wasser und Seife.
Natürliches Vorkommen	Der Wunderbaum *Ricinus communis*, ursprünglich im tropischen Afrika endemisch – inzwischen jedoch weltweit in tropischen und gemäßigten Klimaten heimisch – wird zur Gewinnung von Rizinusöl (Castoröl), das als technischer Schmierstoff dient, genutzt. Alle Teile der Pflanze sind giftig, der Ricingehalt des Pressrückstandes der Samen ist mit 3–5 % am höchsten.
Risikogruppe	Keine besondere, am ehesten Kinder, die akzidentell mit Teilen der attraktiven Zierpflanze in Kontakt kommen (Blätter, Bohnen).

4.12.2 Informationen zur Erkrankung

Intoxikation	Dermal, oral, inhalativ oder parenteral möglich.
Toxizität	LD_{50} kann speziesspezifisch um mehrere Zehnerpotenzen schwanken. In Abhängigkeit von der Applikationsform steigt die Toxizität in folgender Reihenfolge an (falls vorhanden, sind die aus tierexperimentellen Untersuchungen abgeleiteten Zahlenwerte angegeben): • dermale Applikation (25 µg/kg), • orale Aufnahme (tödliche Verläufe ab einem Verzehr von 3 Bohnen beschrieben – daraus abgeleitete letale Dosis: 1 mg/kg), • Inhalation (humantoxische LD_{50}: 3 µg/kg – abgeleitet aus tierexperimentellen Untersuchungen), • parenterale Applikation.

Inkubationszeit	Abhängig von der Dosis und der Art der Exposition: **Dermale Intoxikation** • Keine genauen Daten bekannt. Wenige klinische Fälle zeigen eine Latenzzeit von ca. 20 h nach intensivem Kontakt mit dem Toxin bis zum Auftreten erster Symptome. **Orale Intoxikation** • Nach Aufnahme von bereits beschädigten Bohnen erste Allgemeinsymptome nach ca. 48 h. **Inhalative Intoxikation** • Keine genauen Daten bekannt. Im Tierversuch treten allgemeine Entzündungszeichen nach Aerosolexposition mit einer Latenz von mehreren Stunden auf. • Für den Menschen wird angenommen, dass die Latenzzeit bis zum Auftreten von klinischen Symptomen und dem Eintreten des Todes länger als bei parenteraler Aufnahme, aber kürzer als bei oraler Intoxikation ist (5–48 h). **Parenterale Intoxikation** • Bei nicht letaler Dosis Auftreten von Allgemeinsymptomen nach Stunden. • Bei letaler Dosis (i. m. oder s. c.) sofortiger Schmerz an der Injektionsstelle, nach wenigen Stunden lokale Nekrose, Tod innerhalb von Stunden bis zu wenigen Tagen. Im Fall Markov erste Allgemeinsymptome nach 5 h, Tod nach 72 h.
Klinik	**Dermale Intoxikation** Allergische Reaktionen mit Juckreiz, Urtikaria und Blasenbildung können auftreten. Ggf. auch entzündliche Hautveränderungen mit Lymphangitis. Bei sehr intensivem Kontakt ev. auch Erbrechen und Bauchschmerzen möglich. Ricin kann über die gesunde Haut nur in geringen Mengen aufgenommen werden. Resorptionssteigerung bei Verletzungen oder unter Zuhilfenahme eines Lösungsmittels (z. B.

	DMSO). **Orale Intoxikation** Keine Intoxikationserscheinungen beim Verschlucken von ganzen Bohnen auf Grund der harten, wasserundurchlässigen Schale. Bei Aufnahme zerkauter bzw. beschädigter Bohnen: Übelkeit, Erbrechen, Schleimhautreizung, gastrointestinale Blutungen, Koliken, Durchfälle bei nekrotisierender Gastroenteritis, Mydriasis, Fieber, Tachykardie, Unruhe, Exsikkose, Krampfanfälle und im Endstadium Multiorganversagen. **Inhalative Intoxikation** Humane Daten von Arbeitern, die Rizinusbohnenstaub inhaliert haben, zeigen allergische Reaktionen mit Schleimhautschwellung in Mund und Nase, konjunktivale Reizung, Urticaria, Bronchospasmus. Tierversuche mit Ricin-Aerosolen führten zu allgemeinen Entzündungszeichen (Leukozytose), zunehmendem Lungenödem, Pleuraergüssen, Azidose, Hypoxie. Histologisch Zeichen der diffus nekrotisierenden Pneumonie, akute Tracheiitis, peribronchiale Ödeme und stark eitriger mediastinaler Lymphadenitis. **Parenterale Intoxikation** Nach Injektion (s. c. oder i. m.) einer letalen Dosis sofortige Schmerzen an der Injektionsstelle und mit dosisabhängiger Latenz (wenige Stunden) lokale Nekrose der regionalen Lymphknoten, Schwächegefühl, Fieber, Übelkeit, Erbrechen, mäßige Leukozytose, gastrointestinale Blutungen, Hepatitis, Nephritis, DIC und Multiorganversagen.
Typischer Endpunkt	**Dermale Intoxikation** Keine tödlichen Verläufe in der Literatur beschrieben. Folgenlose Ausheilung nach symptomatischer Therapie.

	Orale Intoxikation Geschätzte Letalität unbehandelt: 8 %. Geschätzte Letalität behandelt: 0,4 %. **Inhalative Intoxikation** Für den Menschen keine verlässlichen Daten vorhanden. Extrapolierte Daten aus tierexperimentellen Untersuchungen zeigen sehr hohe Abweichungen und werden deshalb nicht aufgeführt. **Parenterale Intoxikation** Für den Menschen keine verlässlichen Daten vorhanden. Extrapolierte Daten aus tierexperimentellen Untersuchungen zeigen so hohe Abweichungen, dass eine Nennung nicht zielführend wäre.
Immunität	Wird eine Ricin-Exposition überlebt, sind spezifische Antikörper nachweisbar – allerdings finden sich keine Daten über die klinische Bedeutung dieser Antikörper.

Folgende Differenzialdiagnosen sollten in Erwägung gezogen werden:

Bei pulmonaler Symptomatik:

Intoxikationen mit anderen Toxinen oder Chemikalien, die ebenfalls eine nekrotisierende Pneumonie verursachen können, z. B. Staphylokokken-Enterotoxin-B, Phosgen (hier jedoch starke Schleimhautreizung und typischer heuartiger Geruch), Paraquat, α-Naphthylthiourea.

Nach oraler Aufnahme:

Auf Grund der unspezifischen Symptomatik kommen auch andere Toxine (z. B. Bakterientoxine) in Betracht.

4.12.3 Diagnostik

Neben Umweltproben, auf die hier nicht näher eingegangen wird, können zur Diagnostik folgende klinische Untersuchungsmaterialien herangezogen werden:

- Blut,
- Abstrichmaterial,
- Bioptate (z. B. Gewebeproben),
- Magenaspirat.

Angaben zu den grundsätzlichen Transport- und Aufbewahrungsbedingungen finden sich in Kapitel 3.3.

Toxikologische Untersuchungen können im Robert Koch-Institut, im WIS Munster sowie im Institut für Phytochemie in Witten durchgeführt werden. Diese Labore haben einige Erfahrung in der Diagnostik. Ein Referenz- oder Konsiliarlabor für Ricin-Diagnostik gibt es nicht.

Robert Koch-Institut
Zentrum für Biologische Sicherheit
ZBS 3 – Mikrobielle Toxine
Nordufer 20
13353 Berlin

Wehrwissenschaftliches Institut für Schutztechnologien – ABC-Schutz (WIS)
Humboldtstraße
29633 Munster

Prof. U. Pfüller
Institut für Phytochemie
Universität Witten/Herdecke
Stockumer Straße 10
58448 Witten

Mit einer begründeten Verdachtsdiagnose aus klinischem Material ist methodenbedingt frühestens nach 8–48 Stunden zu rechnen.

Die klinische Probe gilt als diagnostisch bestätigt, wenn das Toxin nachgewiesen wurde. Der Nachweis erfolgt mittels immunologischer Verfahren (ELISA, Immunoblot) und funktionell im Zellkulturassay, hier sind zur Verifizierung blockierende Antikörper gegen Ricin nötig, um von anderen Toxinen (Shiga-Toxine, Abrin) zu differenzieren. Bei der oralen Aufnahme der Bohnen ist die Untersuchung von Mageninhalt, Erbrochenem bzw. Stuhl und eventuellen Bohnenresten ratsam, bei der Ausbringung als Aerosol eine BAL sowie die Untersuchung von Umweltproben.

Ergänzend zur toxikologischen Untersuchung sollten folgende Untersuchungen durchgeführt werden:

- Labormedizinisch: großes Blutbild, Entzündungsparameter, Leberwerte, Nierenretentionswerte, serielle Blutgasanalyse (bei inhalativer Exposition).
- Radiologisch: Röntgen-Thorax (bei inhalativer Exposition).

4.12.4 Therapie

Über 150 Präparate wurden getestet, um die hemmende Wirkung von Ricin auf die Proteinbiosynthese zu verhindern. *In vitro* Erfolg versprechende Agenzien wie AZT, Brefeldin-A und D-Galactose-Derivate konnten im Tierversuch keinen protektiven Effekt zeigen. Deshalb muss die Therapie symptomatisch ausgerichtet sein und sollte stationär bzw. bei Bedarf auch intensivmedizinisch erfolgen.

Nachfolgend sind die jeweiligen Therapieoptionen für die unterschiedlichen Intoxikationsformen aufgelistet.

Dermale Intoxikation	Lokale Dekontamination (Entfernen von Ricin von der Hautoberfläche, z. B. Waschen mit Wasser und Seife). Antihistaminika, Kortikosteroide bei allergischer Reaktion. Bei lokaler Lymphangitis: Ethacridinlactat-Umschläge, Hochlagerung, ggf. i. v. Antibiose zur Vermeidung von Sekundärinfektionen.
Orale Intoxikation	Magenspülung innerhalb von 1 h nach Toxinaufnahme sinnvoll. Gabe von Aktivkohle so früh wie möglich (bis maximal 12 h nach Toxinaufnahme). Ggf. Abführmittel. Sorgfältige Flüssigkeits- und Elektrolytbilanz. Adäquate Analgesie. Cave: Ricin ist nicht dialysierbar, und auch eine forcierte Diurese trägt nicht zur beschleunigten Elimination bei.
Inhalative Intoxikation	Sorgfältige Flüssigkeits- und Elektrolytbilanz, ggf. Einsatz von Diuretika und Alkalisierung des Urins. Sauerstoffgabe, ggf. maschinelle PEEP-Beatmung. Kreislaufstabilisierung. Einsatz von Steroiden, C1-Esterasehemmern, Antibiotika zur Vermeidung von Sekundärinfektionen, Bronchospasmolytika. Adäquate Analgesie.
Parenterale Intoxikation	Sorgfältige Flüssigkeits- und Elektrolytbilanz. Adäquate Analgesie. Frühzeitige Behandlung einer DIC.

4.12.5 Präventionsmaßnahmen

Prävention	Direkten Kontakt mit Pflanzenteilen von *Ricinus communis* vermeiden. Bei Aerosolen oder Staubentwicklung kann eine FFP-3-Maske

	die Aufnahme des Toxins verhindern.
Vakzination / Antitoxin	Ein Impfstoff oder ein Antitoxin sind noch nicht verfügbar, befinden sich aber in der Entwicklung.
Meldepflicht	Besteht nicht gem. IfSG. Bei symptomatisch auffälligen Personen, zeitgleich und/oder an unterschiedlichen Orten, sollten die zuständigen örtlichen oder zentralen Behörden (BfR) kontaktiert werden.
Eigenschutz beim Umgang mit Erkrankten	Intoxikation durch direkten Kontakt zu Erkrankten nicht möglich. Eigenschutz nur notwendig bei Personen mit dermaler Kontamination bis nach erfolgreicher Dekontamination.
Absonderungsmaßnahmen	Nicht notwendig, da es sich nicht um eine ansteckende Erkrankung handelt.

4.13 SEB (Staphylokokken-Enterotoxin-B)

Erkrankung: SEB-Vergiftung
Toxin: Staphylokokken-Enterotoxin-B

Staphylokokken-Enterotoxinen wird ein hohes terroristisches Potenzial zugeschrieben, da die toxinproduzierenden Erreger (*Staphylokokken*) leicht verfügbar und relativ gut auszubringen sind. Eine Kontamination z. B. von Lebensmitteln oder Trinkwasser kann direkt durch toxinproduzierende Staphylokokken-Subtypen erreicht werde, da bei schneller Vermehrungsrate in kurzer Zeit ausreichend Toxin zur Vergiftung akkumuliert werden kann. Toxine (hier vor allem SEB) können aber auch isoliert werden und sind dann als Reinsubstanz oder Gemisch als Ausgangsstoff für eine Aerosolierung oder eine direkte Kontamination von Lebensmitteln oder Trinkwasser verfügbar.

In der Literatur wird über einen gezielten Anschlag der US Army Chemical Corps' Special Operations Division auf den deutschen Reichsminister Hjalmar Schacht berichtet, der vorübergehend zu schweren Verdauungsstörungen und damit zu Handlungsunfähigkeit geführt haben soll. Des weiteren wurde 2004 eine Kontamination von Banknoten mit SEB bekannt, vermutlich sollte so der Diebstahl des Geldes erschwert werden. Polizisten öffneten im Rahmen einer Routinekontrolle Plastiksäcke, in denen das Geld verpackt war und erkrankten kurze Zeit später an einer SEB-Inhalationssymptomatik.

4.13.1 Informationen zum Toxin / Erreger

Da SEB-Vergiftungen sowohl nach der direkten Aufnahme von Toxinen als auch nach Aufnahme der Erreger mit nachfolgender Toxinbildung entstehen können, sind in der Tabelle Informationen zum Erreger und dem Toxin gesondert aufgeführt.

Erreger	Staphylokokken sind grampositiv, unbegeißelt, unbeweglich, Katalase-positiv, fakultativ anaerob und haben einen Durchmesser von 0,5–1,5 µm.

	Sie bilden keine Dauerformen, gehören aber zu den widerstandsfähigsten Erregern unter den nicht sporenbildenden Bakterien. Können außerhalb des Körpers wochenlang überlebens- und vermehrungsfähig bleiben. Sie haben eine schnelle Wachstumsrate und eine hohe Anpassungsfähigkeit, die insbesondere im Hinblick auf Resistenzmutationen und die Aufnahme von Resistenzgenen als Grundlage der Entwicklung von Antibiotikaresistenzen dienen (mehrfach resistente Krankenhausstämme). Die wichtigsten humanpathogenen Arten sind: *S. aureus* (größte Bedeutung), *S. epidermidis, S. intermedius* und *S. saprophyticus.* Staphylokokken gehören zur normalen Begleitflora des Menschen und finden sich auf der Haut und den Schleimhäuten (v. a. im Nasenrachenraum, aber auch im Darm). Staphylokokken können bilden: • der Zellwand aufgelagerte Proteine (z. B. Protein A, Fibrinogenrezeptoren, Fibronektinrezeptoren, Sialoprotein-Bindeprotein, Kollagenbindeprotein). • Exotoxine (z. B. Koagulase, Hämolysine, Hyaluronidase, TSST1), Enterotoxine (19 als Enterotoxine eingestufte Superantigene, von denen SEA, SEB, SEC und SED Bedeutung für die Intoxikationen haben), Leucocidine. Einige dieser Toxine werden vorrangig von bestimmten Sub-Populationen der Spezies *S. aureus* gebildet (z. B. TSST-1, ETA, ETB). Die Toxinbildung wird über mehrere Regulatoren-Systeme kontrolliert und kann in verschiedenen Wachstumsphasen unterschiedlich sein.
Toxin	SEB ist eines der von *S. aureus* gebildeten und nach ihrem primären Wirkort im Gastrointestinaltrakt bei Lebensmittelvergiftungen als Enterotoxine bezeichneten Superantigene. SEB wird häufig synonym für *S. aureus*-Enterotoxine (SE-Toxine) gebraucht. Epidemiologisch sind am häufigsten die

	Toxine A und D mit Lebensmittelintoxikationen assoziiert. • Relativ kleine Proteine, bestehend aus ca. 220 Aminosäuren. • Molekulargewicht ca. 27 kDa. • Wasserlöslich durch hohen Anteil hydrophiler Aminosäuren. • β-Faltblattstruktur schützt vor schnellem Abbau durch Proteasen und vor Denaturierung durch hohe Temperaturen. • β-Faltblattstruktur verleiht dem Molekül eine fast zylindrische Form und damit eine große Kontaktfläche, die dem Toxin Eigenschaften eines Superantigens verleihen.
Toxikogenität	SEB hat Eigenschaften von Superantigenen, d. h. es wird nicht von Antigen präsentierenden Zellen aufgenommen, sondern bindet und kreuzverknüpft direkt MHC-II-Moleküle auf Antigen präsentierenden Zellen mit T-Zell-Rezeptoren auf T-Zellen. Es werden bis zu 25 % aller $CD4^+$ T-Zellen aktiviert (durch konventionelle Antigene werden ca. 0,001 %–0,01 % der $CD4^+$ T-Zellen aktiviert).
Tenazität	Stabil auch bei: • großer Hitze (in Abhängigkeit vom pH-Wert, von Salzkonzentrationen und der Medienzusammensetzung werden Temperaturen bis über 120°C über mehr als 15 min mit nur leichtem Aktivitätsverlust überdauert). • Einwirkung von Magensäure und Proteasen.
Natürliches Vorkommen	Der Mensch ist das hauptsächliche Reservoir von *S. aureus*. Ca. 25–50 % der Bevölkerung sind *S. aureus*-Träger.
Risikogruppe	Keine bekannt. Untersuchungen haben gezeigt, dass Isolate aus Nasenrachenraum-Abstrichen bei bis zu 80 % der Patienten identisch mit den Erregern waren, die während einer Sepsis aus ihrem Blut gewonnen werden konnten, d. h. die Infektion ging von einer eigenen Besiedlung aus. Demgegenüber stehen exoge-

	ne Infektionen, die vor allem als Krankenhausinfektionen erfolgen und bei denen die Übertragung durch die Hände des Personals im Vordergrund steht.

4.13.2 Informationen zur Erkrankung

Intoxikation	Haut und Schleimhäute sind fast immer Eintrittspforte für die Erreger, möglich sind Ingestionen, Schmierinfektionen, aerogen getriggerte Infektionen (Inhalation) oder Inokulationen. Lebensmittelvergiftungen treten insbesondere nach dem Verzehr von Geflügel, Fisch, Kartoffelsalat oder Süßspeisen auf. Die Kontamination der Lebensmittel erfolgt meistens durch Husten, Niesen oder Berühren.
Toxizität	Nicht genau geklärt. Angenommen wird, dass die Aktivierung von ca. 25 % aller $CD4^+$-Zellen, begleitet von einer massiven Zytokin-Ausschüttung zu einer Dysbalance der immunologischen Regelkreise führt und damit u. a. zu einer erheblichen Veränderung der Zellpermeabilität, verbunden mit einer Störung des Elektrolythaushalts. Dies könne Auslöser der bei SEB-Vergiftungen beobachteten hohen Frequenz wässriger Stühle sein. Der beobachtete Brechreiz wird vermutlich durch die Freisetzung von Leukotrienen und Histamin bei der Degranulation von Mastzellen hervorgerufen. Diskutiert wird, ob die Toxine auch direkt mit Vagus-Rezeptoren reagieren können (d. h. Neurotoxinaktivität haben). Enterotoxine reagieren nicht direkt mit den Endothelzellen des Darms, sondern mit den dort lokalisierten Zellen des gastointestinalen Immunsystems. Da auch die Lunge über eine große immunologische Kompetenz verfügt, werden vergleichbare Reaktionsmechanismen der Symptomausbildung (Lungenödem, ARDS) nach Inhalation angenommen.

	Bei nicht ausreichender Erhitzung können sich Staphylokokken vermehren und Toxine bilden, die an das Lebensmittel abgegeben werden. Dazu ist vermutlich eine Bakterienmenge von • $5 \times 10^5 - 1 \times 10^6$ Zellen/g Lebensmittel notwendig. Für die LD_{50} (bzw. die erkrankungsauslösende Dosis ED_{50}) variieren die Literaturangaben über mehrere Zehnerpotenzen. Absolute Zahlen sind nicht verfügbar. Angaben sind aus tierexperimentellen Untersuchungen abgeleitet und können nur als grobe Orientierung für Risikoabschätzungen gesehen werden. • Schätzung für den Menschen bei Aerosolaufnahme: LD_{50} 0,02 µg/kg, ED_{50} 0,0004 µg/kg. • Schätzung für den Menschen bei intrapulmonaler oder i. v.-Aufnahme: ED_{50} 0,03–0,26 µg/kg. • Die symptomauslösende Dosis liegt vermutlich 1–2 Zehnerpotenzen niedriger!
Inkubationszeit	1–6 h nach Aufnahme des Toxins über den Gastrointestinaltrakt. 3–12 h nach Inhalation des Toxins.
Klinik	Durch *S. aureus* induzierte Krankheitsbilder lassen sich in invasive und toxininduzierte Erkrankungen differenzieren. Infektion (invasive Erkrankung) führt in erster Linie zu lokalisierten Eiterherden (Furunkel, Abszesse, Karbunkel, Wundinfektionen), über lymphatische oder hämatogene Streuung kann es auch zu generalisierten Infektionen kommen. Ausprägung des Krankheitsbildes und des Krankheitsgefühls bei toxininduzierter Erkrankung sind variabel, da abhängig von der Menge des aufgenommenen Toxins und der Konstitution der betroffenen Person (Stress, Alter, Vorerkrankungen etc.). Milde Verläufe werden daher häufig nicht in Verbindung mit einer Lebensmittelvergiftung gebracht. SE-Toxin-Vergiftungen treten allerdings nur selten bei Einzelpersonen auf – ein Zusammenhang mit der Nahrungsaufnahme ist also immer her-

	zustellen, wenn mehrere Personen gleichzeitig betroffen sind (z. B. nach Familienfesten, Kantinenessen oder Restaurantbesuchen). **Lebensmittelvergiftung (orale Toxinaufnahme)** Allgemeines Unwohlsein, Schwindel, Erbrechen, Bauchkrämpfe, Durchfall. Brechreiz und Erbrechen tritt oftmals vor einer Diarrhö auf. Zusätzlich ggf. Blutdruckabfall und Tachykardie. Symptome klingen innerhalb von 24–48 h ab, können aber auf Grund der Schwere bei ca. 10 % der Betroffenen zur Hospitalisierung führen. **Inhalationsintoxikation** Plötzlich einsetzendes hohes Fieber (39,5–41°C), Schüttelfrost, Kopf- und Muskelschmerzen. Dauer der Symptome 2 – 5 Tage. Hinzu kommt ein unproduktiver Husten über mehrere Wochen, das Röntgenbild erscheint üblicherweise unauffällig. Bei einzelnen Patienten Kurzatmigkeit, Brustschmerz, ggf. Lungenödem. In schweren Fällen Entwicklung eines ARDS. Bei Inhalation muss damit gerechnet werden, dass das Toxin auch verschluckt wird und Symptome wie bei einer Lebensmittelvergiftung auftreten können. CAVE: Aerosoliertes SEB kommt unter natürlichen Bedingungen nicht vor! Beim Umgang mit SE-Toxinen ist auch beschrieben, dass z. B. über kontaminierte Finger Toxin in die Augen gelangen kann und dort zu einer konjunktivalen Reizung führt. Eine Mitbeteiligung der Augen ist also als zusätzlicher Hinweis auf eine SEB-Intoxikation zu sehen.
Typischer Endpunkt	Sowohl für die **Lebensmittelvergiftung** als auch die **inhalative Intoxikation** zumeist folgenlose Abheilung. Angaben zur Letalität in Fällen schwerer Krankheitsausprägung finden sich nicht.
Immunität	Keine evidenzbasierten Daten verfügbar.

Folgende Differenzialdiagnosen sollten in Erwägung gezogen werden:

Auf Grund der vergleichbaren Frühsymptome sollten bei inhalativer Toxinaufnahme Lungenmilzbrand, Tularämie, Pest oder Q-Fieber ausgeschlossen werden.

4.13.3 Diagnostik

Auf Grund der nur kurze Zeit bestehenden klinischen Symptomatik erfolgt nur in den wenigsten Fällen eine diagnostische Exploration. Zudem ist nicht zu erwarten, dass der Erreger in einem angeschuldigten Lebensmittel nachgewiesen werden kann, da beispielsweise nach nicht sachgerechter Aufbewahrung von Speisen späteres Erwärmen zur Abtötung des Erregers führt, die gebildeten Toxine aber auf Grund der Hitzeresistenz nicht inaktiviert werden.

Die SE-Toxin-Vergiftung ist somit primär eine klinisch epidemiologische Diagnose – getragen durch eine Verzehrsanamnese und das gehäufte Auftreten von Erkrankungsfällen in einem zeitlichen und räumlichen Zusammenhang.

Neben Umweltproben (z. B. angeschuldigte Lebensmittel, Wischproben nach Aerosolausbringung), auf die hier nicht näher eingegangen wird, können zur Diagnostik folgende klinische Untersuchungsmaterialien herangezogen werden:

- Urin – SE-Toxine und ihre Abbauprodukte können noch einige Stunden nach Aufnahme nachgewiesen werden.
- Atemwegssekrete (Sputum bzw. Bronchiallavage) oder Nasenabstriche zum Nachweis des Toxins bei Aerosol-Intoxikation.
- Serum – aus der Akutphase und im Verlauf abgenommen, zum Nachweis von spezifischen Antikörpern.

Angaben zu den grundsätzlichen Transportbedingungen finden sich in Kapitel 3.3.

Die mikrobiologische Erregerdiagnostik wird von jedem für die medizinisch-mikrobiologische Diagnostik sowie für Lebensmittteluntersuchungen zugelassenen Laboratorium durchgeführt. Die Nachweise des Enterotoxinbildungsvermögens sowie von Enterotoxinen in Lebensmitteln erfolgen durch Landesinstitutionen, die für die Untersuchung von Lebensmitteln zuständig sind.

Nationales Referenzzentrum für Staphylokokken

Robert Koch-Institut
– Außenstelle Wernigerode –
Burgstraße 37
38855 Wernigerode

Im Falle eines BT-Anschlags würde das Toxin aus Umweltproben, die im kontaminierten Areal gewonnen wurden, immunologisch im RKI (ZBS 3) nachgewiesen.

Vom Nationalen Referenzzentrum für Staphylokokken werden Typisierungen von *S. aureus*-Stämmen durchgeführt, die von Patienten (Erbrochenes, Stuhl) sowie aus Lebensmitteln isoliert wurden, um den Intoxikationsweg zu bestätigen. Dabei wird das Enterotoxinbildungsvermögen der Isolate phänotypisch und genotypisch (PCR-Nachweise) untersucht.

Bei einer begründeten Verdachtsdiagnose ist mit dem Enterotoxin-Nachweis im angeschuldigten Lebensmittel methodenbedingt frühestens nach 6 h zu rechnen. Erregerkultivierung und nachfolgende Nachweise der Enterotoxinbildungsfähigkeit erfordern einen Zeitaufwand von mindestens 24 h.

Die klinische Probe gilt als diagnostisch bestätigt, wenn:

- Enterotoxine im Lebensmittel nachgewiesen wurden.
- enterotoxinbildender *S. aureus* mit entsprechender Keimzahl ($\geq 10^5$ Kolonie-bildende Einheiten pro Gramm oder Milliliter) nachgewiesen wurden.

Wichtig ist, dass ein PCR-Nachweis von *S. aureus*-Gensequenzen in Lebensmitteln mit Vorsicht zu interpretieren ist, da der Nachweis der Gensequenz nicht gleichbedeutend mit der Expression des Genprodukts ist.

Ergänzend zur infektiologischen Diagnostik geben bereits die vergleichsweise kurze Inkubationszeit sowie die Keimzahl im angeschuldigten Lebensmittel erste Hinweise auf eine Lebensmittelintoxikation mit *S. aureus*.

4.13.4 Therapie

Spezifische Therapiemaßnahmen, z. B. in Form eines Antiserums oder einer Impfung, stehen für eine SE-Toxin-Vergiftung nicht zur Verfügung, die Behandlung muss symptomatisch ausgerichtet sein.

Eine Antibiotika-Therapie ist nicht sinnvoll, da es sich um eine Toxin-induzierte Erkrankung handelt.

Lebensmittelvergiftung	In den meisten Fällen keine Therapie notwendig. Falls doch, stehen Flüssigkeits- und Elektrolytbilanzierung sowie eine adäquate Schmerzmedikation im Vordergrund.
Inhalation	Auch hier stehen Flüssigkeits- und Elektrolytbilanzierung sowie eine adäquate Schmerzmedikation im Vordergrund. Falls erforderlich: Sauerstoffgabe. Ein therapeutischer Effekt von Steroiden zur Kompensation eines Lungenödems nach Inhalation ist nicht erwiesen. Allerdings sollte eine Immunsuppression mit Steroiden in Erwägung gezogen werden, da diese – verabreicht wenige Stunden nach der Inhalation – die Zytokinausschüttung vermeiden oder zumindest reduzieren und somit einem Schockzustand vorbeugen kann.
PEP Exponierter	Auf Grund der kurzen Inkubationszeit, der fehlenden kausalen Therapiemöglichkeiten und der zeitlich limitierten Symptomatik ist ein vorbeugender Schutz betroffener Personen nicht möglich.

4.13.5 Präventionsmaßnahmen

Prävention	Einhaltung der geltenden Hygienevorschriften bei der Produktion kommerzieller Lebensmittel. Kontaminierte, bereits im Handel befindliche Produkte müssen umgehend aus dem Verkauf genommen werden, um weitere Vergiftungsfälle zu vermeiden.
Vakzination / Antitoxin	Derzeit kein Impfstoff oder Antitoxin zugelassen. Es gibt Ansätze einer Impfstoffentwicklung auf der Basis eines Formalin-inaktivierten SEB-Toxoids, die tierexperimentell erste Erfolge zeigen konnten. Hyperimmunseren scheinen keinen vollständigen Schutz zu vermitteln, können aber den Brechreiz vermindern (experimentell nach einem Aerosol-Challenge bei hochtitrigen antikörperpositiven Probanden ermittelt).
Meldepflicht	Nach Abschnitt 3 § 6 Nr. 2 IfSG.
Eigenschutz beim Umgang mit Erkrankten	Einhaltung der Hygieneregeln.
Absonderungsmaßnahmen	Nicht notwendig, da eine Gefährdung anderer Personen durch Intoxikierte nicht besteht. Nach Aerosolexposition: Duschen und Abseifen der betroffenen Personen, Kleiderwechsel. Information zu möglichen Symptomen und Kontaktadresse für ärztliche Hilfe bereitstellen.

5 Literaturverzeichnis

5 Literaturverzeichnis

Nachfolgend sind die dem Kompendium zu Grunde gelegten Quellen genannt.

Zur besseren Übersichtlichkeit sind die Literaturstellen zu den Erregern gesondert aufgeführt.

Baker, DJ. (1999) The pre-hospital management of injury following mass toxic release; a comparison of military and civil approaches. Resuscitation 42 (2): 155-159

Beeching N.J, Dance DA, Miller AR, Spencer RC. (2002) Biological warfare and bioterrorism. Br. Med. J. 324 (7333): 336-339

Bliziotis IA, Samonis G, Vardakas KZ, Chrysanthopoulou S, Felagas ME. (2005) Effect of Aminoglycoside and β-Lactam Combination Therapy versus β-Lactam Monotherapy on the Emergence of Antimicrobial Resistance: A Meta-analysis of Randomized, Controlled Trials. Clin. Infect. Dis. 41: 149-158

Burkle FM Jr. (2002) Mass casualty management of a large-scale bioterrorist event: an epidemiological approach that shapes triage decisions. Emerg. Med. Clin. North Am. 20 (2): 409-436

Byrne D. (2001) Bioterrorism: crime and opportunity. Euro. Surveill. 6 (11): 157-158

Dolev E. (2002) Bioterrorism and how to cope with it. Clin. Dermatol. 20 (4): 343-345

Dosch W, Herrlich P. (Hrsg.) 1985 Ächtung der Giftwaffen. Frankfurt: Fischer

Durodie B. (2004) Facing the possibility of bioterrorism. Curr. Opin. Biotechnol. 15 (3): 264-268

Fock R, Koch U, Finke EJ, Niedrig M, Wirtz A, Peters M, Scholz D, Fell G, Bußmann H, Bergmann H, Grünewald T, Fleischer B, Ruf B. (2000) Schutz vor lebensbedrohenden importierten Infektionskrankheiten. Bundesgesundheitsblatt - Gesundheitsforschung - Gesundheitsschutz 43: 891-899

Geißler E. (Hrsg.) (2003) Anthrax und das Versagen der Geheimdienste. Berlin: Kai Homilius Verlag

Hahn H, Falke D, Kaufmann SHE, Ullmann U. (Hrsg.) (2004) Medizinische Mikrobiologie und Infektiologie 5. Aufl.. Heidelberg: Springer

Harling R, Twisselmann B, Sgari-Jirhandeh N, Morgan D, Lightfoot N, Reacher M, Nicoll A. (2001) Deliberate releases of biological agents: initial lessons for Europe from events in the United States. Euro. Surveill. 6 (11): 166-171

Hayward M. (2003) Management issues surrounding the United Kingdom health services' ability to deal effectively with major incidents involving bioterrorism. J. Nurs. Manag. 11 (3): 197-207

Hayward M. (2003) Pre-hospital response to major incidents. Nurs. Stand. 17 (30): 37-40

Huebner K (2007) Medical response to a Biological Weapons Attack. In: Medical Management of Biological Casualties Course (Schulungsunterlagen des USAMRIID)

Karwa M, Currie B, Kvetan V. (2005) Bioterrorism: Preparing for the impossible or the improbable. Crit. Care Med., 33 (1 Suppl): S75-S95

Kurth R. (2004) Biosecurity: risk and response. Int. J. Med. Microbiol. 294 (4): 215-216

Mason BW, Lyons RA. (2003) Acute psychological effects of suspected bioterrorism. J. Epidemiol. Community Health 57 (5): 353-354

N.N. (2000) Biological and chemical terrorism: strategic plan for preparedness and response. Recommendations of the CDC Strategic Planning Workgroup 2000. MMWR Recomm. Rep. 49 (RR-4): 1-14

N.N. (2003) Berufsgenossenschaftliche Regeln für Sicherheit und Gesundheit bei der Arbeit, BGR 190, Benutzung von Atemschutzgeräten, Stand 4.8.2003, Köln: Carl Heymanns Verlag, 1-116,

http://www.arbeitssicherheit.de/servlet/PB/show/1224496/bgr190.pdf

N.N. Bundesamt für Bevölkerungsschutz und Katastrophenhilfe (Hrsg.) (2005) Biologische Gefahren – Beiträge zum Bevölkerungschutz. 2. Aufl., Bonn – Bad Godesberg: Bundesamt für Bevölkerungsschutz und Katastrophenhilfe

N.N. (2006) 13. Verordnung zur Änderung der Ordnung für die internationale Eisenbahnbeförderung gefährlicher Güter (RID) (13. RID-Änderungsverordnung) vom 17. Oktober 2006. Bundesgesetzblatt Teil II Nr. 27 v. 3. Nov. 2006, S. 953

N.N. Bundesgesetzblatt Jahrgang (2006) Teil II Nr. 24 (Gefahrguttransporte), ausgegeben zu Bonn am 18. September 2006, S. 826

N.N. Bundesministerium des Inneren (Hrsg.) (2006) Katastrophenmedizin – Leitfaden für die ärztliche Versorgung im Katastrophenfall. 4. Aufl., Berlin: Bundesamt für Bevölkerungsschutz und Katastrophenhilfe.

N.N. LAGA. (2002) Richtlinie über die ordnungsgemäße Entsorgung von Abfällen aus Einrichtungen des Gesundheitsdienstes. Dresden: Bund/Länder Arbeitsgemeinschaft Abfall

[Online] http://www.lagaonline.de/mitteilungen/docs/RLGesundheitsdienst_09_02.pdf

N.N. Robert Koch-Institut. (2003) Zum Probenversand infektiöser Untersuchungsmaterialien: Neue Regelungen seit 1. Oktober 2003 in Kraft. Epidemiol. Bull. 43: 249 [Online unter: http://www.rki.de]

N.N. The Working Group on "Governance Dilemmas" in Bioterrorism Response (2004) Leading During Bioattacks and Epidemics With the Public's Trust and Help. Biosecur. Bioterror. 2 (1): 25-30

N.N. World Health Organization. (1970) Health Aspects of Chemical and Biological Weapons. Geneva: WHO, pp. 98-109

Oren M. (2004) Quarantine after an international biological weapons attack: medical and public health requirements for containment. Isr. Med. Assoc. J. 6 (11): 658-660

Pauli G, Ellerbrok H. (2003): Diagnostik von Proben bei vermuteten bioterroristischen Anschlägen – Allgemeine Aspekte und grundsätzliche Erwägungen. [Diagnostics of samples collected in the context of suspected bioterrorist attacks – General aspects and basic considerations]. Bundesgesundheitsbl. – Gesundheitsforsch. – Gesundheitsschutz 46: 976-983

Relman DA. (2006) Bioterrorism – Preparing to fight the next war. N. Engl. J. Med. 354, 2: 113-115

Ridder K, Holzhäuser J (Hrsg.) (2007) ADR 2007. Landsberg/Lech: Ecomed

Rotz LD, Khan AS, Lillibridge SR, Ostroff SM, Hughes JM. (2002) Public health assessment of potential biological terrorism agents. Emerg. Infect. Dis. 8 (2): 225-230

Schauwecker HH, Schneppenheim U, Bubser HP. (2003) Organisatorische Vorbereitungen im Krankenhaus für die Bewältigung eines Massenanfalls von Patienten. Notfall & Rettungsmed. 6: 596-602

Schmiedle M, Sefrin P. (2003) Limitierende Faktoren der stationären Versorgung unter katastrophenmedizinischen Bedingungen. Der Notarzt 19: 220-228

Sefrin P. (2005) Sichtung als ärztliche Aufgabe. Dtsch. Arztebl. 102: A 1424-1428 (Heft 20)

Thurm V, Just HM, Mauff G, Schoeller A, Tschäpe H. (2003) Versand von medizinischem Untersuchungsmaterial, sicher und vorschriftenkonform. Dtsch. Arztebl. 100 (47): A 3124-3127

Walden J, Kaplan EH. (2004) Estimating time and size of bioterror attack. Emerg. Infect. Dis. 10 (7): 1202-1205

White SM. (2002) Chemical and biological weapons. Implications for anaesthesia and intensive care. Br. J. Anaesth. 89 (2): 306-324

Woods JB Lt Col. (Lead Editor) (2005) USAMRIID's Medical Management of Biological Casualties Course Handbook: 6th Edition

Internet-Quellen

EMEA. (2002) EMEA/CPMP/4048/01 – EMEA/CPMP Guidance document on use of medicinal products for treatment and prophylaxis of biological agents that might be used as weapons of bioterrorism. Update: 25 July 2002 (http://www.emea.europa.eu/pdfs/human/bioterror/404801.pdf)

FDA; U.S. Food and Drug Administration (2004) The FDA and the Fight Against Terrorism. FDA Consumer magazine, January-February 2004

(http://www.fda.gov/fdac/features/2004/104_terror.html)

MMWR – Bioterrorism (http://www.cdc.gov/mmwr/indexbt.html#smallpox)

National Center for Biotechnology Informations (NCBI) (2003) Taxonomy browser. Bethesda, MD: NCBI (http://www.ncbi.nlm.nih.gov/Taxonomy/Browser/wwwtax.cgi)

Robert Koch-Institut: Desinfektionsmittelliste (http://www.rki.de, unter Infektionsschutz / Krankenhaushygiene / Desinfektionsmittel und Verfahren)

Robert Koch-Institut: Empfehlungen der Kommission für Krankenhaushygiene (http://www.rki.de, unter Infektionsschutz / Krankenhaushygiene / Kommission für Krankenhaushygiene und Infektionsprävention)

Robert Koch-Institut: Informationen über Bioterrorismus (http://www.rki.de, unter Infektionsschutz / Biologische Sicherheit)

Robert Koch-Institut (2005) Labordiagnostik: Neue Bestimmungen für den Versand ansteckungsgefährlicher Stoffe. Epidemiol. Bull. 4: 27 [Online unter: http://www.rki.de / Infektionsschutz / Epidemiologisches Bulletin / Archiv]

US Army: Bluebook
(http://www.usamriid.army.mil/education/bluebookpdf/USAMRIID%20Blue%20Book%205th%20Edition.pdf

Literatur zu Kapitel 4 „Bekannte Erreger / Erregerspezifische Aspekte“

Literatur zu Kapitel 4.1 (Anthrax)

Abrami L, Reig N, van der Goot FG. (2005) Anthrax toxin: the long and winding road that leads to the kill. Trends Microbiol. 13 (2): 72-78

Biederbick W, Fock R, Güttler K, Veit C. (2002) Infektionen durch Bacillus anthracis. Dtsch. Med. Wochenschr. 127: 809-814

Burkhardt F. (1992) Mikrobiologische Diagnostik. Stuttgart/New York: Thieme

Dedie K, Bockemühl J, Kühn H, Volkmer KJ, Weinke T. (1993) Bakterielle Zoonosen bei Tier und Mensch. Stuttgart: Enke

Fowler RA, Sanders GD, Bravata DM, Nouri B, Gastwirth JM, Peterson D, Broker AG, Garber AM, Owens DK. (2005) Cost-effectiveness of defending against bioterrorism: a comparison of vaccination and antibiotic prophylaxis against anthrax. Ann. Intern. Med. 142 (8): 601-610

Gillissen G. (1967) Bacillus anthracis und andere aerobe Sporenbildner, p. 291-342. In: O. Eichler (Hrsg.), Handbuch der experimentellen Pharmakologie, Bd. 16, Teil 11a. Heidelberg: Springer

Hallmann L. (1961) Bakteriologie und Serologie. Ausgewählte Untersuchungsmethoden für das bakteriologische und serologisches Laboratorium. Stuttgart: Thieme, 3. Aufl.

Jones ME, Goguen J, Critchley IA, Draghi DC, Karlowsky JA, Sahm DF, Porschen R, Patra G, DelVecchio VG. (2003) Antibiotic susceptibility of isolates of Bacillus anthracis, a bacterial pathogen with the potential to be used in biowarfare. Clin. Microbiol. Infect. 9 (9): 984-986

Matsumoto G. (2003) Bioterrorism. Anthrax powder: state of the art? Science 302 (5650): 1492-1497

Meynell E, Meynell GG. (1964) The roles of serum and carbon dioxide in capsule formation by Bacillus anthracis. J. Gen. Microbiol. 34: 153-164

Ryu C, Lee K, Yoo C, Seong WK, Oh HB. (2003) Sensitive and rapid quantitative detection of anthrax spores isolated from soil samples by real-time PCR. Microbiol. Immunol. 47 (10): 693-699

Turell MJ and Knudson GB (1987): Mechanical transmission of Bacillus anthracis by stable flies (Stomoxys calcitrans) and mosquitoes (Aedes aegypti and Aedes taeniorhynchus). Infect Immun. 1987 August; 55(8): 1859–1861

Literatur zu Kapitel 4.2 (Brucellose)

Al Dahouk S, Tomaso H, Nöckler K, Neubauer H, Frangoulidis D. (2003) Laboratory-based diagnosis of brucellosis – a review of the literature. Part I: techniques for direct detection and identification of Brucella spp. Clin. Lab. 49: 487-505

Al Dahouk S, Tomaso H, Nöckler K, Neubauer H, Frangoulidis D. (2003) Laboratory-based diagnosis of brucellosis – a review of the literature. Part II: serological tests for brucellosis. Clin. Lab. 49: 577-589

Al Dahouk S, Tomaso H, Nöckler K, Neubauer H. (2004) The detection of Brucella spp. using PCR-ELISA and real-time PCR assays. Clin. Lab. 50: 387-394

Al Dahouk S, Nöckler K, Hensel A, Tomaso H, Scholz HC, Hagen RM, Neubauer H. (2005) Human brucellosis in a nonendemic country: a report from Germany, 2002 and 2003. Eur. J. Clin. Microbiol. Infect. Dis. 24 (7): 450-456

Bricker BJ. (2002) PCR as a diagnostic tool for brucellosis. Vet. Microbiol. 90: 435-446

Cloeckaert A, Verger JM, Grayon M, Paquet JY, Garin-Bastuji B, Foster G, Godfroid J. (2001) Classification of Brucella spp. isolated from marine mammals by DNA polymorphism at the omp2 locus. Microbes Infect. 3: 729-738

Corbel MJ. (1997) Brucellosis: an overview. Emerg. Infect. Dis. 3: 213-221

Godfroid J, Käsbohrer A. (2002) Brucellosis in the European Union and Norway at the turn of the twenty-first century. Vet. Microbiol. 90: 135-145

Godfroid J, Cloeckaert A, Liautard JP, Köhler S, Fretin D, Walravens K, Garin-Bastuji B, Letesson JJ. (2005) From the discovery of the Malta fever's agent to the discovery of a marine mammal reservoir, brucellosis has continuously been a re-emerging zoonosis. Vet. Res. 36: 313-326

Hall WH. (1990) Modern chemotherapy for brucellosis in humans. Rev. Infect. Dis. 12: 1060-1099

Jahans KL, Foster G, Broughton ES. (1997) The characterisation of Brucella strains isolated from marine mammals. Vet. Microbiol. 57: 373-382

Köhler S, Foulongne V, Ouahrani-Bettache S, Bourg G, Teyssier J, Ramuz M, Liautard JP. (2002) The analysis of the intramacrophagic virulome of Brucella suis deciphers the environment encountered by the pathogen inside the macrophage host cell. Proc. Natl. Acad. Sci. U. S. A. 99: 15711-15716

Köhler S, Michaux-Charachon S, Porte F, Ramuz M, Liautard JP. (2003) What is the nature of the replicative niche of a stealthy bug named Brucella? Trends Microbiol. 11: 215-219

Live I. (1958) Immunization studies on human volunteers with ether-killed Brucella abortus: preliminary report. Bull. World Health Organ. 19: 197-199

Moreno E, Stackebrandt E, Dorsch M, Wolters J, Busch M, Mayer H. (1990) Brucella abortus 16S rRNA and lipid A reveal a phylogenetic relationship with members of the alpha-2 subdivision of the class Proteobacteria. J. Bacteriol. 172: 3569-3576

N.N. Food and Agriculture Organization–World Health Organization (1986) Joint FAO/WHO Expert Committee on Brucellosis (sixth report). WHO Technical Report Series No. 740. Geneva: World Health Organization

N.N. Robert Koch-Institut (2005) Brucellose: RKI Ratgeber Infektionskrankheiten – Merkblatt für Ärzte. Epidemiol. Bull. 04/2005: 21-23

N.N. World Health Organization (1998) The development of new/improved brucellosis vaccines: report of a WHO meeting. Geneva, Switzerland 11-12 December 1997. http://whqlibdoc.who.int/hq/1998/WHO_EMC_ZDI_98.14.pdf

Pappas G, Akritidis N, Bosilkovski M, Tsianos E. (2005) Brucellosis. N. Engl. J. Med. 352: 2325-2336

Probert WS, Schrader KN, Khuong NY, Bystrom SL, Graves MH. (2004) Real-time multiplex PCR assay for detection of Brucella spp., B. abortus, and B. melitensis. J. Clin. Microbiol. 42: 1290-1293

Redkar R, Rose S, Bricker B, DelVecchio V. (2001) Real-time detection of Brucella abortus, Brucella melitensis and Brucella suis. Mol. Cell. Probes 15: 43-52

Solera J, Martinez-Alfaro E, Espinosa A. (1997) Recognition and optimum treatment of brucellosis. Drugs 53: 245-256

Young EJ. (1995) An overview of human brucellosis. Clin. Infect. Dis. 21: 283-289

Young EJ. (1995) Brucellosis: current epidemiology, diagnosis, and management. Curr. Clin. Top. Infect. Dis. 15: 115-128

Literatur zu Kapitel 4.3 (Melioidose)

Göbels K, Teichmann D, Richter J, Zysk G, Häussinger D. (2005) Diagnose: Melioidose. Erkrankung mit vielfältigem klinischen Bild und sehr variabler Inkubationszeit. Dtsch. Arztebl. 102 (31-32): A2166-2169

Jenney AW, Lum G, Fisher DA, Currie BJ. (2001) Antibiotic susceptibility of Burkholderia pseudomallei from tropical northern Australia and implications for therapy of melioidosis. Int. J. Antimicrob. Agents 17 (2): 109-113

Rotz LD, Koo D, O'Carroll PW, Kellogg RB, Sage MJ, Lillibridge SR. (2000) Bioterrorism preparedness: planning for the future. J. Public Health Manag. Pract. 6: 45-49

Sprague LD, Neubauer H. (2004) Melioidosis in animals: a review on epizootiology, diagnosis and clinical presentation. J. Vet. Med. B Infect. Dis. Vet. Public Health 51 (7): 305-320

Vogt K, Hahn H, Miksits K. (2004) Nichtfermentierende Bakterien (Nonfermenter): Pseudomonas, Burgholderia, Streptomonas, Acinetobacter. In: Hahn, Falke, Kaufmann, Ullmann (Hrsg.) Medizinische Mikrobiologie und Infektiologie. 5. Auflage, Heidelberg: Springer, 284-285

Vorachit M, Chongtrakool P, Arkomsean S, Boonsong S. (2000) Antimicrobial resistance in Burkholderia pseudomallei. Acta Trop. 74 (2-3): 139-144

Yabuuchi E, Arakawa M. (1993) Burkholderia pseudomallei and melioidosis: Be aware in temperate area. Microbiol. Immunol. 37: 823-836

White NJ. (2003) Melioidosis. Lancet 361: 1715-1722

Zysk G, Splettstößer WD, Neubauer H. (2000) A review on Melioidosis with special respect on molecular and immunological diagnostical techniques. Clin. Lab. 46: 119-130

Literatur zu Kapitel 4.4 (Pest)

Achtman M, Zurth K, Morelli G, Torrea G, Guiyoule A, Carniel E. (1999) Yersinia pestis, the cause of plague, is a recently emerged clone of Yersinia pseudotuberculosis. Proc. Natl. Acad. Sci. U.S.A. 96 (24): 14043-14048

Byrne D. (2002) Commission Decision 2002/253/EC of 19 March 2002 laying down case definitions for reporting communicable diseases to the Community network under decision No 2119/98/EC of the European Parliament and of the Council. Official Journal L 086 of 03.04.2002. http://eur-lex.europa.eu/LexUriServ/site/en/oj/2002/l_086/l_08620020403en00440062.pdf

Campbell GL, Hughes JM. (1995) Plague in India: a new warning from an old nemesis. Ann. Intern. Med. 122 (2): 151-153

Chanteau S, Rahalison L, Ralafiarisoa L, Foulon J, Ratsitorahina M, Ratsifasoamanana L, Carniel E, Nato F. (2003) Development and testing of a rapid diagnostic test for bubonic and pneumonic plague. Lancet 361 (9353): 211-216

Christie AB, Chen TH, Elberg SS. (1980) Plague in camels and goats: their role in human epidemics. J. Infect. Dis. 141 (6): 724-726

Chu MC, Dong XQ, Zhou X, Garon CF. (1998) A cryptic 19-kilobase plasmid associated with U.S. isolates of Yersinia pestis: A dimer of the 9.5-kilobase plasmid. Am. J. Trop. Med. Hyg. 59 (5): 679-686

Darling R, Woods JB, Dembek ZF, Carr BK, Cieslack TJ, Littrell AC, Kortepeter MG, Rebert NW, Stanek SA, Martin JW (2004) USAMRIID's medical management of biological casualities handbook. Fifth Edition. [Online]

http://www.usamriid.army.mil/education/bluebookpdf/USAMRIID%20Blue%20Book%205th%20Edition.pdf

English JF, Cundiff MY, Malone JD, Pfeiffer JA, Bell M, Steele L, Miller JM. (1999) Bioterrorism Readiness Plan: A template for healthcare facilities. Chapter Plague, pp. 19-22. APIC-4/13/99. http://www.cdc.gov/ncidod/dhqp/pdf/bt/13apr99APIC-CDCBioterrorism.PDF

Fell G. (2002) Die Pest – eine Infektionskrankheit mit beherrschbaren Risiken. Infekt-Info 4: 1-10. http://fhh.hamburg.de/stadt/Aktuell/behoerden/bsg/hygiene-umwelt/infektionsepidemiologie/infekt-info/2002/infekt-info-2002-04-pdf,property=source.pdf

Gage KL, Dennis DT, Tsai TF. (1996) Prevention of plague: Recommendations of the Advisory Committee on Immunization Practices (ACIP). MMWR 45 (RR-14): 1-15.

Gage KL, Dennis DT, Orloski KA, Ettestad P, Brown TL, Reynolds PJ, Pape WJ, Fritz CL, Carter LG, Stein JD. (2000) Cases of cat-associated human plague in the Western US, 1977–1998. Clin. Infect. Dis. 30 (6): 893-900

Galimand M, Guiyoule A, Gerbaud G, Rasoamanana B, Chanteau S, Carniel E, Courvalin P. (1997) Multidrug resistance in Yersinia pestis mediated by a transferable plasmid. N. Engl. J. Med. 337 (10): 677-680

Guiyoule A, Gerbaud G, Buchrieser C, Galimand M, Rahalison L, Chanteau S, Courvalin P, Carniel E. (2001) Transferable plasmid-mediated resistance to streptomycin in clinical isolate of Yersinia pestis. Emerg. Infect. Dis. 7 (1): 43-48

Heesemann J, Rakin A. (1998) Epidemiologie, Klinik und mikrobiologische Diagnostik der Pest. Antibiotika Monitor XIV: 42-47

Hinnebusch BJ, Rudolph AE, Cherepanov P, Dixon JE, Schwan TG, Forsberg A. (2002) Role of Yersinia murine toxin in survival of Yersinia pestis in the midgut of the flea vector. Science 296 (5568): 733-735

Hoe NP, Goguen JD. (2003) Temperature sensing in Yersinia pestis: translation of the LcrF activator protein is thermally regulated. J. Bacteriol. 175 (24): 7901-7909

Inglesby TV, Dennis DT, Henderson DA, Barlett JG, Ascher MS, Eitzen E, Fine AD, Friedlander AM, Hauer J, Koerner JF, Layton M, McDade J, Osterholm MT, O'Toole T, Parker G, Perl TM, Russell PK, Schoch Spana M, Tonat K. (2000) Plague as a biological weapon. JAMA 283 (17): 2281-2290

Inglesby TV, Grossman R, O'Toole T. (2001) A plague on your city: Observations from TOPOFF. Clin. Infect. Dis. 32 (3): 436-445

Jefferson T, Demicheli V, Pratt M. (1998) Vaccines for preventing plague. *Cochrane Database of Systematic Reviews* 1998, Issue 1. Art. No.: CD000976. In: The Cochrane Library, Issue 1. Chichester, UK: John Wiley & Sons, Ltd. http://www.mrw.interscience.wiley.com/cochrane/clsysrev/articles/CD000976/pdf_fs.html

Klee S, Jacob D, Nattermann H, Appel B. (2003) Bioterroristisch relevante bakterielle Erreger. Bundesgesundheitsbl. – Gesundheitsforsch. – Gesundheitsschutz 46: 935-948

Kolle W, Wassermann A.v. (1931) Handbuch der pathogenen Mikroorganismen. 3. Auflage IV 1. Teil. Jena, Berlin, Wien: Gustav Fischer & Urban Schwarzenberg

Kuberski T, Robinson L, Schurgin A. (2003) A case of plague successfully treated with ciprofloxacin and sympathetic blockade for treatment of gangrene. Clin. Infect. Dis. 36 (4): 521-523

Legters LJ, Cottingham AJ, Hunter DH. (1970) Clinical and epidemiologic notes on a defined outbreak of plague in Vietnam. Am. J. Trop. Med. Hyg. 19 (4): 639-652

Lindler LE, Plano GV, Burland V, Mayhew GF, Blattner FR. (1998) Complete DNA sequence and detailed analysis of the Yersinia pestis KIM5 plasmid encoding murine toxin and capsular antigen. Infect. Immun. 66 (12): 5731-5742

Lippi D, Conti AA. (2002) Plague, policy, saints and terrorists: a historical survey. J. Infect. 44 (4): 226-228

McGovern TW, Friedlander AM. (1997) Plague. In: Textbook of Military Medicine – Medical Aspects of Chemical and Biological Warfare. 1st ed. Washington: Office of The Surgeon General at TMM Publications, Chapter 23, 479-502

N.N. CDC. (1997) Fatal human plague – Arizona and Colorado, 1996. MMWR 46 (27): 617-620

N.N. Health Protection Agency. (2003) Deliberate Release – General Information – Plague. [Online] http://www.hpa.org.uk/infections/topics_az/deliberate_release /Plague/GeneralInformation.asp

Opulski A, MacNeill E, Rosales C, Hartsough A, Doll J, Levy C, Fink M, Erickson B, Slanta W, Cage G, Sands L, Lofgren J, Gentry G, Davis T, Pape J, Hoffmann RE. (1992) Pneumonic plague – Arizona, 1992. MMWR 41 (40), 737-739

Perry RD, Fetherston JD. (1997) Yersinia pestis – etiologic agent of plague. Clin. Microbiol. Rev. 10 (1): 35-66

Pior JL, Titball RW. (2002) Monoclonal antibodies against Yersinia pestis lipopolysaccharide detect bacteria cultured at 28 °C or 37 °C. Mol. Cell. Probes 16: 251-256

Prentice MB, Rahalison L. (2007) Plague. Lancet 369: 1196-1207

Rakin A. (2003) Yersinia pestis. Eine Bedrohung für die Menschheit. Bundesgesundheitsbl. – Gesundheitsforsch. – Gesundheitsschutz 46: 949-955

Ratsitorahina M, Rabarijaona L, Chanteau S, Boisier P. (2000) Seroepidemiology of human plague in the Madagascar highlands. Trop. Med. Int. Health 5 (2): 94-98

Titball RW, Williamson ED. (2001) Vaccination against bubonic and pneumonic plague. Vaccine 19 (30): 4175-4184

Titball RW, Eley S, Williamson ED, Dennis DT. (1999) Plague. In: Plotkin S and Mortimer EA. (Eds.) Vaccines, 3rd edition. Philadelphia: W.B. Saunders, Chapter 30, pp. 734-742

Thurm V, Just HM, Mauff G, Schoeller A, Tschäpe H. (2003) Versand von medizinischem Untersuchungsmaterial, sicher und vorschriftenkonform. Dtsch. Arztebl. 100 (47): A 3124-3127 [Online] http://www.bundesaerztekammer.de/ downloads/Versand1.pdf

Tomaso H, Reisinger EC, Al Dahouk S, Frangoulidis D, Rakin A, Landt O, Neubauer H. (2003) Rapid detection of Yersinia pestis with multiplex real-time PCR assays using fluorescent hybridisation probes. FEMS Immunol. Med. Microbiol. 38: 117-126

Welkos SL, Davis KM, Pitt LM, Worsham PL, Friedlander AM. (1995) Studies on the contributions of the F1 capsule-associated plasmid pFra to the virulence of Yersinia pestis. Contrib. Microbiol. Immunol. 13: 299-305

Whitby M, Ruff TA, Street AC, Fenner FJ. (2002) Biological agents as weapons 2: anthrax and plague. Med. J. Aust. 176: 605-608

Wren BW. (2002) The Yersiniae – a model genus to study the rapid evolution of bacterial pathogens. Nature Rev. Microbiol. 1: 55-64

Literatur zu Kapitel 4.5 (Q-Fieber)

Baca OG, Paretsky D. (1983) Q fever and Coxiella burnetii: a model for host-parasite interactions. Microbiol. Rev. 47 (2): 127-149

Benenson AS, Tigertt WD. (1956) Studies on Q fever in man. Trans. Assoc. Am. Physicians 69: 98-104

Buchholz U. (2003) Zu einem Q-Fieber-Ausbruch im Landkreis Soest. Epidemiol. Bull. 44, 353-355

Fishbein DB, Raoult D. (1992) A cluster of Coxiella burnetii infections associated with exposure to vaccinated goats and their unpasteurized dairy products. Am. J. Trop. Med. Hyg. 47 (1): 35-40

Fournier PE, Marrie TJ, Raoult D. (1998) Diagnosis of Q fever. J. Clin. Microbiol. 36 (7): 1823-1834

Hahn H, Miksits K. (2004) Rickettsien, Orientien, Coxiellen, Ehrlichien, Anaplasmen, Neorickettsien. In: Hahn, Falke, Kaufmann, Ullmann (Hrsg.) Medizinische Mikrobiologie und Infektiologie. 5. Aufl. Heidelberg: Springer, pp. 411-413

Harris RJ, Storm PA, Lloyd A, Arens M, Marmion BP. (2000) Long-term persistence of Coxiella burnetii in the host after primary Q fever. Epidemiol. Infect. 124 (3): 543-549

Hellenbrand W, Breuer T, Petersen L. (2001) Changing epidemiology of Q fever in Germany, 1947–1999. Emerg. Infect. Dis. 7 (5): 789-796

Luderitz O, Staub AM, Westphal O. (1966) Immunochemistry of O and R antigens of Salmonella and related Enterobacteriaceae. Bacteriol. Rev. 30 (1): 192-255

Maurin M, Raoult D. (1999) Q fever. Clin. Microbiol. Rev. 12 (4): 518-553

Noah DL, Huebner KD, Darling RG, Waeckerle JF. (2002) The history and threat of biological warfare and terrorism. Emerg. Med. Clin. North Am. 20 (2): 255-271

Paretsky D. (1990) The biology of Coxiella burnetii and the pathobiochemistry of Q fever and its endotoxicosis. Ann. N. Y. Acad. Sci. 590: 416-421

Raoult D. (1993) Treatment of Q fever. Antimicrob. Agents Chemother. 37 (9): 1733-1736

Raoult D, Houpikian P, Tissot-Dupont H, Riss JM, Arditi-Djiane J, Brouqui P.

(1999) Treatment of Q fever endocarditis: Comparison of 2 regimens containing doxycycline and ofloxacin or hydroxychloroquine. Arch. Intern. Med. 159 (2): 167-173

Raoult D, Fenollar F, Stein A. (2002) Q fever during pregnancy: Diagnosis, treatment, and follow up. Arch. Intern. Med. 162 (6): 701-704

Rotz LD, Khan AS, Lillibridge SR, Ostroff SM, Hughes JM. (2002) Public health assessment of potential biological terrorism agents. Emerg. Infect. Dis. 8 (2): 225-230

Seshadri R, Paulsen IT, Eisen JA, Read TD, Nelson KE, Nelson WC, Ward NL, Tettelin H, Davidsen TM, Beanan MJ, Deboy RT, Daugherty SC, Brinkac LM, Madupu R, Dodson RJ, Khouri HM, Lee KH, Carty HA, Scanlan D, Heinzen RA, Thompson HA, Samuel JE, Fraser CM, Heidelberg JF. (2003) Complete genome sequence of the Q-fever pathogen Coxiella burnetii. Proc. Natl. Acad. Sci. U. S. A. 100 (9): 5455-5460

Stein A, Raoult D. (1992) Detection of Coxiella burnetii by DNA amplification using polymerase chain reaction. J. Clin. Microbiol. 30 (9): 2462-2466

Stemmler M, Meyer H. (2002) Rapid and specific detection of Coxiella burnetii by LightCycler PCR. In: Reischl U, Wittwer C, Cockerill F (Hrsg.) Rapid Cycle real-time PCR: methods and applications; microbiology and food analysis. Berlin, Heidelberg, New York: Springer, pp. 149-154

Stoker MG, Fiset P. (1956) Phase variation of the Nine Mile and other strains of Rickettsia burnetii. Can. J. Microbiol. 2 (3): 310-321

Tissot-Dupont H, Torres S, Nezri M, Raoult D. (1999) Hyperendemic focus of Q fever related to sheep and wind. Am. J. Epidemiol. 150 (1): 67-74

Williams JC. (1991) Infectivity, virulence, and pathogenicity of Coxiella burnetii for various hosts. In: Williams JC, Thompson HA (Hrsg.) Q Fever: The biology of Coxiella burnetii. Boca Raton, Florida: CRC Press; Kap 2, 25, Tab 2

Zühl J, Graf P. (2002) Aufklärung eines Q-Fieber-Ausbruchs durch Erkrankungen in einem Film-Team. Epidemiol. Bull. 37: 316-317

Literatur zu Kapitel 4.6 (Rotz)

Lee MA, Wang D, Yap EH. (2005) Detection and differentiation of Burkholderia pseudomallei, Burkholderia mallei and Burkholderia thailandensis by multiplex PCR. FEMS Immunol. Med. Microbiol. 43 (3): 413-417

Miller WR, Pannell L, Cravitz L, Tanner WA, Ingalls MS. (1948) Studies on certain biological characteristics of Malleomyces mallei and Malleomyces pseudomallei: I.

Morphology, cultivation, viability, and isolation from contaminated specimens. J. Bacteriol. 55 (1): 115-126

Miller WR, Pannell L, Cravitz L, Tanner WA, Rosebury T. (1948) Studies on certain biological characteristics of Malleomyces mallei and Malleomyces pseudomallei: II. Virulence and infectivity for animals. J. Bacteriol. 55 (1): 127-135

Neubauer H, Meyer H, Finke EJ. (1997) Human Glanders. Int. Rev. Armed Forces Med. Serv. 70: 258-265

Neubauer H, Sprague LD, Zacharia R, Tomaso H, Al Dahouk S, Wernery R, Wernery U, Scholz HC. (2005) Serodiagnosis of Burkholderia mallei infections in horses: state-of-the-art and perspectives. J. Vet. Med. B Infect. Dis. Vet. Public Health 52 (5): 201-205

Popov SF, Kurilov VIa, Iakovlev AT. (1995) Pseudomonas pseudomallei and Pseudomonas mallei – capsule-forming bacteria. [Article in Russian] Zh. Microbiol. Epidemiol. Immunobiol. 5: 32-36

Rosebury T, Kabat EA. (1947) Bacterial warfare. A critical analysis of the available agents, their possible military applications, and the means for protection against them. J. Immunol. 56: 7-96

Rotz LD, Koo D, O'Carroll PW, Kellogg RB, Sage MJ, Lillibridge SR. (2000) Bioterrorism preparedness: planning for the future. J. Public Health Manag. Pract. 6 (4): 45-49

Russell P, Eley SM, Ellis J, Green M, Bell DL, Kenny DJ, Titball RW. (2000) Comparison of efficacy of ciprofloxacin and doxycycline against experimental melioidosis and glanders. J. Antimicrob. Chemother. 45 (6): 813-818

Sabolotny SS. (1925) Zur Frage nach der diagnostischen Bedeutung der biologischen Reaktionen und Chemotherapie beim Menschenrotz. Cbl. Bakt. 1. Abt. Original. 97: 168-173

Scholz HC, Joseph M, Tomaso H, Al Dahouk S, Witte A, Kinne J, Hagen RM,Wernery R, Wernery U, Neubauer H. (2006) Detection of the reemerging agent Burkholderia mallei in a recent outbreak of glanders in the United Arab Emirates by a newly developed fliP-based polymerase chain reaction assay. Diagn. Microbiol. Infect. Dis. 54 (4): 241-247

Srinivasan A, Kraus CN, DeShazer D, Becker PM, Dick JD, Spacek L, Bartlett JG, Byrne WR, Thomas DL. (2001) Glanders in a military research microbiologist. N. Engl. J. Med. 345 (4): 256-258

Thibault FM, Hernandez E, Vidal DR, Girardet M, Cavallo JD. (2004) Antibiotic susceptibility of 65 isolates of Burkholderia pseudomallei and Burkholderia mallei to 35 antimicrobial agents. J. Antimicrob. Chemother. 54 (6): 1134-1138

von Brunn A. (1919) Über die Ursachen und die Häufigkeit des Vorkommens des Rotzes beim Menschen, sowie über die Maßregeln zur Verhütung der Rotzübertragungen. Vierteljahrschr. f. Gericht. Med. 3: 134-161

Literatur zu Kapitel 4.7 (Tularämie)

Dennis DT, Inglesby TV, Henderson DA, Bartlett JG, Ascher MS, Eitzen E, Fine AD, Friedlander AM, Hauer J, Layton M, Lillibridge SR, McDade JE, Osterholm MT, O'Toole T, Parker G, Perl AM, Russell PK, Tonat K. (2001) Tularemia as a biological weapon: medical and public health management. JAMA 285 (21): 2763-2773

Ellis J, Oyston PC, Green M, Titball RW. (2002) Tularemia. Clin. Microbiol. Rev. 15 (4): 631-646

Gurycová D. (1998) First isolation of Francisella tularensis subsp. tularensis in Europe. Eur. J. Epidemiol. 14 (8): 797-802

Mielke M, Hahn H. (2004) Anthropozoonoseerreger ohne Familienzugehörigkeit: Listerien, Brucellen, Francisellen und Erysipelothrix. In: Hahn, Falke, Kaufmann, Ullmann (Hrsg.) Medizinische Mikrobiologie und Infektiologie. 5. Aufl. Heidelberg: Springer, pp. 284-285

Petersen JM, Schriefer ME, Carter LG, Zhou Y, Sealy T, Bawiec D, Yockey B, Ulrich S, Zeidner NS, Avashia S, Kool JL, Buck J, Lindley C, Celeda L, Monteneiri JA, Gage KL, Chu MC. (2004) Laboratory analysis of tularaemia in wild-trapped, commercially traded prairie dogs, Texas, 2002. Emerg. Infect. Dis. 10 (3): 419-425

Petersen JM, Schriefer ME, Gage KL, Montenieri JA, Carter LG, Stanley M, Chu MC. (2004) Methods for enhanced culture recovery of Francisella tularensis. Appl. Environ. Microbiol. 70 (6): 3733-3735

Reintjes R, Dedushaj I, Gjini A, Jorgensen TR, Cotter B, Lieftucht A, D'Ancona F, Dennis DT, Kosoy MA, Mulliqi-Osmani G, Grunow R, Kalaveshi A, Gashi L, Humolli I. (2002) Tularemia outbreak investigation in Kosovo: case control and environmental studies. Emerg. Infect. Dis. 8 (1): 69-73

Sawyer WD, Dangerfield HG, Hogge AL, Crozier D. (1966) Antibiotic prophylaxis and therapy of airborne tularemia. Bacteriol. Rev. 30 (3): 542-550

Shapiro DS, Schwartz DR. (2002) Exposure of laboratory workers to Francisella tularensis despite a bioterrorism procedure. J. Clin. Microbiol. 40 (6): 2278-2281

Sjöstedt A. (2003) Virulence determinants and protective antigens of Francisella tularensis. Curr. Opin. Microbiol. 6 (1): 66-71

Sjöstedt A. (2005) Family XVII. Francisellaceae, genus I. Francisella. In: Brenner D.J. (Hrsg.) Bergey's manual of systematic bacteriology. Berlin: Springer, pp. 200-210

Sjöstedt A. (2006) Intracellular survival mechanisms of Francisella tularensis, a stealth pathogen. Microbes Infect. 8 (2): 561-567

Splettstoesser W, Neubauer H, Hassler D. (2006) Renaissance der Tularämie. Dtsch. Med. Wochenschr. 4: 132-134

Literatur zu Kapitel 4.8 (Pocken)

Bray M, Martinez M, Smee DF, Kefauver D, Thompson E, Huggins JW. (2000) Cidofovir protects mice against lethal aerosol or intranasal cowpox virus challenge. J. Infect. Dis. 181 (1): 10-19

Breman JG, Henderson DA. (2002) Diagnosis and management of smallpox. N. Engl. J. Med. 346 (17): 1300-1308

Fenner F, Henderson DA, Arita I, Jezek Z, Ladnyi I. (1988) Smallpox and its eradication. Geneva: WHO

Henderson DA, Inglesby TV, Barlett JG, Ascher MA, Eitzen E, Jahrling PB, Hauer J, Layton M, McDade J, Osterholm MT, O'Toole T, Parker G, Perl T, Russell PK, Tonat K. (1999) Smallpox as a biological weapon. Consensus statement. JAMA 281 (22): 2127-2137

Moore ZS, Seward JF, Lane JM. (2006) Smallpox. Lancet 36 (9508): 425-435

Nitsche A, Ellerbrok H, Pauli G. (2004) Detection of orthopoxvirus DNA by real-time PCR and identification of variola virus DNA by melting analysis. J. Clin. Microbiol. 42: 1207-1213

Nitsche A, Stern D, Ellerbrok H, Pauli G. (2006) Detection of infectious poxvirus particles. Emerg. Infect. Dis. 12: 1139-1141

N.N. CDC (2001) Facts about smallpox.

(http://www.bt.cdc.gov/agent/smallpox/index.asp)

Sepkowitz KA. (2003) How contagious is vaccinia? N. Engl. J. Med. 348 (5): 439-446

Literatur zu Kapitel 4.9 (Venezuelanische Pferdeenzephalitis)

Aguilar PV, Greene IP, Coffey LL, Medina G, Moncayo AC, Anishchenko M, Ludwig GV, Turell MJ, O'Guinn ML, Lee J, Tesh RB, Watts DM, Russell KL, Hice C, Yanoviak S, Morrison AC, Klein TA, Dohm DJ, Guzman H, Travassos da Rosa AP, Guevara C, Kochel T, Olson J, Cabezas C, Weaver SC. (2004) Endemic Venezuelan equine encephalitis in northern Peru. Emerg. Infect. Dis. 10 (5): 880-888

Anishchenko M, Paessler S, Greene IP, Aguilar PV, Carrara AS, Weaver SC. (2004) Generation and characterisation of closely related epizootic and enzootic infectious cDNA clones for studying interferon sensitivity and emergence mechanisms of Venezuelan equine encephalisitis virus. J. Virol. 78 (1): 1-8

Bowen GS, Calisher CH. (1976) Virological and serological studies of Venezuelan equine encephalomyelitis in humans. J. Clin. Microbiol. 4 (1): 22-27

Brault AC, Powers AM, Medina G, Wang E, Kang W, Salas RA, de Siger J, Weaver SC. (2001) Potential sources of the 1995 Venezuelan equine encephalitis subtype IC epidemic. J. Virol. 75 (13): 5823-5832

Brault AC, Powers AM, Holmes EC, Woelk CH, Weaver SC. (2002) Positively charged amino acid substitutions in the E2 envelope glycoprotein are associated with the emergence of Venezuelan equine encephalitis virus. J. Virol. 76 (4): 1718-1730

Brightwell G, Brown JM, Coates DM. (1998) Genetic targets for the detection and identification of Venezuelan equine encephalitis viruses. Arch. Virol. 143 (4): 731-742

Bronze MS, Huycke MM, Machado LJ, Voskuhl GW, Greenfield RA. (2002) Viral agents as biological weapons and agents of bioterrorism. Am. J. Med. Sci. 323 (6): 316-325

Christopher GW, Cieslak TJ, Pavlin JA, Eitzen EM. (1997) Biological warfare. A historical perspective. JAMA 278 (5): 412-417

Cole FE, May SW, Eddy GA. (1974) Inactivated Venezuelan equine encephalomyelitis vaccine prepared from attenuated (TC-83 strain) virus. Appl. Microbiol. 27 (1): 150-153

Coppenhaver DH, Singh IP, Sarzotti M, Levy HB, Baron S. (1995) Treatment of intracranical alphavirus infections in mice by a combination of specific antibodies and an interferon inducer. Am. J. Trop. Med. Hyg. 52 (1): 34-40

Darling R, Woods JB, Dembek ZF, Carr BK, Cieslack TJ, Littrell AC, Kortepeter MG, Rebert NW, Stanek SA, Martin JW (2004) USAMRIID's medical management of biological casualities handbook. Fifth Edition. [Online] http://www.usamriid.army.mil/education/bluebookpdf/USAMRIID%20Blue%20Book%205th%20Edition.pdf

Davis NL, Powell N, Greenwald GF, Willis LV, Johnson BJ, Smith JF, Johnston RE. (1991) Attenuating mutations in the E2 glycoprotein gene of Venezuelan equine encephalitis virus: construction of single and multiple mutants in a full-length cDNA clone. Virology 183 (1): 20-31

Davis NL, Grieder FB, Smith JF, Greenwald GF, Valenski ML, Sellon DC, Charles PC, Johnston RE. (1994) A molecular genetic approach to the study of Venezuelan equine encephalitis virus pathogenesis. Arch. Virol. Suppl. 9: 99-109

Daza E, Lopez I, Alcala A, PatiNo A, Frias V, Alvarez G, Garcia MA, RiaNo V, Rodriguez R, Boshell J, Olano VA, Martinez E, Villarreal LI, Diaz LA, Rivas F, Cardenas V, Smith JF, Ludwig GV, Roberts B, Rico-Hesse R, Weaver S. (1995) Update: Venezuelan Equine Encephalitis – Colombia, 1995. MMWR 44 (41): 775-777

Dietz WH, Alvarez O, Martin DH, Walton TE, Ackerman LJ, Johnson KM. (1978) Enzootic and epizootic Venezuelan equine encephalomyelitis virus in horses infected by peripheral and intrathecal routes. J. Infect. Dis. 137 (3): 227-237

Ferro C, Boshell J, Moncayo AC, Gonzalez M, Ahumada ML, Kang W, Weaver SC. (2003) Natural enzootic vectors of Venezuelan equine encephalitis virus, Magdalena Valley, Colombia. Emerg. Infect. Dis. 9 (1): 49-54

Franz DR, Jahrling PB, Friedlander AM, McClain DJ, Hoover DL, Bryne WR, Pavlin JA, Christopher GW, Eitzen EM. (1997) Clinical recognition and management of patients exposed to biological warfare agents. JAMA 278 (5): 399-411

Grieder FB, Vogel SN. (1999) Role of interferon regulatory factors in early protection against Venezuelan equine encephalitis virus infection. Virology 257 (1): 106-118

Griffin DE. (2001) Alphaviruses. In: Knipe DM, Howley PM (Eds. in chief). Virology. Fourth Edition. Vol. 1, Chapter 30. Philadelphia: Lippincott Williams & Wilkins

Hart MK, Caswell-Stephan, Bakken R, Tammariello R, Pratt W, Davis N, Johnston RE, Smith J, Steele K. (2000) Improved mucosal protection against Venezuelan equine encephalitis virus is induced by the molecularly defined, live-attenuated V3526 vaccine candidate. Vaccine 18 (26): 3067-3075

Hart MK, Lind C, Bakken R, Robertson M, Tammariello R, Ludwig GV. (2002) Onset and duration of protective immunity to IA/IB and IE strains of Venezuelan equine encephalitis virus in vaccinated mice. Vaccine 20 (3-4): 616-622

Hommel D, Heraud JM, Hulin A, Talarmin A. (2000) Association of Tonate virus (subtype IIIB of the Venezuelan equine encephalitis complex) with encephalitis in a human. Clin. Infect. Dis. 30 (1): 188-190

Huxsoll DL, Patrick WC, Parrott CD. (1987) Veterinary services in biological disasters. J. Am. Vet. Med. Assoc. 190 (6): 714-722

Jahrling PB, Stephenson EH. (1984) Protective efficacies of live attenuated and formaldehyde-inactivated Venezuelan equine encephalitis virus vaccines against aerosol challenge in hamsters. J. Clin. Microbiol. 19 (3): 429-431

Kinney RM, Esposito JJ, Mathews JH, Johnson BJ, Roehrig JT, Barrett AD, Trent DW. (1988) Recombinant vaccinia virus/Venezuelan equine encephalitis (VEE) virus protects mice from peripheral VEE virus challenge. J. Virol. 62 (12): 4697-4702

Linssen B, Kinney RM, Aguilar P, Russell KL, Watts DM, Kaaden OR, Pfeffer M. (2000) Development of reverse transcription-PCR assays specific for detection of equine encephalitis viruses. J. Clin. Microbiol. 38 (4): 1527-1535

MacDonald GH, Johnston RE. (2000) Role of dendritic cell targeting in Venezuelan equine encephalitis virus pathogenesis. J. Virol. 74 (2): 914-922

Mathews JH, Roehrig JT. (1982) Determination of the protective epitopes on the glycoproteins of Venezuelan equine encephalomyelitis virus by passive transfer of monoclonal antibodies. J. Immunol. 129 (6): 2763-2767

Mckinney RW, Berge TO, Sawyer WD, Tigertt WD, Crozier D. (1963) Use of an attenuated strain of Venezuelan equine encephalomyelitis virus for immunization in man. Am. J. Trop. Med. Hyg. 12 (4): 597-603

Meissner JD, Huang CY, Pfeffer M, Kinney RM. (1999) Sequencing of prototype viruses in the Venezuelan equine encephalitis antigenic complex. Virus Res. 64 (1): 43-59

Moncayo AC, Medina GM, Kalvatchev Z, Brault AC, Barrera R, Boshell J, Ferro C, Freier JE, Navarro JC, Salas R, de Siger J, Vasquez C, Walder R, Weaver SC. (2001) Genetic diversity and relationships among Venezuelan equine encephalitis virus field isolates from Colombia and Venezuela. Am. J. Trop. Med. Hyg. 65 (6): 738-746

Morahan PS, Pinto A, Stewart D, Murasko DM, Brinton MA. (1991) Varying role of alpha/beta interferon in the antiviral efficacy of synthetic immunomodulators against Semliki Forest virus infection. Antiviral Res. 15 (3): 241-254

N.N. CDC (1995) Venezuelan Equine Encephalitis – Colombia, 1995. MMWR 44 (39): 721-724

Pfeffer M, Proebster B, Kinney RM, Kaaden OR. (1997) Genus-specific detection of alphaviruses by a semi-nested reverse transcription-polymerase chain reaction. Am. J. Trop. Med. Hyg. 57 (6): 709-718

Phillpotts RJ, Jones LD, Howard SC. (2002) Monoclonal antibody protects mice against infection and disease when given either before or up to 24 h after airborne challenge with virulent Venezuelan equine encephalitis virus. Vaccine 20 (11-12): 1497-1504

Pike RM. (1976) Laboratory-associated infections: summary and analysis of 3921 cases. Health Lab. Sci. 13 (2): 105-114

Pittman PR, Makuch RS, Mangiafico JA, Cannon TL, Gibbs PH, Peters CJ. (1996) Long-term duration of detectable neutralizing antibodies after administration of live-attenuated VEE vaccine and following booster vaccination with inactivated VEE vaccine. Vaccine 14 (4): 337-343

Powers AM, Oberste MS, Brault AC, Rico-Hesse R, Schmura SM, Smith JF, Kang W, Sweeney WP, Weaver SC. (1997) Repeated emergence of epidemic/epizootic Venezuelan equine encephalitis from a single genotype of enzootic subtype ID virus. J. Virol. 71 (9): 6697-6705

Reed DS, Lind CM, Sullivan LJ, Pratt WD, Parker MD. (2004) Aerosol infection of cynomolgus macaques with enzootic strains of Venezuelan equine encephalitis viruses. J. Infect. Dis. 189 (6): 1013-1017

Richmond JY, Mc Kinney RW. (1999) Biosafety in microbiological and biomedical laboratories. Washington DC: US Dept. of Health and Human Services, HHS publication CDC, 4th ed.

Rico-Hesse R. (2000) Venezuelan equine encephalomyelitis. Vet. Clin. North Am. Equine Pract. 16 (3): 553-563

Rivas F, Diaz LA, Cardenas VM, Daza E, Bruzon L, Alcala A, De la Hoz O, Caceres FM, Aristizabal G, Martinez JW, Revelo D, De la Hoz F, Boshell J, Camacho T, Calderon L, Olano VA, Villarreal LI, Roselli D, Alvarez G, Ludwig G, Tsai T. (1997) Epidemic Venezuelan equine encephalitis in La Guajira, Colombia, 1995. J. Infect. Dis. 175 (4): 828-832

Sidwell RW, Smee DF. (2003) Viruses of the Bunya- and Togaviridae families: potential as bioterrorism agents and means of control. Antiviral Res. 57 (1-2): 101-111

Smith JF, Davis K, Hart MK, Ludwig GV, McClain DJ, Parker MD, Pratt WD. (1997) Viral Encephalitides. In: Sidell FR, et al. (specialty editors) Medical Aspects of

Chemical and Biological Warfare. Washington, DC: TMM Publications, Borden Institute, Chapter 28, pp. 561-589

Stephen EL, Hilmas DE, Levy HB, Spertzel RO. (1979) Protective and toxic effects of a nuclease-resistant derivative of polyriboinosinic-polyribocytidylic acid on Venezuelan equine encephalomyelitis virus in rhesus monkeys. J. Infect. Dis 139 (3): 267-272

Sudia WD, Newhouse VF. (1975) Epidemic Venezuelan equine encephalitis in North America: a summary of virus-vector-host relationships. Am. J. Epidemiol. 101 (1): 1-13

Turell MJ. (1993) Effect of environmental temperature on the vector competence of Aedes aeniorhynchus for Rift Valley fever and Venezuelan equine encephalitis viruses. Am. J. Trop. Med. Hyg. 49 (6): 672-676

Walton TE, Grayson MA. (1989) Venezuelan Equine Encephalitis. In: Monath T.P. (Hrsg.) The Arboviruses: Epidemiology and Ecology. Volume IV. Boca Raton, Florida: CRC Press, pp. 203-231

Walton TE, Jochim MM, Barber TL, Thompson LH. (1989) Cross-protective immunity between equine encephalomyelitis viruses in equids. Am. J. Vet. Res. 50 (9): 1442-1446

Weaver SC, Salas R, Rico-Hesse R, Ludwig GV, Oberste MS, Boshell J, Tesh RB. (1996) Re-emergence of epidemic Venezuelan equine encephalomyelitis in South America. VEE Study Group. Lancet 348 (9025): 436-440

Weaver SC, Powers AM, Brault AC, Barrett AD. (1999) Molecular epidemiological studies of veterinary arboviral encephalitides. Vet. J. 157 (2): 123-138

Weaver SC, Ferro C, Barrera R, Boshell J, Navarro JC. (2003) Venezuelan equine encephalitis. Annu. Rev. Entomol. 49: 141-174

Literatur zu Kapitel 4.10 (VHF)

Bausch DG, Rollin PE, Demby AH, Coulibaly M, Kanu J, Conteh AS, Wagoner KD, McMullan LK, Bowen MD, Peters CJ, Ksiazek TG. (2000) Diagnosis and clinical virology of Lassa fever as evaluated by enzyme-linked immunosorbent assay, indirect fluorescent-antibody test, and virus isolation. J. Clin. Microbiol. 38: 2670-2677

Biel SS, Gelderblom HR. (1999) Diagnostic electron microscopy is still a timely and rewarding method. J. Clin. Virol. 13: 105-119

Borio L, Inglesby T, Peters CJ, Schmaljohn AL, Hughes JM, Jahrling PB, Ksiazek T, Johnson KM, Meyerhoff A, O'Toole T, Ascher MS, Bartlett J, Breman JG, Eitzen Jr. EM, Hamburg M, Hauer J, Henderson DA, Johnson RT, Kwik G, Layton

M, Lillibridge S, Nabel GJ, Osterholm MT, Perl TM, Russell P, Tonat K, Working Group on Civilian Biodefense. (2002) Hemorrhagic fever viruses as biological weapons: medical and public health management. JAMA 287: 2391-2405

Bowen, MD, Rollin PE, Ksiazek TG, Hustad HL, Bausch DG, Demby AH, Bajani MD, Peters CJ, Nichol ST. (2000) Genetic diversity among Lassa virus strains. J. Virol. 74: 6992-7004

Charrel RN, de Lamballerie X. (2003.) Arenaviruses other than Lassa virus. Antiviral Res. 57: 89-100

Crowcroft NS, Meltzer M, Evans M, Shetty N, Maguire H, Bahl M, Gair R, Brink N, Lockwood D, Gregor S, Jones J, Nicoll A, Gopal R, Brown D, Bannister B. (2004) The public health response to a case of Lassa fever in London in 2000. J. Infect. 48: 221-228

Cummins D, Bennett D, Fisher-Hoch SP, Farrar B, Machin SJ, McCormick JB. (1992) Lassa fever encephalopathy: clinical and laboratory findings. J. Trop. Med. Hyg. 95: 197-201

Demby AH, Chamberlain J, Brown DW, Clegg CS. (1994) Early diagnosis of Lassa fever by reverse transcription-PCR. J. Clin. Microbiol. 32: 2898-2903

Djavani M, Lukashevich IS, Sanchez A, Nichol ST, Salvato MS. (1997) Completion of the Lassa fever virus sequence and identification of a RING finger open reading frame at the L RNA 5' End. Virology 235: 414-418

Dobler G. (2003) Gefahr für Reisende und medizinisches Personal? Virale hämorrhagische Fieber. Klinikarzt 32: 196-201

Drosten C, Kümmerer BM, Schmitz H, Günther S. (2003) Molecular diagnostics of viral hemorrhagic fevers. Antiviral Res. 57: 61-87

Esbroeck van M, Groen J, Hall W, Heyman P, Niedrig M, Tegnell A, Vaheri A, Vandenfelde C, Zeller H. (2001) Management and control of Viral Haemorrhagic Fevers and other highly contagious viral pathogens. Scientific Advisory Committee. 2nd version; 1-48. Berlin: European Network for Diagnostics of Imported Viral Diseases (ENIVD). http://www.enivd.de/NETZ.PDF

Fisher-Hoch SP, McCormick JB. (2001) Towards a human Lassa fever vaccine. Rev. Med. Virol. 11: 331-341

Fisher-Hoch SP, Price ME, Craven RB, Price FM, Forthall DN, Sasso DR, Scott SM, McCormick JB. (1985) Safe intensive-care management of a severe case of Lassa fever with simple barrier nursing techniques. Lancet 2 (8466): 1227-1229

Fisher-Hoch SP, McCormick JB, Auperin D, Brown BG, Castor M, Perez G, Ruo S, Conaty A, Brammer L, Bauer S. (1989) Protection of rhesus monkeys from fatal Lassa fever by vaccination with a recombinant vaccinia virus containing the Lassa virus glycoprotein gene. Proc. Natl. Acad. Sci. U. S. A. 86: 317-321

Fock R, Koch U, Wirtz A, Peters M, Ruf B, Grünewald T. (2001) Erste medizinische und antiepidemische Maßnahmen bei Verdacht auf virales hämorrhagisches Fieber. Med. Welt 52: 126-132

Günther S, Weisner B, Roth A, Grewing T, Asper M, Drosten C, Emmerich P, Petersen J, Wilczek M, Schmitz H. (2001) Lassa fever encephalopathy: Lassa virus in cerebrospinal fluid but not in serum. J. Infect. Dis. 184: 345-349

Haas WH, Breuer T, Pfaff G, Schmitz H, Köhler P, Asper M, Emmerich P, Drosten C, Gölnitz U, Fleischer K, Günther S. (2003) Imported Lassa fever in Germany: Surveillance and management of contact persons. Clin. Infect. Dis. 36: 1254-1258

Jahrling PB. (1997) Viral Hemorrhagic Fevers. In: R. Zajtchuk (ed.), Medical Aspects of Chemical and Biological Warfare. Washington: Borden Institute; Walter Reed Army Medical Center, pp. 591-602.
http://www.bordeninstitute.army.mil/published_volumes/chemBio/Ch29.pdf

McCormick JB, King IJ, Webb PA, Johnson KM, O'Sullivan R, Smith ES, Trippel S, Tong TC. (1987) A case-control study of the clinical diagnosis and course of Lassa fever. J. Infect. Dis. 155: 445-455

McCormick JB, Webb PA, Krebs JW, Johnson KM, Smith ES. (1987) A prospective study of the epidemiology and ecology of Lassa fever. J. Infect. Dis. 155: 437-444

Mitchell SW, McCormick JB. (1984) Physicochemical inactivation of Lassa, Ebola, and Marburg viruses and effect on clinical laboratory analyses. J. Clin. Microbiol. 20: 486-489

N.N. EMEA (2002) EMEA/CPMP/4048/01 – EMEA/CPMP Guidance document on use of medicinal products for treatment and prophylaxis of biological agents that might be used as weapons of bioterrorism. Viral Haemorrhagic Fever. Update: 25 July 2002 (http://www.emea.europa.eu/pdfs/human/bioterror/404801.pdf), pp. 29-32

Niedrig M, Schmitz H, Becker S, Günther S, ter Meulen J, Meyer H, Ellerbrok H, Nitsche A, Gelderblom HR, Drosten C. (2004) First international quality assurance study on the rapid detection of viral agents of bioterrorism. J. Clin. Microbiol. 42: 1753-1755

Richmond JK, Baglole DJ. (2003) Lassa fever: epidemiology, clinical features, and social consequences. BMJ 327: 1271-1275

Schmitz H, Köhler B, Laue T, Drosten C, Veldkamp PJ, Günther S, Emmerich P, Geisen HP, Fleischer K, Beersma MF, Hoerauf A. (2002) Monitoring of clinical and laboratory data in two cases of imported Lassa fever. Microbes Infect. 4: 43-50

Strecker T, Eichler R, ter Meulen J, Weissenhorn W, Klenk HD, Garten W, Lenz O. (2003) Lassa virus Z protein is a matrix protein and sufficient for the release of virus-like particles [corrected]. J. Virol. 77: 10700-10705

Uckun FM, Petkevich AS, Vassilev AO, Tibbles HE, Titov L. (2004) Stampidine prevents mortality in an experimental mouse model of viral hemorrhagic fever caused by Lassa virus. BMC Infect. Dis. 4: 1 [Corrected 4: 14]

Vieth S, Torda AE, Asper M, Schmitz H, Günther S. (2004) Sequence analysis of L RNA of Lassa virus. Virology 318: 153-168

Literatur zu Kapitel 4.11 (Botulismus)

Aoki KR, Guyer B. (2001) Botulinum toxin type A and other botulinum toxin serotypes: a comparative review of biochemical and pharmacological actions. Eur. J. Neurol. 8 (suppl. 5): 21-29

Arnon SS. (1995) Botulism as an intestinal toxaemia. In: Blaser MJ, Smith PD, Ravdin JI, Greenberg HB and Guerrant RL (eds.) Infections of the gastrointestinal tract. New York: Raven Press, pp. 257-271

Arnon SS, Schechter R, Inglesby TV, Henderson DA, Bartlett JG, Ascher MS, Eitzen E, Fine AD, Hauer J, Layton M, Lillibridge S, Osterholm MT, O'Toole T, Parker G, Perl TM, Russell PK, Swerdlow DL, Tonat K; Working Group on Civilian Biodefense (2001) Botulinum toxin as a biological weapon: medical and public health management. JAMA 285 (8): 1059-1070

Bellamy RJ, Freedman AR. (2001) Bioterrorism. Q. J. Med. 94: 227-234

Binz T, Kurazono H, Popoff MR, Eklund MW, Sakaguchi G, Kozaki S, Krieglstein K, Henschen A, Gill DM, Niemann H. (1990) Nucleotide sequence of the gene encoding Clostridium botulinum neurotoxin type D. Nucleic Acids Res. 18 (18): 5556

Black RE, Gunn RA. (1980) Hypersensitivity reactions associated with botulinal antitoxin. Am. J. Med. 69 (4): 567-570

Bleck TP. (1990) Clostridium botulinum. in: Mandell GL, Bennett JE, Dolin R (eds.) Principles and practise of infectious diseases. 4th ed. New York: Churchill Livingstone

Böhnel H. (1995) Botulismus. in: Blobel H, Schlieber T (Hrsg.) Handbuch der bakteriellen Infektionen bei Tieren. Bd. 2, Teil IV, Clostridiosen, 2. Aufl. Jena: Fischer, S. 89-153

Bonventre PF. (1979) Absorption of botulinal toxin from the gastrointestinal tract. Rev. Infect. Dis. 1(4): 663-667

Byrne MP, Smith LA. (2000) Development of vaccines for prevention of botulism. Biochimie 82 (9-10): 955-966

Campbell K, Collins MD, East AK. (1993) Nucleotide sequence of the gene coding for Clostridium botulinum (Clostridium argentinese) type G neurotoxin: Genealogical comparison with other clostridial neurotoxins. Biochim. Biophys. Acta 1216 (3), 487-491

Cato E, George W, Finegold S. (1986) Genus Clostridium, Section 13, in: Sneath P, Mair N, Sharpe M and Holt J (eds.), Bergey's Manual of Systematic Bacteriology. Vol. 2, 9. Aufl. Baltimore, MD: Williams & Wilkins, pp. 1141-1200

Chia JK, Clark JB, Ryan CA, Pollack M. (1986) Botulism in an adult associated with food-borne intestinal infection with Clostridium botulinum. N. Engl. J. Med. 315 (4): 239-241 **Collins MD, East AK.** (1998) Phylogeny and taxonomy of the food-borne pathogen Clostridium botulinum and its neurotoxins. J. Appl. Microbiol. 84 (1). 5-17

Critchley EM, Hayes PJ, Isaacs PE. (1989) Outbreak of botulism in north west England and Wales, June, 1989. Lancet 2 (8667): 849-853

Dorsey EL, Beebe JM, Johns EE. (2001) Responses of airborne Clostridium botulinum toxin to certain atmospheric stresses. Frederick, MD: US Army Biological Laboratories, Oct. 1964, Technical Memorandum 62

Dunbar EM. (1990) Botulism. J. Infect. 20 (1): 1-3

East AK, Richardson PT, Allaway D, Collins MD, Roberts TA, Thompson DE. (1992) Sequence of the gene encoding type F neurotoxin of Clostridium botulinum. FEMS Microbiol. Lett. 96: 225-230

Foynes S, Holley JL, Garmory HS, Titball RW, Fairweather NF. (2003) Vaccination against type F botulinum toxin using attenuated Salmonella enterica var Typhimurium strains expressing the BoNT/F H(C) fragment. Vaccine 21 (11-12): 1052-1059

Franz DR. (1997) Defense Against Toxin Weapons. Ft. Detrick, MD: US Army Medical Research Institute of Infections Diseases

Franz DR, Pitt LM, Clayton MA, et al. (1993) Efficacy of prophylactic and therapeutic administration of antitoxin for inhalation botulism. in: Gupta B (ed.) Botulinum and

Tetanus Neurotoxins and Biomedical Aspects. New York: Plenum Press, pp. 473-476

Franz DR, Jahrling PB, Friedlander AM, McClain DJ, Hoover DL, Bryne WR, Pavlin JA, Christopher GW, Eitzen EM. (1997) Clinical recognition and management of patients exposed to biological warfare agents. JAMA 278 (5): 399-411

Gessler F, Böhnel H. (2001) Der Botulismus – eine neue alte Krankheit. in: Der kritische Agrarbericht, Rheda-Wiedenbrück: ABL Verlag, pp. 158-162

Hatheway CH, Snyder JD, Seals JE, Edell TA, Lewis GE. (1984) Antitoxin levels in botulism patients treated with trivalent equine botulism antitoxin to toxin types A, B, and E. J. Infect. Dis. 150 (3): 407-412

Hatheway CL. (1993) Clostridium botulinum and other clostridia that produce botulinum neurotoxin. Food Sci. Technol. (New York) 54: 3-20

Hatheway CL. (1995) Botulism: the present status of the disease. Curr. Top. Microbiol. Immunol. 195: 55-75

Hauser D, Eklund MW, Kurazono H, Binz T, Niemann H, Gill DM, Boquet P, Popoff MR. (1990) Nucleotide sequence of Clostridium botulinum C1 neurotoxin. Nucleic Acids Res. 18 (16): 4924

Heer K, Schwarz U, Dazzi H. (2002) Antitoxinbehandlung bei Wundbotulismus nach Drogeninjektion. Schweiz. Med. Forum 22: 540-542

Holdeman LV, Brooks JB. (1970) Variation among strains of Clostridium botulinum and related clostridia. In: Herzberg M. (edt.), Proceedings of the First US-Japan Conference of Toxic Microorganisms. Washington, DC: US Government Printing Office, pp. 278-286

Holzer E. (1962) Botulismus durch Inhalation. Med. Klinik 57: 1735-1738

Kautter DA, Solomon HM. (1977) Collaborative study of a method for the detection of Clostridium botulinum and its toxins in foods. J. Assoc. Off. Anal. Chem. 60 (3): 541-545

Kerner J. (1817) Vergiftung durch verdorbene Würste. Tübinger Blätter für Naturwissenschaften und Arzneykunde 3: 1-25

Krusell L, Lohse N. (2003) A case of human botulism in Denmark after consumption of garlic in chilli oil dressing produced in Germany. Eurosurveillance Weekly [1812-075X]. **2003** Feb 13;2(7) 030213. Available from:

http://www.eurosurveillance.org/ew/2003/030213.asp#1

Lacy DB, Tepp W, Cohen AC, DasGupta BR, Stevens RC. (1998) Crystal structure of botulinum neurotoxin type A and implications for toxicity. Nat. Struct. Biol. 5: 898-902

Loch PV. (2000) Kulturell-biochemische und molekularbiologische Untersuchungen sowie Pathogenitätsprüfung von Clostridium botulinum Stämmen – Ein Beitrag zur Taxonomie. Dissertation Tierärztliche Hochschule Hannover

MacDonald KL, Spengler RF, Hatheway CL, Hargrett NT, Cohen ML. (1985) Type A botulism from sautéed onions: clinical and epidemiologic observations. JAMA 253 (9): 1275-1278

Maksymowych AB, Reinhard M, Malizio CJ, Goodnough MC, Johnson EA, Simpson LL. (1999) Pure botulinum neurotoxin is absorbed from the stomach and small intestine and produces peripheral neuromuscular blockade. Infect. Immun. 67 (9): 4708-4712

Meyer KF. (1928) Botulismus. Handb. der Pathog. Mikroorg., 4: 1269-1364

McCroskey LM, Hatheway CL. (1988) Laboratory findings in four cases of adult botulism suggest colonization of the intestinal tract. J. Clin. Microbiol. 26 (5): 1052-1054

Mechem CC, Walter FG. (1994) Wound botulism. Vet. Hum. Toxicol. 36 (3): 233-237

Meyer KF. (1928) Botulismus. In: **W. Kolle, R. Kraus, und P. Uhlenhuth (Hrsg.)** Handbuch der pathogenen Mikroorganismen Bd. 4, Wien: Gustav Fischer, pp. 1269-1364

Middlebrook J, Franz DR. (1997) Botulinum toxins. in: Zajtchuk R, (ed.), Textbook of Military Medicine: Medical Aspects of Chemical and Biological Warfare. Washington, DC: US Department of the Army Surgeon General and the Borden Institute, pp. 643-654

Montecucco C. (1995) Clostridial neurotoxins: the molecular pathogenesis of tetanus and botulism. (Curr. Top. Microbiol. Immunol. 195.) Berlin, Heidelberg, New York: Springer, pp. 221-242

Murrell WG, Stewart BJ, O'Neill C, Siarakas S, Kariks S. (1993) Enterotoxigenic bacteria in the sudden infant death syndrome. J. Med. Microbiol. 39 (2): 114-127

N.N. American Academy of Neurology (1990) Assessment: The clinical usefulness of botulinum toxin-A in treating neurologic disorders. Neurology 40 (9): 1332-1336 **N.N.** Hinweise für Verbraucher zum Botulismus durch Lebensmittel (2001); Bundesinstitut für gesundheitlichen Verbraucherschutz und Veterinärmedizin

N.N. Robert Koch-Institut, Epidemiologisches Bulletin (1997) 25: 167-169 [Online unter: http://www.rki.de / Infektionsschutz / Epidemiologisches Bulletin / Archiv]

N.N. Robert Koch-Institut, Epidemiologisches Bulletin (2002) 33: 284 [Online unter: http://www.rki.de / Infektionsschutz / Epidemiologisches Bulletin / Archiv]

N.N. Robert Koch-Institut (Hrsg.) Infektionsepidemiologisches Jahrbuch meldepflichtiger Krankheiten für 2002. Berlin: Robert Koch-Institut

Notermans S, Nagel J. (1989) Assays for Botulinum and Tetanus Toxins. in: Simpson LL (ed.), Botulinum Neurotoxins and Tetanus Toxin. San Diego, New York: Academic Press, pp. 319-334

Park JB, Simpson LL. (2003) Inhalational poisoning by botulinum toxin and inhalation vaccination with its heavy-chain component. Infect. Immun. 71 (3): 1147-1154

Pöhn HP, Rasch G. (1993) Statistik meldepflichtiger übertragbarer Krankheiten. München: MMV Medizinverlag, RKI-Schriften 5, 30

Sakaguchi G, Ohishi I, Kozaki S. (1986) Botulism: Structure and chemistry of botulinum. in: Hardegree MC and Tu AT (eds.), Handbook of Natural Toxins. Vol. 4, Bacterial Toxins. New York: Marcel Dekker, pp. 191-216

Schau HP, Ebell S, Fiedler SJ. (1989) Empfehlungen für die Bakteriologische Diagnostik. Ergänzte Ausgabe, Berlin: Ministerium für Gesundheitswesen der DDR, Staatliche Hygieneinspektion, S. 121-151

Scheibe F, Hug B, Rossi M. (2002) Wundbotulismus nach Drogeninjektion. Dtsch. Med. Wschr. 127: 199-202

Schiavo G, Rossetto O, Tonello F, Montecucco C. (1995) Intracellular targets and metalloprotease activity of tetanus and botulism neurotoxins. (Curr. Top. Microbiol. Immunol. 195). Berlin, Heidelberg, New York: Springer: pp. 257-274

Schmidt-Nowara WW, Samet JM, Rosario PA. (1983) Early and late pulmonary complications of botulism. Arch. Intern. Med. 143 (3): 451-456

Scott AB. (1980) Botulinum toxin injection into extraocular muscles as an alternative to strabismus surgery. Ophthalmology 87 (10): 1044-1049

Shapiro RL, Hatheway C, Swerdlow DL. (1998) Botulism in the United States: a clinical and epidemiologic review. Ann. Intern. Med. 129 (3): 221-228

Siegel LS. (1988) Human immune response to botulinum pentavalent (ABCDE) toxoid determined by a neutralization test and by an enzyme-linked immunosorbent assay. J. Clin. Microbiol. 26 (11): 2351-2356

Siegel LS. (1993) Destruction of botulinum toxins in food and water. in: Hauschild

AHW, Dodds KL (eds.), Clostridium botulinum: ecology and control in foods. New York: Marcel Dekker, pp. 323-341

Smith LDS. (1977) Botulism: The organism, its toxins, the disease. Springfield, IL: Charles C. Thomas, , pp. 194-230

Smith LDS, Sugiyama H. (1988) Botulism. The organism, its toxins, the disease. 2nd ed. Springfield, IL: Charles C. Thomas

St. Louis ME, Peck SH, Bowering D, Morgan GB, Blatherwick J, Banerjee S, Kettyls GD, Black WA, Milling ME, Hauschild AH et al. (1988) Botulism from chopped garlic: Delayed recognition of a major outbreak. Ann. Intern. Med. 108 (3): 363-368

Stockholm International Peace Research Institute (SIPRI) FACT SHEET, IRAQ: The UNSCOM Experience, October 1998, 1-12

Sugiyama H. (1980) Clostridium botulinum neurotoxin. Microbiol. Rev. 44 (3): 419-448

Tacket CO, Shandera WX, Mann JM, Hargrett NT, Blake PA. (1984) Equine antitoxin use and other factors that predict outcome in type A foodborne botulism. Am. J. Med. 76 (5): 794-798

Terranova W, Breman JG, Locey RP, Speck S. (1978) Botulism type B: epidemiologic aspects of an extensive outbreak. Am. J. Epidemiol. 108 (2), 150–156

Thompson DE, Brehm JK, Oultram JD, Swinfield TJ, Shone CC, Atkinson T, Melling J, Minton NP. (1990) The complete amino acid sequence of Clostridium botulinum type A neurotoxin, deduced by nucleotide sequence analysis of the encoding gene. Eur. J. Biochem. 189 (1): 73-81

van Ermengem E. (1897) Über einen neuen anaeroben Bacillus und seine Beziehungen zum Botulismus. Z. Hyg. Infektionskr. 26: 1-56. Nachgedruckt in: Rev. Infect. Dis. 1979, 1 (4): 701-719

Whelan SM, Elmore MJ, Bodsworth NJ, Atkinson T, Minton NP. (1992) The complete amino acid sequence of the Clostridium botulinum type-E neurotoxin, derived by nucleotide-sequence analysis of the encoding gene. Eur. J. Biochem. 204 (2): 657-667

Whelan SM, Elmore MJ, Bodsworth NJ, Brehm JK, Atkinson T, Minton NP. (1992) Molecular cloning of the Clostridium botulinum structural gene encoding the type B neurotoxin and determination of its entire nucleotide sequence. Appl. Environ. Microbiol. 58 (8): 2345-2354

Woodruff BA, Griffin PM, McCroskey LM, Smart JF, Wainwright RB, Bryant RG, Hutwagner LC, Hatheway CL. (1992) Clinical and laboratory comparison of botulism from toxin types A, B, and E in the United States, 1975-1988. J. Infect. Dis. 166 (6): 1281-1286

Literatur zu Kapitel 4.12 (Ricin)

Aplin PJ, Eliseo T. (1997) Ingestion of castor oil plant seeds. Med. J. Aust 167 (5): 260-261

Arena JM. (1981) Plants that poison. Emerg. Med. 13: 25-57

Ausführungsgesetz zum Chemiewaffenübereinkommen (CWÜAG) (1994) Bundesgesetzblatt I: 1954 ff.

Burrows WD, Renner SE. (1999) Biological warfare agents as threats to potable water. Environ. Health Perspect. 107 (12): 975-984

Centers for Disease Control and Prevention. (2000) Biological and chemical terrorism: Strategic plan for preparedness and response. MMWR 49 (4): 1-14

Challoner KR, McCarron MM. (1990) Castor bean intoxication. Ann. Emerg. Med. 19 (10): 1177-1183

Darling R, Woods JB, Dembek ZF, Carr BK, Cieslack TJ, Littrell AC, Kortepeter MG, Rebert NW, Stanek SA, Martin JW (2004) USAMRIID's medical management of biological casualities handbook. Fifth Edition. [Online]

http://www.usamriid.army.mil/education/bluebook.html.

De Wit HCD. (1964) Knaurs Pflanzenreich in Farbe, Bd. 1, Höhere Pflanzen. Zürich: Droemersche Verlagsanstalt, S. 264-265

DOR BioPharma Press Release (2002) DOR Bio Pharma executes option for non-toxic ricin vaccine technology from University of Texas Southwestern Medical Center

Ebbecke M, Hünefeld D, Schaper A, Desel H. (2002) Increasing Frequency of Serious or Fatal Poisonings in Dogs Caused by Organic Fertilizers During the Summer of 2001 in Germany. Abstracts of the European Association of Poisons Centres and Clinical Toxicologists XXII International Congress, Abstract 126. Clin. Toxicol. 40 (3): 346-347

Fine DR, Shepherd HA, Griffiths GD, Green M. (1992) Sub-lethal poisoning by self-injection with ricin. Med. Sci. Law 32 (1): 70-72

Franz DR, Jaax NK. (1989) Ricin toxin. In: Sidell FR, Takafuji ET, Franz DR (eds)

Medical aspects of chemical and biological warfare. Vol. 3 Washington, DC: TMM Publications, Borden Institute, pp. 631-642

Greenfield RA, Brown BR, Hutchins JB, Iandolo JJ, Jackson R, Slater LN, Bronze MS. (2002) Microbiological, biological, and chemical weapons of warfare and terrorism. Am. J. Med. Sci. 323 (6): 326-340

Jaspersen-Schib R, Theus L, Guirguis-Oeschger M, Gossweiler B, Meier-Abt PJ. (1996) Wichtige Pflanzenvergiftungen in der Schweiz 1966-1994. Schweiz. Med. Wochenschr. 126 (25): 1085-1098

Kende M, Yan C, Hewetson J, Frick MA, Rill WL, Tammariello R. (2002) Oral immunization of mice with ricin toxoid vaccine encapsuled in polymeric microspheres against aerosol challenge. Vaccine 20 (11-12): 1681-1691

Knight B. (1979) Ricin – a potent homicidal poison. Br. Med. J. 1 (6159): 350-351

Kortepeter MG, Parker GW. (1999) Potential biological weapons threats. Emerg. Infect. Dis. 5 (4): 523-527

Levin Y, Sherer Y, Bibi H, Schlesinger M, Hay E. (2000) Rare Jatropha multifida intoxication in two children. J. Emerg. Med. 19 (2): 173-175

Mackinnon PJ, Alderton MR. (2000) An investigation of the degradation of the plant toxin, ricin, by sodium hypochlorite. Toxicon 38 (2): 287-291

McKeon TA, Chen GQ, Lin JT. (2000) Biochemical aspects of castor oil biosynthesis. Biochem. Soc. Trans. 28 (6): 972-974

Medina-Bolivar F, Wright R, Funk V, Sentz D, Barroso L, Wilkins TD, Petri W, Cramer CL. (2003) A non-toxic lectin for antigen delivery of plant-based mucosal vaccines. Vaccine 21 (9-10): 997-1005

Morlon-Guyot J, Helmy M, Lombard-Frasca S, Pignol D, Piéroni G, Beaumelle B. (2003) Identification of the ricin lipasesite and implication in cytotoxicity. J. Biol. Chem. 278 (19): 17006-17011

Nicolson GL, Blaustein J, Etzler ME. (1974) Characterization of two plant lectins from Ricinus communis and their quantitative interaction with a murine lymphoma. Biochemistry 13 (1): 196-204

Olsnes S, Kozlov JV. (2001) Ricin. Toxicon 39 (11): 1723-1728

Olsnes S, Pihl A. (1972) Ricin – a potent inhibitor of protein synthesis. FEBS Lett. 20 (3): 327-329

Olsnes S, Refsnes K, Pihl A. (1974) Mechanism of action of the toxic lectins abrin and ricin. Nature 249 (458): 627-631

Pastan I, Kreitman RJ. (1998) Immunotoxins for targeted cancer therapy. Adv. Drug Deliv. Rev. 31 (1-2): 53-88

Poli MA, Rivera VR, Pitt ML, Vogel P. (1996) Aerosolized specific antibody protects mice from lung injury associated with aerosolized ricin exposure. Toxicon 34 (9): 1037-1044

Sandvig K, van Deurs B. (2000) Entry of ricin and Shiga toxin into cells: molecular mechanisms and medical perspectives. EMBO J. 19 (22): 5943-5950

Sandvid K, van Deurs B. (2002) Transport of protein toxins into cells: pathways used by ricin, cholera toxin and Shiga toxin. FEBS Lett. 529 (1): 49-53

Smallshaw JE, Firan A, Fulmer JR, Ruback SL, Ghetie V, Vitetta ES. (2002) A novel recombinant vaccine which protects mice against ricin intoxication. Vaccine 20 (27-28): 3422-3427

Tamura T, Oda T, Muramatsu T. (2002) Resistance against ricin-induced apoptosis in a brefeldin A-resistant mutant cell line (BER-40) of Vero cells. J. Biochem. (Tokyo) 132 (3): 441-449

Zhan J, Zhou P. (2003) A simplified method to evaluate the acute toxicity of ricin and ricinus agglutinin. Toxicology 186 (1-2): 119-123

Zilinskas RA. (1997) Iraq's biological weapons. The past as future? JAMA 278 (5): 418-424

Literatur zu Kapitel 4.13 (SEB)

AlefantisT, Grewal P, Ashton J, Khan AS, Valdes JJ, Del Vecchio VG. (2004) A rapid and sensitive magnetic bead-based immunoassay for the detection of staphylococcal enterotoxin B for high-through put screening. Mol. Cell. Probes 18 (6): 379-382

Kanamori-Kataoka M, Seto Y. (2005) Simultaneous and rapid analysis of nerve gases and proteinous toxins by liquid chromatography/mass spectrometry. Jpn. J. Forensic Toxicol. 23 (1): 21-28

Mantis NJ. (2005) Vaccines against the category B toxins: Staphylococcal enterotoxin B, epsilon toxin and ricin. Adv. Drug Deliv. Rev. 57 (9): 1424-1439

Medina MB. (2005) A biosensor method for a competitive immunoassay detection of staphylococcal enterotoxin B (SEB) in milk. J. Rapid Methods Autom. Microbiol. 13 (1): 37-55

Roy CJ, Warfield KL, Welcher BC, Gonzales RF, Larsen T, Hanson J, David CS, Krakauer T, Bavari S. (2005) Human leukocyte antigen-DQ8 transgenic mice: a model to examine the toxicity of aerosolized staphylococcal enterotoxin B. Infect. Immun. 73 (N4): 2452-2460

6 Autorenverzeichnis

Dr. Walter Biederbick

Robert Koch-Institut
Seestr. 10
13353 Berlin

Dr. Gerhard Boecken

Auswärtiges Amt
Ref. 106 - Gesundheitsdienst
Werderscher Markt 1
10117 Berlin

Dr. Iris Friesecke

Brandesstr. 12 i
18055 Rostock

PD Dr. Dr. René Gottschalk

Stadtgesundheitsamt Frankfurt
Braubachstr. 18 – 22
60311 Frankfurt am Main

Dr. Heinz-Ulrich Koch

Kreisverwaltung Südwestpfalz
- Abteilung Gesundheitswesen -
Unterer Sommerwaldweg 40 – 42
66953 Pirmasens

Prof. Dr. Georg Peters

Westfälische Wilhelms Universität
- Medizinische Mikrobiologie -
Domagkstraße 10
48149 Münster

Dr. Sigurd Peters

Leitender Medizinaldirektor a.D.
Vizepräsident der Dt. Gesellschaft für Katastrophenmedizin
Curtiusstr. 103
12205 Berlin

Dr. Julia Sasse

Robert Koch-Institut
Seestr. 10
13353 Berlin

Dr. August Stich

Missionsärztliche Klinik Würzburg
- Tropenmedizin -
Salvatorstr. 7
97074 Würzburg

Anhang

Anhang 1: Ansprechpartner in B-Gefahrenlagen

Robert Koch-Institut (RKI)

Das RKI ist die zentrale Einrichtung der Bundesregierung auf dem Gebiet der Krankheitsüberwachung und -prävention und damit auch die zentrale Einrichtung des Bundes auf dem Gebiet der anwendungs- und maßnahmenorientierten biomedizinischen Forschung. Die Kernaufgaben des RKI sind die Erkennung, Verhütung und Bekämpfung von Krankheiten, insbesondere der Infektionskrankheiten. Zu den Aufgaben gehört der generelle gesetzliche Auftrag, wissenschaftliche Erkenntnisse als Basis für gesundheitspolitische Entscheidungen zu erarbeiten. Vorrangige Aufgaben liegen in der wissenschaftlichen Untersuchung, der epidemiologischen und medizinischen Analyse und Bewertung von Krankheiten mit hoher Gefährlichkeit, hohem Verbreitungsgrad oder hoher öffentlicher oder gesundheitspolitischer Bedeutung. Das RKI berät die zuständigen Bundesministerien, insbesondere das BMG, und wirkt bei der Entwicklung von Normen und Standards mit. Es informiert und berät die Fachöffentlichkeit sowie zunehmend auch die breitere Öffentlichkeit. Im Hinblick auf das Erkennen gesundheitlicher Gefährdungen und Risiken nimmt das RKI eine zentrale „Antennenfunktion" im Sinne eines Frühwarnsystems wahr.

Das RKI hat zwischenzeitlich auch zentrale Verantwortung bei der Prävention, Erkennung und Schadensbegrenzung bei Angriffen oder Anschlägen mit biologischen Agenzien übernommen. Nach dem 11. September 2001 und den Milzbrandanschlägen in den USA wurde das Zentrum für Biologische Sicherheit (ZBS) am RKI eingerichtet, dem die Zentrale Informationsstelle des Bundes für Biologische Sicherheit (IBBS) zugeordnet ist. IBBS berät politische und andere Entscheidungsträger, die Fachöffentlichkeit und die interessierte Öffentlichkeit in Fragen der biomedizinischen Sicherheit. Im Zentrum für Biologische Sicherheit wurde eine umfangreiche Erregerdiagnostik zur Analyse verdächtiger Proben auf- und ausgebaut.

Postanschrift:	Robert Koch-Institut Postfach 65 02 61 D-13302 Berlin
Adresse:	Nordufer 20 D-13353 Berlin
	Telefon 030 - 18754-0 Fax: 030 - 18754-2328
	E-Mail: Zentrale@rki.de
Homepage:	www.rki.de

Kompetenz- und Behandlungszentren

2003 wurde die Ständige Arbeitsgemeinschaft der Kompetenz- und Behandlungszentren (StAKoB) gegründet. Ihre Aufgaben sind die Standardisierung der klinischen Behandlungsmaßnahmen und des seuchenhygienischen Managements, die Entwicklung von Trainings- und Ausbildungskonzepten, die Festlegung von Qualitätsanforderungen für die Zentren und die gegenseitige personelle und materielle Unterstützung im Bedarfsfall.

Sprecher der StAKoB sind derzeit PD Dr. Dr. R. Gottschalk (Stadtgesundheitsamt Frankfurt am Main) für die Kompetenzzentren und Dr. Th. Grünewald (Städtisches Klinikum St. Georg – Leipzig) für die Behandlungszentren.

Der StAKoB gehören nachfolgend genannte Kompetenz- und Behandlungszentren an (Stand: Mai 2007):

Anschrift	Telefon
Charité – Campus Virchow-Klinikum Medizinische Klinik mit Schwerpunkt Infektiologie und Pneumologie Augustenburger Platz 1 13353 **Berlin**	Infektiologische Erste Hilfe: 030 / 450553298 oder 030 / 450653328 (ab 16:00 Uhr)

Anschrift	**Telefon**
Senatsverwaltung für Gesundheit, Umwelt und Verbraucherschutz des Landes Berlin II E 1 – Referat für Seuchenhygiene Oranienstr. 106 10969 **Berlin**	030 / 9028-0
Universitätsklinikum Frankfurt (Behandlungszentrum) Medizinische Klinik II Schwerpunkt Infektiologie Theodor-Stern-Kai 7 60590 **Frankfurt am Main**	Isoliereinheit: 069 / 63014654 oder 069 / 63016399 oder 0160 / 15550
Kompetenzzentrum für hochkontagiöse, lebensbedrohliche Erkrankungen, Hessen und Rheinland-Pfalz Stadtgesundheitsamt / Abteilung Infektiologie Braubachstraße 18-22 60311 **Frankfurt am Main**	069 / 21236252
Bernhard-Nocht-Klinik des Universitätsklinikum Hamburg-Eppendorf Medizinische Klinik I / Station MRC 10 Martinistraße 52 20246 **Hamburg**	040 / 428180 oder 0172 / 4450680
Städtisches Klinikum St. Georg Leipzig 2. Klinik für Innere Medizin – Infektiologie / Tropenmedizin Delitzscher Straße 141 04129 **Leipzig**	0341 / 9092614 oder 0341 / 9092612 24 h: 0341 / 9094005
Gesundheitsamt Leipzig Friedrich-Ebert-Str. 19a 04109 **Leipzig**	0341 / 123-6809

Anschrift	Telefon
Städtisches Klinikum München GmbH Klinikum Schwabing Klinik für Hämatologie, Onkologie, Immunologie, Infektiologie und Tropenmedizin Kölner Platz 1 80804 **München**	089 / 30682601 24 h Erreichbarkeit: 089 / 30681, dann einen Oberarzt bzw. Dienstarzt über Funk suchen lassen.
Referat für Gesundheit und Umwelt Bayerstraße 28 a 80335 **München**	(089) 233 / 9 63 00
Klinikum Saarbrücken Medizinische Klinik 1 Winterberg 1 66119 **Saarbrücken**	0681 / 9630
Robert-Bosch-Krankenhaus Stuttgart Innere Medizin I Auerbachstr. 110 70376 **Stuttgart**	0711 / 81010
Regierungspräsidium Stuttgart Landesgesundheitsamt Nordbahnhofstraße 135 70191 **Stuttgart**	0711 / 904-35000
Missionsärztliche Klinik Würzburg Abteilung für Tropenmedizin Salvatorstr. 7 97067 **Würzburg**	0931 / 7910 oder 0931 / 7912821

Landesgesundheitsministerien, Landesgesundheitsämter oder vergleichbare Institutionen

Um übertragbaren Krankheiten beim Menschen vorzubeugen, Infektionen frühzeitig zu erkennen und ihre Weiterverbreitung zu verhindern, wurde im Juli 2000 das Gesetz zur Verhütung und Bekämpfung von Infektionskrankheiten beim Menschen (Infektionsschutzgesetz – IfSG) verabschiedet. Mit der Durchführung des Gesetzes sind die Länder betraut. Ansprechpartner hier sind entweder die Landesgesundheitsämter (LGAs) oder entsprechende mit einem Amtsarzt besetzte Behörden.

Baden-Württemberg	Regierungspräsidium Stuttgart Landesgesundheitsamt Nordbahnhofstraße 135 70191 Stuttgart Tel. 0711 / 904-35000 Internet: www.gesundheitsamt-bw.de ------------------------------------ Ministerium für Arbeit und Soziales Baden-Württemberg Schellingstr. 15 70174 Stuttgart
Bayern	Bayerisches Landesamt für Gesundheit und Lebensmittelsicherheit Dienststelle Erlangen (Hauptsitz) Eggenreuther Weg 43 91058 Erlangen Tel.: 09131 / 764-0 Dienststelle Oberschleißheim Veterinärstr. 2 85764 Oberschleißheim Tel.: 089 / 31560-0 Internet: www.lgl.bayern.de ------------------------------------ Bayerisches Staatsministerium für Umwelt, Gesundheit und Verbraucherschutz Rosenkavalierplatz 2 81925 München

Berlin	Gesundheitsämter in den 12 Bezirksämtern Senatsverwaltung für Gesundheit, Soziales und Verbraucherschutz I E 1 – Referat für Seuchenhygiene Oranienstr. 106 10969 Berlin Tel. (030) 9025-0, Telefax (030) 9025-2501 Internet: http://www.berlin.de/sen/gsv/
Brandenburg	Landesamt für Soziales und Versorgung Brandenburg Landesgesundheitsamt des Landes Brandenburg Wünsdorfer Platz 3 15806 Zossen Tel.: 033702 / 7 11 06 Internet: www.lasv.brandenburg.de ------------------------------------ Ministerium für Arbeit, Soziales, Gesundheit und Familie des Landes Brandenburg Referat 43 Heinrich-Mann-Allee 103 14473 Potsdam
Bremen	(Kein Landesgesundheitsamt) Gesundheitsamt Bremen (Abt. 3 Infektionsepidemiologie) Horner Str. 60-70 28203 Bremen Tel.: 0421 / 361-24 24 Internet: www.gesundheitsamt-bremen.de

Bremen	Senator für Arbeit, Frauen, Gesundheit, Jugend und Soziales der Freien Hansestadt Bremen Bahnhofsplatz 29 28195 Bremen
Hamburg	Zuständig ist die Behörde für Soziales, Familie, Gesundheit u. Verbraucherschutz von dort aus Vermittlung in die Gesundheitsämter der Bezirke Hamburger Straße 47 22083 Hamburg Tel.: 040 / 428 63 – 0 oder Amt für Gesundheit und Verbraucherschutz – Infektionsschutz Billstraße 80 20539 Hamburg Tel.: 040 / 428 37-0 Internet: www.bsg.hamburg.de
Hessen	Für hochkontagiöse, lebensbedrohliche Erkrankungen: Stadtgesundheitsamt / Abteilung Infektiologie Braubachstraße 18-22 60311 Frankfurt am Main Telefon: 069 / 212 36252 e-mail: info.stadtgesundheitsamt@stadt-frankfurt.de Internet: www.gesundheitsamt.stadt-frankfurt.de ---------------------------------- Hessisches Sozialministerium Referat für Seuchenhygiene Dostojewskistr. 4 65187 Wiesbaden

Mecklenburg-Vorpommern	Landesgesundheitsamt Mecklenburg-Vorpommern Gertrudenstr. 11 18057 Rostock Tel.: 0381 / 4955-300 Internet: www.lga-mv.de -------------------------------------- Sozialministerium Mecklenburg-Vorpommern Werderstr. 124 19055 Schwerin
Niedersachsen	Niedersächsisches Landesgesundheitsamt Roesebeckstr. 4-6 30449 Hannover Tel.: 0511 / 4505-0 Internet: www.nlga.niedersachsen.de --- Niedersächsisches Ministerium für Soziales, Frauen, Familie und Gesundheit Referat 401 Hinrich-Wilhelm-Kopf-Platz 2 30159 Hannover
Nordrhein Westfalen	NRW-Landesinstitut für den Öffentlichen Gesundheitsdienst (LÖGD) Das LÖGD ist eine Einrichtung des Ministeriums für Gesundheit, Soziales, Frauen und Familie des Landes NRW, Standorte Bielefeld und Münster Standort Bielefeld Westerfeldstr. 35/37 33611 Bielefeld Tel: 0521 / 8007-0 Standort Münster Von-Stauffenberg-Str. 36 48151 Münster Tel.: 0251 / 7793-0 Internet: www.loegd.de

Nordrhein Westfalen	Ministerium für Arbeit, Gesundheit und Soziales des Landes Nordrhein-Westfalen Fürstenwall 25 40219 Düsseldorf
Rheinland Pfalz	Landesamt für Soziales, Jugend und Versorgung Dienststelle Koblenz Baedeker Straße 2-10 56073 Koblenz Tel.: 0261 / 4041-273, Fax: 0261 / 4041-353 E-Mail: poststelle-asako@lsjv.rip.de Internet: http://www.lsjv.de/frameset/index.phtml ------------------------------------ Ministerium für Arbeit, Soziales, Frauen, Familie und Gesundheit des Landes Rheinland-Pfalz Bauhofstr. 9 55116 Mainz
Saarland	Landesamt für Soziales, Gesundheit und Verbraucherschutz Hochstraße 67 66115 Saarbrücken Tel.: 0681 / 9978-0, Fax: 0681 / 9978-2299 E-mail: poststelle@lsgv.saarland.de --- Ministerium für Justiz, Gesundheit und Soziales des Saarlandes Franz-Josef-Röder-Str. 23 66119 Saarbrücken
Sachsen	Landesuntersuchungsanstalt für das Gesundheits- und Veterinärwesen (LUA) Sachsen Jägerstraße 8/10 01099 Dresden Tel.: 0351/8144-0 Fax: 0351/8144-384

Sachsen	Sächsisches Staatsministerium für Soziales, Gesundheit, Jugend und Familie Albertstr. 10 01097 Dresden
Sachsen-Anhalt	Ministerium für Gesundheit und Soziales des Landes Sachsen-Anhalt - Ref.-Leiterin 23 Turmschanzenstr. 25 39114 Magdeburg
Schleswig-Holstein	Landesamt für Gesundheit und Arbeitssicherheit Adolf-Westphal-Straße 4 24143 Kiel Tel.: 0431 / 988-0; -5565; -5572, Fax: 0431 / 988-5416; -5601 E-Mail: poststelle@lgash-ki.landsh.de Homepage: http://www.landesregierung.schleswig-holstein.de -- Ministerium für Soziales, Gesundheit, Familie, Jugend und Senioren des Landes Schleswig-Holstein Adolf-Westphal-Str. 4 24143 Kiel
Thüringen	Landesamt für Lebensmittelsicherheit und Verbraucherschutz Tennstedter Straße 8/9 99947 Bad Langensalza Tel.: 0361 / 37 743 000, Fax: 0361 / 37 743 010 E-Mail: poststelle@tllv.thueringen.de Homepage: http://www.thueringen.de/de/tllv/kontakt/content.html

Thüringen	Thüringer Ministerium für Soziales, Familie und Gesundheit Werner-Seelenbinder-Str. 6 99096 Erfurt

Anhang 2: Auszüge aus dem IfSG

Teilweise ist auf das IfGS in den einzelnen Kapiteln ausführlich Bezug genommen. Auf eine komplette Wiedergabe des IfSG an dieser Stelle wurde in der Print-Ausgabe daher verzichtet. Abschnitt 3 §§ 7–10 IfSG sind jedoch ggf. auch für Nicht-Mediziner bzw. Nicht-Experten zum Thema BT-Gefahrenlage relevant und deswegen in der Anlage aufgenommen.

Abschnitt 3 § 6 IfSG – Meldepflichtige Krankheiten

(1) Namentlich ist zu melden:

1. der Krankheitsverdacht, die Erkrankung sowie der Tod an

a) Botulismus

b) Cholera

c) Diphtherie

d) humaner spongiformer Enzephalopathie, außer familiär-hereditärer Formen

e) akuter Virushepatitis

f) enteropathischem hämolytisch-urämischem Syndrom (HUS)

g) virusbedingtem hämorrhagischen Fieber

h) Masern

i) Meningokokken-Meningitis oder -Sepsis

j) Milzbrand

k) Poliomyelitis (als Verdacht gilt jede akute schlaffe Lähmung, außer wenn traumatisch bedingt)

l) Pest

m) Tollwut

n) Typhus abdominalis/Paratyphus

sowie die Erkrankung und der Tod an einer behandlungsbedürftigen Tuberkulose, auch wenn ein bakteriologischer Nachweis nicht vorliegt,

2. der Verdacht auf und die Erkrankung an einer mikrobiell bedingten Lebensmittelvergiftung oder an einer akuten infektiösen Gastroenteritis, wenn

a) eine Person betroffen ist, die eine Tätigkeit im Sinne des § 42 Abs. 1 ausübt,

b) zwei oder mehr gleichartige Erkrankungen auftreten, bei denen ein epidemischer Zusammenhang wahrscheinlich ist oder vermutet wird,

3. der Verdacht einer über das übliche Ausmaß einer Impfreaktion hinausgehenden gesundheitlichen Schädigung,

4. die Verletzung eines Menschen durch ein tollwutkrankes, -verdächtiges oder -ansteckungs-verdächtiges Tier sowie die Berührung eines solchen Tieres oder Tierkörpers,

5. soweit nicht nach den Nummern 1 bis 4 meldepflichtig, das Auftreten

a) einer bedrohlichen Krankheit oder

b) von zwei oder mehr gleichartigen Erkrankungen, bei denen ein epidemischer Zusammenhang wahrscheinlich ist oder vermutet wird,

wenn dies auf eine schwerwiegende Gefahr für die Allgemeinheit hinweist und Krankheitserreger als Ursache in Betracht kommen, die nicht in § 7 genannt sind.

Die Meldung nach Satz 1 hat gemäß § 8 Abs. 1 Nr. 1, 3 bis 8, § 9 Abs. 1, 2, 3 Satz 1 oder 3 oder Abs. 4 zu erfolgen.

(2) Dem Gesundheitsamt ist über die Meldung nach Absatz 1 Nr. 1 hinaus mitzuteilen, wenn Personen, die an einer behandlungsbedürftigen Lungentuberkulose leiden, eine Behandlung verweigern oder abbrechen. Die Meldung nach Satz 1 hat gemäß § 8 Abs. 1 Nr. 1, § 9 Abs. 1 und 3 Satz 1 oder 3 zu erfolgen.

(3) Dem Gesundheitsamt ist unverzüglich das gehäufte Auftreten nosokomialer Infektionen, bei denen ein epidemischer Zusammenhang wahrscheinlich ist oder vermutet wird, als Ausbruch nichtnamentlich zu melden. Die Meldung nach Satz 1 hat gemäß § 8 Abs. 1 Nr. 1, 3 und 5, § 10 Abs. 1 Satz 3, Abs. 3 und 4 Satz 3 zu erfolgen.

Abschnitt 3 § 8 IfSG – Zur Meldung verpflichtete Personen

(1) Zur Meldung oder Mitteilung sind verpflichtet:

1. im Falle des § 6 der feststellende Arzt; in Krankenhäusern oder anderen Einrichtungen der stationären Pflege ist für die Einhaltung der Meldepflicht neben dem feststellenden Arzt auch der leitende Arzt, in Krankenhäusern mit mehreren selbständigen Abteilungen der leitende Abteilungsarzt, in Einrichtungen ohne leitenden Arzt der behandelnde Arzt verantwortlich,

2. im Falle des § 7 die Leiter von Medizinaluntersuchungsämtern und sonstigen privaten oder öffentlichen Untersuchungsstellen einschließlich der Krankenhauslaboratorien,

3. im Falle der §§ 6 und 7 die Leiter von Einrichtungen der pathologisch-anatomischen Diagnostik, wenn ein Befund erhoben wird, der sicher oder mit hoher Wahrscheinlichkeit auf das Vorliegen einer meldepflichtigen Erkrankung oder Infektion durch einen meldepflichtigen Krankheitserreger schließen lässt,

4. im Falle des § 6 Abs. 1 Nr. 4 und im Falle des § 7 Abs. 1 Nr. 36 bei Tieren, mit denen Menschen Kontakt gehabt haben, auch der Tierarzt,

5. im Falle des § 6 Abs. 1 Nr. 1, 2 und 5 und Abs. 3 Angehörige eines anderen Heil- oder Pflegeberufs, der für die Berufsausübung oder die Führung der Berufsbezeichnung eine staatlich geregelte Ausbildung oder Anerkennung erfordert,

6. im Falle des § 6 Abs. 1 Nr. 1, 2 und 5 der verantwortliche Luftfahrzeugführer oder der Kapitän eines Seeschiffes,

7. im Falle des § 6 Abs. 1 Nr. 1, 2 und 5 die Leiter von Pflegeeinrichtungen, Justizvollzugsanstalten, Heimen, Lagern oder ähnlichen Einrichtungen,

8. im Falle des § 6 Abs. 1 der Heilpraktiker.

(2) Die Meldepflicht besteht nicht für Personen des Not- und Rettungsdienstes, wenn der Patient unverzüglich in eine ärztlich geleite-

te Einrichtung gebracht wurde. Die Meldepflicht besteht für die in Absatz 1 Nr. 5 bis 7 bezeichneten Personen nur, wenn ein Arzt nicht hinzugezogen wurde.

(3) Die Meldepflicht besteht nicht, wenn dem Meldepflichtigen ein Nachweis vorliegt, dass die Meldung bereits erfolgte und andere als die bereits gemeldeten Angaben nicht erhoben wurden. Satz 1 gilt auch für Erkrankungen, bei denen der Verdacht bereits gemeldet wurde.

(4) Absatz 1 Nr. 2 gilt entsprechend für Personen, die die Untersuchung zum Nachweis von Krankheitserregern außerhalb des Geltungsbereichs dieses Gesetzes durchführen lassen.

(5) Der Meldepflichtige hat dem Gesundheitsamt unverzüglich mitzuteilen, wenn sich eine Verdachtsmeldung nicht bestätigt hat.

Abschnitt 3 § 9 IfSG – Namentliche Meldung

(1) Die namentliche Meldung durch eine der in § 8 Abs. 1 Nr. 1, 4 bis 8 genannten Personen muss folgende Angaben enthalten:

1. Name, Vorname des Patienten
2. Geschlecht
3. Tag, Monat und Jahr der Geburt
4. Anschrift der Hauptwohnung und, falls abweichend: Anschrift des derzeitigen Aufenthaltsortes
5. Tätigkeit in Einrichtungen im Sinne des § 36 Abs. 1 oder 2; Tätigkeit im Sinne des § 42 Abs. 1 bei akuter Gastroenteritis, akuter Virushepatitis, Typhus abdominalis/ Paratyphus und Cholera
6. Betreuung in einer Gemeinschaftseinrichtung gemäß § 33
7. Diagnose beziehungsweise Verdachtsdiagnose
8. Tag der Erkrankung oder Tag der Diagnose, gegebenenfalls Tag des Todes
9. wahrscheinliche Infektionsquelle

10. Land, in dem die Infektion wahrscheinlich erworben wurde; bei Tuberkulose Geburtsland und Staatsangehörigkeit

11. Name, Anschrift und Telefonnummer der mit der Erregerdiagnostik beauftragten Untersuchungsstelle

12. Überweisung in ein Krankenhaus beziehungsweise Aufnahme in einem Krankenhaus oder einer anderen Einrichtung der stationären Pflege und Entlassung aus der Einrichtung, soweit dem Meldepflichtigen bekannt

13. Blut-, Organ- oder Gewebespende in den letzten sechs Monaten

14. Name, Anschrift und Telefonnummer des Meldenden

15. bei einer Meldung nach § 6 Abs. 1 Nr. 3 die Angaben nach § 22 Abs. 2.

Bei den in § 8 Abs. 1 Nr. 4 bis 8 genannten Personen beschränkt sich die Meldepflicht auf die ihnen vorliegenden Angaben.

(2) Die namentliche Meldung durch eine in § 8 Abs. 1 Nr. 2 und 3 genannte Person muss folgende Angaben enthalten:

1. Name, Vorname des Patienten

2. Geschlecht, soweit die Angabe vorliegt

3. Tag, Monat und Jahr der Geburt, soweit die Angaben vorliegen

4. Anschrift der Hauptwohnung und, falls abweichend: Anschrift des derzeitigen Aufenthaltsortes, soweit die Angaben vorliegen

5. Art des Untersuchungsmaterials

6. Eingangsdatum des Untersuchungsmaterials

7. Nachweismethode

8. Untersuchungsbefund

9. Name, Anschrift und Telefonnummer des einsendenden Arztes beziehungsweise des Krankenhauses

10. Name, Anschrift und Telefonnummer des Meldenden.

Der einsendende Arzt hat bei einer Untersuchung auf Hepatitis C dem Meldepflichtigen mitzuteilen, ob ihm eine chronische Hepatitis C bei dem Patienten bekannt ist.

(3) Die namentliche Meldung muss unverzüglich, spätestens innerhalb von 24 Stunden nach erlangter Kenntnis gegenüber dem für den Aufenthalt des Betroffenen zuständigen Gesundheitsamt, im Falle des Absatzes 2 gegenüber dem für den Einsender zuständigen Gesundheitsamt erfolgen. Eine Meldung darf wegen einzelner fehlender Angaben nicht verzögert werden. Die Nachmeldung oder Korrektur von Angaben hat unverzüglich nach deren Vorliegen zu erfolgen. Liegt die Hauptwohnung oder der gewöhnliche Aufenthaltsort der betroffenen Person im Bereich eines anderen Gesundheitsamtes, so hat das unterrichtete Gesundheitsamt das für die Hauptwohnung, bei mehreren Wohnungen das für den gewöhnlichen Aufenthaltsort des Betroffenen zuständige Gesundheitsamt unverzüglich zu benachrichtigen.

(4) Der verantwortliche Luftfahrzeugführer oder der Kapitän eines Seeschiffes meldet unterwegs festgestellte meldepflichtige Krankheiten an den Flughafen- oder Hafenarzt des inländischen Ziel- und Abfahrtsortes. Die dort verantwortlichen Ärzte melden an das für den jeweiligen Flughafen oder Hafen zuständige Gesundheitsamt.

(5) Das Gesundheitsamt darf die gemeldeten personenbezogenen Daten nur für seine Aufgaben nach diesem Gesetz verarbeiten und nutzen. Personenbezogene Daten sind zu löschen, wenn ihre Kenntnis für das Gesundheitsamt zur Erfüllung der in seiner Zuständigkeit liegenden Aufgaben nicht mehr erforderlich ist, Daten zu § 7 Abs. 1 Nr. 21 spätestens jedoch nach drei Jahren.

Abschnitt 3 § 10 IfSG – Nichtnamentliche Meldung

(1) Die nichtnamentliche Meldung nach § 7 Abs. 3 muss folgende Angaben enthalten:

1. im Falle des § 7 Abs. 3 Nr. 2 eine fallbezogene Verschlüsselung gemäß Absatz 2
2. Geschlecht

3. Monat und Jahr der Geburt
4. erste drei Ziffern der Postleitzahl der Hauptwohnung
5. Untersuchungsbefund
6. Monat und Jahr der Diagnose
7. Art des Untersuchungsmaterials
8. Nachweismethode
9. wahrscheinlicher Infektionsweg, wahrscheinliches Infektionsrisiko
10. Land, in dem die Infektion wahrscheinlich erworben wurde
11. Name, Anschrift und Telefonnummer des Meldenden
12. bei Malaria Angaben zur Expositions- und Chemoprophylaxe.

Der einsendende Arzt hat den Meldepflichtigen insbesondere bei den Angaben zu den Nummern 9, 10 und 12 zu unterstützen. Die nichtnamentliche Meldung nach § 6 Abs. 3 muss die Angaben nach den Nummern 5, 9 und 11 sowie Name und Anschrift der betroffenen Einrichtung enthalten.

(2) Die fallbezogene Verschlüsselung besteht aus dem dritten Buchstaben des ersten Vornamens in Verbindung mit der Anzahl der Buchstaben des ersten Vornamens sowie dem dritten Buchstaben des ersten Nachnamens in Verbindung mit der Anzahl der Buchstaben des ersten Nachnamens. Bei Doppelnamen wird jeweils nur der erste Teil des Namens berücksichtigt; Umlaute werden in zwei Buchstaben dargestellt. Namenszusätze bleiben unberücksichtigt.

(3) Bei den in § 8 Abs. 1 Nr. 3 und 5 genannten Personen beschränkt sich der Umfang der Meldung auf die ihnen vorliegenden Angaben.

(4) Die nichtnamentliche Meldung nach § 7 Abs. 3 muss innerhalb von zwei Wochen gegenüber dem Robert Koch-Institut erfolgen. Es ist ein vom Robert Koch-Institut erstelltes Formblatt oder ein geeigneter Datenträger zu verwenden. Für die nichtnamentliche Meldung nach § 6 Abs. 3 gilt § 9 Abs. 3 Satz 1 bis 3 entsprechend.

(5) Die Angaben nach Absatz 2 und die Angaben zum Monat der Geburt dürfen vom Robert Koch-Institut lediglich zu der Prüfung verarbeitet und genutzt werden, ob verschiedene Meldungen sich auf dieselbe Person beziehen. Sie sind zu löschen, sobald nicht mehr zu erwarten ist, dass die damit bewirkte Einschränkung der Prüfungen nach Satz 1 eine nicht unerhebliche Verfälschung der aus den Meldungen zu gewinnenden epidemiologischen Beurteilung bewirkt, jedoch spätestens nach zehn Jahren.

Anhang 3: RKI – Desinfektionsmittel-Listen

Liste der vom Robert Koch-Institut geprüften und anerkannten Desinfektionsmittel und -verfahren[1]

Stand vom 31.05.2007 (15. Ausgabe)

Nachstehend wird die Liste der vom Robert Koch-Institut geprüften und anerkannten Mittel und Verfahren für Entseuchungen gemäß § 18, Gesetz zur Verhütung und Bekämpfung von Infektionskrankheiten beim Menschen (Infektionsschutzgesetz IfSG v. 20 Juli 2000, BGBl. I S. 1045-1071) veröffentlicht.

Die Liste gibt den derzeitigen Stand abschließend wieder; sie tritt an die Stelle der früheren, zuletzt im Bundesgesundhbl 46 (2003): 72-95 veröffentlichten Liste.

Inhaltsübersicht

[1] veröffentlicht im Bundesgesundheitsblatt 50 (10), Oktober 2007, pp. 1335-1356

Anhang :
Desinfektionsmittel-Dosiergeräte

Vorbemerkung

Bei der Anwendung der nachstehend aufgeführten Mittel und Verfahren ist deren mikrobiologisches Wirkungsspektrum zu berücksichtigen. Die Wirkungsbereiche sind durch Buchstaben gekennzeichnet; es bedeuten:

A: zur Abtötung von vegetativen Bakterien einschließlich Mykobakterien sowie von Pilzen einschließlich Pilzsporen geeignet;

B: zur Inaktivierung von Viren geeignet;

C: zur Abtötung von Sporen des Erregers des Milzbrandes geeignet;

D: zur Abtötung von Sporen der Erreger von Gasödem und Wundstarrkrampf geeignet; (zur Abtötung dieser Sporen müssen Sterilisationsverfahren unter Berücksichtigung der einschlägigen Normen angewendet werden).

Bezüglich der Wirksamkeit von Desinfektionsmaßnahmen gegen den Erreger der Creutzfeldt-Jakob-Erkrankung einschließlich seiner neuen Variante wird auf die Verlautbarungen im Bundesgesundhbl 39 (1996) 282-283, 41 (1998) 279-285, 45 (2002) 376-394 und 47 (2004) 36-40 verwiesen.

Informationen zur chemischen Desinfektion der Sporen des Erregers des Milzbrandes enthält die Empfehlung des Robert Koch-Instituts zur „Vorgehensweise bei Verdacht auf Kontamination mit gefährlichen Erregern“ (www.rki.de - Suchbegriff „biologische Sicherheit“).

Angaben zu Art und Umfang von Desinfektionsmaßnahmen bei bestimmten Infektionskrankheiten sind in weiteren Veröffentlichungen des Robert Koch-Instituts enthalten (s. www.rki.de – „Infektionsschutz“ – „Krankenhaushygiene“ – „Informationen zu ausgewählten Erregern“).

Bei der Anwendung der Desinfektionsmittel und -verfahren ist auch ihre Verträglichkeit mit den zu desinfizierenden Objekten zu beachten.

Mittel und Verfahren

1 Thermische Verfahren

1.1 **Verbrennen** (Wirkungsbereich: ABCD)

1.2 Kochen mit Wasser

- Desinfektionstemperatur: 100°C
- Einwirkungszeit:
    - mind. 3 Min. (Wirkungsbereich: AB)
    - mind. 15 Min. (Wirkungsbereich: ABC)

1.3 Dampfdesinfektionsverfahren

Die hier aufgeführten Dampfdesinfektionsverfahren dienen zur Desinfektion von kontaminierten Objekten, die bei Desinfektionstemperaturen bis 105°C beständig sind. Außerdem muss sichergestellt sein, dass die Luft aus dem Gut verdrängt werden kann. Die Desinfektion poröser Güter (z. B. Bettenausstattungen, Matratzen) erfordert fraktionierte Vakuum-Verfahren. Die hier beschriebenen Verfahren sind für Abfälle, die gemäß IfSG desinfiziert werden müssen, nur unter Einhaltung der unter 3.4.3.1 bzw. 3.4.3.3.1 aufgeführten Anforderungen geeignet (Desinfektion von Abfällen s. 3.4).
Das bei der Durchführung der Verfahren anfallende Abwasser und die Abluft sind so nachzubehandeln, dass von ihnen keine Gefahren ausgehen können. Es sind die Anforderungen gemäß DIN 58 949 Teil 2 zu beachten. Die Desinfektionsanlagen sind entsprechend der Bedienungsanweisung zu beladen und zu betreiben, sie sind regelmäßig zu warten und auf Funktionstüchtigkeit zu prüfen. Auf DIN 58 949 Teil 3 wird diesbezüglich hingewiesen.

1.3.1 Dampf-Strömungsverfahren

Desinfektion in Apparaten mit gesättigtem Wasserdampf von mindestens 100°C

- Einwirkungszeit:
  - mind. 5 Min. (Wirkungsbereich: AB)
  - mind. 15 Min. (Wirkungsbereich: ABC)

1.3.2 Fraktionierte Vakuum-Verfahren (VDV-Verfahren)

Die Verfahren sind gekennzeichnet durch:

1. Entfernung der Luft aus Kammer und Desinfektionsgut durch mehrmaliges Evakuieren im Wechsel mit Einströmen von Sattdampf
2. Desinfektion mit Sattdampf
3. Trocknen des Desinfektionsgutes durch Evakuieren.

Zur Durchführung dieser Verfahren ist Dampf erforderlich, der weitgehend frei von Luft bzw. Fremdgasen ist (vgl. DIN EN 285). Die Desinfektionskammer muss vakuumdicht sein. Die vorgeschriebenen absoluten Drucke sind während der Vakuumphasen mit einer maximalen Abweichung von + 10 mbar und während der Zwischendampfstöße mit einer maximalen Abweichung von - 10 mbar einzuhalten.

1.3.2.1 System Belimed

Betriebsdaten

a) 75°C-Programm

Luftentfernung

- Anzahl der Evakuierungsphasen: 3
- in den Evakuierungsphasen zu erreichender Druck:
  - 1. Phase: 12 Min. ≤ 25 mbar
  - folgende Phasen: ≤ 130 mbar
- bei den Zwischendampfstößen zu erreichender Druck: ≥ 400 mbar

Desinfektion

- Dampftemperatur: 75°C
- Einwirkungszeit: 20 Min. (Wirkungsbereich: AB, außer Virushepatitis)

b) 105°C-Programm

Luftentfernung

- Anzahl der Evakuierungsphasen: 3
- in den Evakuierungsphasen zu erreichender Druck:
  - 1. Phase: 12 Min. ≤ 25 mbar
  - folgende Phasen: ≤ 400 mbar
- bei den Zwischendampfstößen zu erreichender Druck: ≥ 1250 mbar

Desinfektion

- Dampftemperatur: 105°C
- Einwirkungszeit:
  - 1 Min. (Wirkungsbereich: AB)
  - 5 Min. (Wirkungsbereich: ABC)

geprüfte und anerkannte Apparate-Typen:
DV 625, DV 630, DV 650

1.3.2.2 System Belimed Sauter

Betriebsdaten

Luftentfernung

- Anzahl der Evakuierungsphasen: 6
- in den Evakuierungsphasen zu erreichender Druck: ≤ 70 mbar
- bei den Zwischendampfstößen zu erreichender Druck: ≥ 300 mbar

Desinfektion

a) 75°C-Programm

- Dampftemperatur: 75°C
- Einwirkungszeit:
  20 Min. (Wirkungsbereich: AB, außer Virushepatitis)

b) 105°C-Programm

- Dampftemperatur: 105°C
- Einwirkungszeit:
  - 1 Min. (Wirkungsbereich: AB)
  - 5 Min. (Wirkungsbereich: ABC)

geprüfter und anerkannter Apparate-Typ:
DDA 7

1.3.2.3 System Dirschl

Betriebsdaten

a) 75°C-Programm

Luftentfernung

- Anzahl der Evakuierungsphasen: 4
- in den Evakuierungsphasen zu erreichender Druck:
  - 1. Phase: ≤ 50 mbar
  - folgende Phasen: ≤ 120 mbar
- während der 1. Evakuierungsphase wird nach Erreichen von 50 mbar Dampf in die Kammer bis zu einem Druck von 400 mbar eingegeben und evakuiert bis auf 50 mbar
- bei den Zwischendampfstößen zu erreichender Druck:
  ≥ 400 mbar

Desinfektion

- Dampftemperatur: 75°C
- Einwirkungszeit:
- 20 Min. (Wirkungsbereich: AB, außer Virushepatitis)

b) 105°C-Programm

Luftentfernung

- Anzahl der Evakuierungsphasen: 4
- in den Evakuierungsphasen zu erreichender Druck:
    - 1. Phase: $\leq$ 50 mbar
    - folgende Phasen: $\leq$ 300 mbar
- während der 1. Evakuierungsphase wird nach Erreichen von 50 mbar Dampf in die Kammer bis zu einem Druck von 400 mbar eingegeben und evakuiert bis auf 50 mbar
- bei den Zwischendampfstößen zu erreichender Druck: $\geq$ 1000 mbar

Desinfektion

- Dampftemperatur: 105°C
- Einwirkungszeit:
    - 1 Min. (Wirkungsbereich: AB)
    - 5 Min. (Wirkungsbereich: ABC)

geprüfte und anerkannte Apparate-Typen:
D1V, D2V, D3V, D4V, D5V, D5V/2, D5V-LND

System Getinge

Betriebsdaten

a) 75°C-Programm

Luftentfernung

- Anzahl der Evakuierungsphasen: 5

- in den Evakuierungsphasen zu erreichender Druck:
  - 1. bis 3. Phase: ≤ 70 mbar
  - 4. Phase: ≤ 120 mbar
  - 5. Phase: ≤ 220 mbar
- in der 1. bis 3. Evakuierungsphase wird nach Erreichen von 70 mbar die Kammer 60 Sek. weiter evakuiert; während 30 Sek. vor Beendigung der 1. und 2. Evakuierungsphase wird Dampf in die Kammer eingegeben
- bei den Zwischendampfstößen zu erreichender Druck: ≥ 385 mbar; dieser Druck wird jeweils 30 Sek. gehalten

Desinfektion

- Dampftemperatur: 75°C
- Einwirkungszeit:
  20 Min. (Wirkungsbereich: AB, außer Virushepatitis)

b) 80°C-Programm

Luftentfernung

- Anzahl der Evakuierungsphasen: 5
- in den Evakuierungsphasen zu erreichender Druck:
  - 1. bis 3. Phase: ≤ 70 mbar
  - 4. Phase: ≤ 120 mbar
  - 5. Phase: ≤ 220 mbar
- in der 1. bis 3. Evakuierungsphase wird nach Erreichen von 70 mbar die Kammer 60 Sek. weiter evakuiert; während 30 Sek. vor Beendigung der 1. und 2. Evakuierungsphase wird Dampf in die Kammer eingegeben
- bei den Zwischendampfstößen zu erreichender Druck: ≥ 475 mbar, dieser Druck wird jeweils 30 Sek. gehalten

Desinfektion

- Dampftemperatur: 80°C
- Einwirkungszeit:
  10 Min. (Wirkungsbereich: AB, außer Virushepatitis)

c) 105°C-Programm

Luftentfernung

- Anzahl der Evakuierungsphasen: 4
- in den Evakuierungsphasen zu erreichender Druck:
    - 1. und 2. Phase: ≤ 70 mbar
    - 3. Phase: ≤ 80 mbar
    - 4. Phase: ≤ 400 mbar
- in der 1. und 2. Evakuierungsphase wird nach Erreichen von 70 mbar die Kammer 60 Sek. weiter evakuiert; während 30 Sek. vor Beendigung der 1. Evakuierungsphase wird Dampf in die Kammer eingegeben
- bei den Zwischendampfstößen zu erreichender Druck: ≥ 1000 mbar

Desinfektion

- Dampftemperatur: 105°C
- Einwirkungszeit:
    - 1 Min. (Wirkungsbereich: AB)
    - 5 Min. (Wirkungsbereich: ABC)

geprüfte und anerkannte Apparate-Typen:
GED 1, GED 3, GED 4

1.3.2.5 System MMM

Betriebsdaten

Luftentfernung

- Anzahl der Evakuierungsphasen: 5
- in den Evakuierungsphasen zu erreichender Druck: ≤ 80 mbar
- bei den Zwischendampfstößen zu erreichender Druck: ≥ 400 mbar

Desinfektion

a) 75°C-Programm

- Dampftemperatur: 75°C
- Einwirkungszeit:
  20 Min. (Wirkungsbereich: AB, außer Virushepatitis)

b) 105°C-Programm

- Dampftemperatur: 105°C
- Einwirkungszeit:
  - 1 Min. (Wirkungsbereich: AB)
  - 5 Min. (Wirkungsbereich: ABC)

geprüfte und anerkannte Apparate-Typen:
DES 1500/1501, DES 2000/2001, DES 3000/3001, DES 4000/4001, DES 6000/6001 sowie die baugleichen Typen Vacudes

1.3.2.6 System Stiefenhofer

Betriebsdaten

Luftentfernung

- Anzahl der Evakuierungsphasen: 5
- in den Evakuierungsphasen zu erreichender Druck: ≤ 50 mbar
- bei den Zwischendampfstößen zu erreichender Druck: ≥ 400 mbar

Desinfektion

a) 75°C-Programm

- Dampftemperatur: 75°C
- Einwirkungszeit:
  20 Min. (Wirkungsbereich: AB, außer Virushepatitis)

b) 105°C-Programm

- Dampftemperatur: 105°C
- Einwirkungszeit:
  - 1 Min. (Wirkungsbereich: AB)
  - 5 Min. (Wirkungsbereich: ABC)

geprüfte und anerkannte Apparate-Typen:
DD 1000, DD 1500, DD 2500, DD 3000, DD 3500, DD 4500, DD 6000

1.3.2.7 System Webeco

Betriebsdaten

Luftentfernung

- Anzahl der Evakuierungsphasen: 5
- in den Evakuierungsphasen zu erreichender Druck: ≤ 80 mbar
- bei den Zwischendampfstößen zu erreichender Druck: ≥ 400 mbar

Desinfektion

a) 75°C-Programm

- Dampftemperatur: 75°C
- Einwirkungszeit:
  20 Min. (Wirkungsbereich: AB, außer Virushepatitis)

b) 105°C-Programm

- Dampftemperatur: 105°C
- Einwirkungszeit:
  7 Min. (Wirkungsbereich: ABC)

geprüfte und anerkannte Apparate-Typen:
LD 210, LD 215, LD 220, LD 225, LD 230, LD 235, LD 237, LD 240, LD 250 sowie die entsprechenden Typen der Reihe LDH

1.3.2.8 Nicht mehr verzeichnete Apparate-Typen

In früheren Ausgaben der Liste aufgeführte und vorstehend nicht mehr verzeichnete Apparate-Typen können weiterhin betrieben werden, sofern die vorgeschriebenen *Betriebsdaten* und die unter Ziffer 1.3 aufgeführten Bedingungen eingehalten werden sowie die regelmäßige Prüfung auf Funktionstüchtigkeit sichergestellt ist.

2 Chemische Mittel und Verfahren

Die Gebrauchsverdünnungen der chemischen Mittel sind mit reinem Wasser herzustellen; ein Zusatz von Reinigungsmitteln oder ähnlichem ist nicht zulässig.

Werden zur Herstellung der Gebrauchsverdünnungen automatische Desinfektionsmittel-Dosiergeräte verwendet, so sollen diese die von der Bundesanstalt für Materialforschung und -prüfung (BAM) und dem Bundesgesundheitsamt herausgegebene Richtlinie [Bundesgesundhbl. 21 (1978): 115-119 und 29 (1986): 167-168] erfüllen und geprüft worden sein (siehe Anhang zu dieser Liste). Die bei der Prüfung durch die BAM erteilten Auflagen und Hinweise zum Betrieb sind zu beachten. Seit 2004 gilt für die Prüfung dieser Geräte die gemeinsame Empfehlung von BAM, RKI und Kommission für Krankenhaushygiene und Infektionsprävention „Anforderungen an Gestaltung, Eigenschaften und Betrieb von dezentralen Desinfektionsmittel-Dosiergeräten“ [Bundesgesundheitsbl. 47 (2004): 67-72].

2.1 Instrumentendesinfektion

Für die Aufbereitung von Medizinprodukten sind nur Desinfektionsmittel zulässig, deren Wirksamkeit für den Wirkungsbereich AB nachgewiesen ist.

Wirkstoff	Name	Konzentration der Gebrauchs-verdünnung %	Einwir-kungszeit Std.	Wirkungs-bereich	Hersteller bzw. Liefer-firma
Formaldehyd und/oder sonstige Aldehyde bzw. Derivate	Aseptisol	2 3 3 4	4 2 4 2	A A AB AB	Bode Chemie
	Descoton forte	3 5	2 1	A A	Dr. Schumacher
Formaldehyd und/oder sonstige Aldehyde bzw. Derivate	Descoton plus	3 7	2 1	A A	Dr. Schumacher
	Formaldehyd-Lösung DAB 10 (Formalin)	6	1	AB	
	Korsolex basic	1 2 3 4	4 2 1 0,5	A A AB A	Bode Chemie
	Lysetol V	4	1	AB	Schülke & Mayr
	Sekusept forte	7,5	1	A	Ecolab
Perverbindungen	Peressigsäure[1]	0,35	1	AB	
	Sekusept aktiv	2	1	A	Ecolab
Phenole	m-Kresolseifenlösung DAB 6	1,5	1	A	
sonstige Wirkstoffe	Sekusept PLUS	1,5	4	A	Ecolab

[1] Konzentrationsangabe bezogen auf einen Wirkstoffgehalt von 100%; korrodierende Eigenschaften beachten

2.2 Wäschedesinfektion, Flächendesinfektion (Wischdesinfektion), Desinfektion von Ausscheidungen

Wirkstoff	Name	Wäsche desinfektion		Flächendesinfektion (Wischdesinfektion)		Desinfektion von Ausscheidungen 1 Teil Auswurf oder Stuhl + 2 Teile Gebr.-Verd. bzw. 1 Teil Harn + 1 Teil Gebr.-Verd.						Wirkungsbereich	Hersteller bzw. Lieferfirma
						Auswurf		Stuhl		Harn			
		Gebrauchsverdünnung	Einwirkungszeit	Gebrauchsverdünnung	Einwirkungszeit	Gebrauchsverdünnung	Einwirkungszeit	Gebrauchsverdünnung	Einwirkungszeit	Gebrauchsverdünnung	Einwirkungszeit		
		%	Std.	%	Std.	%	Std.	%	Std.	%	Std.		
Phenol oder Phenolderivate	Amocid	1	12	5	6	5	4	5	6	5	2	A	Lysoform
	Gevisol	0,5	12	5	4	5	4	5	6	5	2	A	Schülke & Mayr
	Helipur			6	4	6	4	6	6	6	2	A	B. Braun
	m-Kerosolseifenlösung (DAB 6)	1	12	5	4							A	
Chlor, organ. oder anorgan. Sutstanzen mit aktivem	Phenol	1	12	3	2							A	
	Chloramin-T DAB 9	1,5	12	2,5	2	5	4					A[1]B	
	Clorina	1,5	12	2,5	2	5	4					A[1]B	Lysoform
	Trichlorol	2	12	3	2	6	4					A[1]B	Lysoform
Perverbindungen	Apesin AP100[2]			4	4							AB	Tana PROFESSIONAL
	Dismozon pur[2]			4	1							AB	Bode Chemie
	Perform[2]			3	4							AB	Schülke & Mayr

	Wofasteril[2]		2 4				AB	Kesla Phar-ma
Formalde-hyd und/oder sonstige Aldehyde bzw. Derivate	Aldasan 2000		4 4				AB	Lyso-form
	Antifect FD 10		3 4				AB	Schül-ke & Mayr
	Antiseptica Flächen-Desinfek-tion 7		3 6				AB	Anti-septica
	Apesin AP30		5 4				A	Tana PRO FES-SIO-NAL
	Bacillocid Spezial		6 4				AB	Bode Che-mie
	Buraton 10 F		3 4				AB	Schül-ke & Mayr
	Desomed A 2000		3 6				AB	Deso-med
	Desinfekti-onsreini-ger Hospital		8 6				AB	Drei-turm
	Desomed Perfekt		7 4				AB	Deso-med
	Formalde-hyd-Lösung (DAB 10), (Formalin)	1,5 12	3 4				AB	
	Incidin perfekt	1 12	3 4				AB	Ecolab
	Incidin Plus		8 6				A	Ecolab
	Kohrsolin	2 12	3 4				AB	Bode Che-mie
	Lysoform	4 12	5 6				AB	Lyso-form
	Lysoformin	3 12	5 6				AB	Lyso-form
	Lysoformin 2000		4 6				AB	Lyso-form
	Melsept	2 12	4 6				AB	B. Braun
	Melsitt	4 12	10 4				AB	B. Braun
	Minutil	2 12	6 4				AB	Ecolab

	Multidor		3 6				AB	Ecolab
	Nüscosept		5 4				AB	Dr. Nüsken Chemie
	Optisept		7 4				AB*	Dr. Schumacher
	Pursept-FD		7 4				AB*	Merz
	Ultrasol F	3 12	5 4				AB	Fresenius Kabi
Amphotensid	Tensodur 103	2 12					A	MFH Marienfelde
Lauge	Kalkmilch[3]				20 6		A[3]B	

[1] Gegen Mykobakterien insbesondere in Gegenwart von Blut bei der Flächendesinfektion unzureichend wirksam.

[2] Nicht zur Desinfektion von merklich mit Blut kontaminierten Flächen oder von porösen Oberflächen (z. B. rohem Holz) geeignet.

[3] Unbrauchbar bei Tuberkulose; Bereitung der Kalkmilch: 1 Teil gelöschter Kalk (Calciumhydroxid) + 3 Teile Wasser.

* Viruswirksamkeit gemäß Prüfmethode des RKI [Bundesgesundhbl 38 (1995): 242] geprüft.

2.3 Hygienische Händedesinfektion

Die Hände werden mit der Lösung eingerieben und während der vorgeschriebenen Einwirkungszeit feucht gehalten. Die in der Tabelle aufgeführten Zeiten sind Mindestwerte. Bei massiver bzw. sichtbarer Kontamination und bei Kontamination mit Tuberkulose-Bakterien ist die Desinfektion zweimal durchzuführen.
Dem auf den Händen verteilten Desinfektionsmittel darf Wasser erst nach Ablauf der für die Desinfektion vorgesehenen Einwirkungszeit zugesetzt werden.

Wirkstoff	Name	Einwirkungs-zeit in Min.	Wirkungs-bereich	Hersteller bzw. Lieferfirma
	AHD 2000	½	A	Lysoform
	Aktivin DHH	½	A	Fritz Osk. Michallik
	Amphisept E	½	A	Goldschmidt/Bode Chemie
	Aseptoman	½	A	Desomed

Alkohole[1]	Aseptopur	½	A	Desomed
	C 20	½	A	Orochemie
	Descoderm	½	A	Dr. Schumacher
	Desderman N	½	A	Schülke & Mayr
	Desmanol	½	A	Schülke & Mayr
	Ethanol (DAB 10) 80 Vol. %	½	A	
	Frekaderm farblos	½	A	Fresenius Kabi
	Frekasept 80	½	A	Fresenius Kabi
	Frekasteril	½	A	Fresenius Kabi
	Hospisept	½	A	Lysoform
	Isopropanol 70 Vol. %	½	A	
	Kaniderm	½	A	Kaniedenta Dental
	Kentoman	½	A	HLZ Logistik
	Kodan-Tinktur forte	½	A	Schülke & Mayr
	Mucasept-A	½	A	Merz
	Novaderm	½	A	Nova Praxis Hygiene
	Nüscoman	½	A	Dr. Nüsken Chemie
	OP-Sept	½	A	Laboratorium Dr. Deppe
	Poly-Alcohol Hände Antisepticum	½	A	Antiseptica
	Poly-Alcohol Haut farblos Antisepticum	½	A	Antiseptica
	Promanum N	½	A	B. Braun
	n-Propanol 60 Vol %	½	A	
	Sensiva Händedesinfektion	½	A	Schülke & Mayr
	Septoderm Hände	½	A	Dr. Schumacher
	Skinman asept	½	A	Ecolab
	Skinman soft	½	A	Ecolab
	Skinsept F	½	A	Ecolab
	Softa Man	½	A	B. Braun
	Spitacid	½	A	Ecolab
	Sterillium	½	A	Bode Chemie
	Sterillium classic pure	½	A	Bode Chemie
	Sterillium Virugard	½	A	Bode Chemie
	Sterillium Virugard	2	B[3]	Bode Chemie
	Suprades HD	½	A	Hyproclean
	Tremosan	½	A	EW 80 Systeme
	Betaisodona-Lösung	1	A	Mundipharma
	Braunol	1	A	B. Braun
	ChloraminT(DAB 9)1 %	2	A[2]B[3,4]	

Halogene	ChloraminT(DAB 9) 2 %	1	$A^2B^{3,4}$	
	ChloraminT-Lysoform 1%	2	$A^2B^{3,4}$	Lysoform
	Chloramin T-Lysoform 2 %	1	$A^2B^{3,4}$	Lysoform
	Trichlorol 1 %	2	$A^2B^{3,4}$	Lysoform
	Trichlorol 2 %	1	$A^2B^{3,4}$	Lysoform
Sonstige Wirkstoffe	Primasept Med	1	A	Schülke & Mayr
	Wofasteril 0,5 %	1	A	Kesla Pharma

1 Die Einordnung der Präparate in diese Gruppe besagt nicht, dass die Mittel ausschließlich Alkohole als Wirkstoffe enthalten. Auskunft über weitere Wirkstoffe gibt die Deklaration des Herstellers.

2 Gegen Mykobakterien und Pilze unzureichend wirksam.

3 Gegen Parvoviren unzureichend wirksam.

4 Nicht wirksam bei sichtbaren Verschmutzungen.

3 Besondere Verfahren

Die Apparate sind entsprechend der Bedienungsanweisung zu betreiben, regelmäßig zu warten und auf Funktionstüchtigkeit zu prüfen.

3.1 Wäschedesinfektion in Waschmaschinen

Die Maschinen müssen gewährleisten, dass die für das jeweilige Verfahren vorgeschriebene Konzentration des Desinfektions- und des Waschmittels, das Flottenverhältnis und die Temperatur während der Einwirkungszeit eingehalten werden. Die für das Flottenverhältnis angegebenen Daten sind Mindestwerte. Es ist zulässig, größere Flotten anzuwenden.

(Flotte = Flüssigkeitsmenge, mit der das Reinigungsgut während einer Arbeitsphase behandelt wird. Flottenverhältnis = Verhältnis der Gewichtsmengen von Reinigungsgut und Flotte.)

Am Ende der Desinfektionsphase müssen Desinfektionsgut, Flotte und der Innenraum der Maschine, der mit der kontaminierten Wäsche und der Flotte in Berührung kam, desinfiziert sein. Vor Beendigung der Desinfektionsphase darf keine Flotte aus der Maschine abfließen. Die Abluft ist so abzuführen bzw. nachzubehandeln, dass von ihr keine Gefahren ausgehen können.

Nach dem derzeitigen Stand der Technik können diese Forderungen von folgenden Waschmaschinen erfüllt werden:

1. diskontinuierlich arbeitende Trommelwaschmaschinen (Haushaltswaschmaschinen sind in der Regel nicht geeignet).
2. kontinuierlich arbeitende Waschmaschinen soweit sie nachstehend aufgeführt sind.

Die bei der Eintragung vom Robert Koch-Institut erteilten Auflagen, insbesondere hinsichtlich der Taktzeiten, sind zu beachten.

a) Waschstraße Senking P 18/P 19 mit Schleuse
Hersteller: Jensen GmbH

b) Waschstraße Senking P 50/P 36
Hersteller: Jensen GmbH

c) Waschstraße Senking P 25
Hersteller: Jensen GmbH

In Sondereinheiten für hochkontagiöse Krankheiten empfiehlt sich die Verwendung von Einmalwäsche. Ist dies nicht möglich, muss die Wäsche in der Sondereinheit thermisch, notfalls chemisch desinfiziert werden.

3.1.1 Thermische Desinfektionswaschverfahren

Die Konzentration der Waschmittel sollte den Empfehlungen der Hersteller entsprechen. Die waschtechnische Eignung der Waschmittel sollte durch Gutachten (textiltechnisches Gutachten) belegt sein.

a) Desinfektionstemperatur: 85°C
Einwirkungszeit: 15 Min.

b) Desinfektionstemperatur: 90°C
Einwirkungszeit: 10 Min.

Flottenverhältnis: 1 : 4 bis 1 : 5
Wirkungsbereich: AB

3.1.2 Chemo-thermische Desinfektionswaschverfahren

3.1.2.1 Verfahren mit Perverbindungen als Wirkstoff

Die Verfahren sind nicht für merklich mit Blut verschmutzte Wäsche geeignet.

Name	Konzentration (g auf 1 Liter Flotte)		Desinfektionstemperatur	Einwirkungszeit in min	Flottenverhältnis	Wirkungsbereich	Hersteller bzw. Lieferfirma
	Waschmittel	Desinfektionsmittel					
BA 52-Verfahren	2 g Supertakt 2000 und 2 g Waschverstärker	2 g BA 52[1]	60°C	15	1 : 5	A	Schuster-Chemie
Clax Personril-Verfahren	4 g Clax Diamond	2 ml Clax Personril[1]	60°C	15	1 : 5	A	Johnson Diversey
Clax Personril-Verfahren	3-6 g Clax Alfa, Clax Crystal, Clax PC 1, Clax Profi oder Clax Rekord	2 ml Clax Personril[1]	60°C	15	1 : 5	AB	Johnson Diversey
Clax Personril-Verfahren	3 g Clax Profi, Clax Rekord, Clax San oder Clax Sava	1,6 ml Clax Personril[1]	70°C	10	1 : 5	AB	Johnson Diversey
Lunocid-Verfahren	3-6 g Kombimax B oder 3 g Osmac K, Prolong Powder oder 2 g Osmaflux	2 ml Lunocid[1]	60°C	15	1 : 5	AB	Christeyns
Lunocid-Verfahren	3-6 g Osmac K	2 ml Lunocid[1]	60°C	15	1 : 5	A	Christeyns

	oder Prolong Powder oder 2-4 g Osmaflux						
Lunocid-Verfahren	1,2-2,4 g Majestic green	2 ml Lunocid[1]	70°C	10	1 : 4	AB	Christeyns
Ottalin Peracet-Verfahren	2-4 ml Derval Solo oder 2 g Trebon Si	2 ml Ottalin Peracet[1]	60°C	10	1 : 5	AB	Kreussler
Ottalin Peracet-Verfahren	5 g Trebon Plus	2 ml Ottalin Peracet[1]	60°C	10	1 : 5	A	Kreussler
Ottalin Peracet-Verfahren	2 g Trebon Basis	2 ml Ottalin Peracet[1]	65°C	12	1 : 5	A	Kreussler
Oxyplex-Verfahren	3 g Aliplex, Osetta oder Uniplex oder 4 ml Olisso	2 ml Oxyplex[1]	60°C	15	1 : 5	AB	BurnusHychem
Oxyplex plus Verfahren	3 g Aliplex, Osetta oder Uniplex oder 4 ml Olisso	0,7 ml Oxyplex plus[1]	70°C	10	1 : 5	AB	BurnusHychem
Ozonit-Verfahren	3-6 g Silex universal	1 ml Ozonit super[1]	60°C	15	1 : 5	A	Ecolab
Ozonit-Verfahren	3 g Dermasil 3000	2 m Ozonit[1]	60°C	15	1 : 5	AB	Ecolab
Ozonit-Verfahren	1,5-3 g Almesin Compactat oder Compactat extra, 6 g Dermasil 3000, 3-6 g Almesin, Dermasil basis, Dermasil perfekt oder Silex super	2 ml Ozonit[1] oder 1 ml Ozonit super[1]	60°C	15	1 : 5	AB	Ecolab
Ozonit-Verfahren	3- 6 g Silex universal	1 ml Ozonit super[1]	70°C	10	1 : 4	AB	Ecolab

Ozonit-Verfahren	6 g Triplex energy oder 2,5-5 ml Turbo power PF	2 ml Ozonit[1] oder 1 ml Ozonit super[1]	70°C	10	1 : 4	A	Ecolab
Ozonit-Verfahren	3 g Triplex energy	2 ml Ozonit[1] oder 1 ml Ozonit super[1]	70°C	10	1 : 4	AB	Ecolab
Ozonit-Verfahren	1,5-3 g Almesin Compactat oder Compactat extra, 3-6 g Almesin, Dermasil basis, Dermasil perfekt oder Silex super	1 ml Ozonit super[1]	70°C	10	1 : 5	AB	Ecolab
Ozonit-Verfahren	1,5-6 g Membrex, Membrex color oder 2,5-5 ml Turbo power PF oder 0,6-1,4 g Turbo Plus und 1-2,4 g Turbo break	2 ml Ozonit[1] oder 1 ml Ozonit super[1]	70°C	10	1 : 5	A	Ecolab
Ozonit-Verfahren	3-6 g Dermasil 3000 oder 1,4 g Turbo Plus und 2,4 g Turbo break	2 ml Ozonit[1] oder 1 ml Ozonit super[1]	70°C	10	1 : 5	AB	Ecolab
Ozonit Pulver-Verfahren	1,5-3 g Almesin Compactat, 3-5 g Almesin, Dermasil basis oder Silex super	1 g Ozonit Pulver	60°C	15	1 : 5	AB	Ecolab

	oder 4-6 g Dermasil perfekt						
Penta-Aktiv-Verfahren	4 g Tena ST	1 g Penta-Aktiv[1]	60°C	15	1 : 4	A	BurnusHychem
Penta-Aktiv-Verfahren	4 g Tena ST	1 g Penta-Aktiv[1]	70°C	10	1 : 4	AB	BurnusHychem
Penta-Aktiv-Verfahren	4 g Penta-Basis	1 g Penta-Aktiv[1]	70°C	10	1 : 4	A	BurnusHychem
Peracid-Verfahren	3-5 g Flüsson extra oder Orlit PF oder 3-6 g Solvit spezial oder Teut A spezial	2 ml Peracid[1]	60°C	15	1 : 5	AB	Christeyns
Peracid-Verfahren	3-5 g Orlit	2 ml Peracid[1]	65°C	15	1 : 5	A	Christeyns
Peracid-Verfahren	3-5 g Flüsson extra, GT 12, Majestic soap, Orlit PF, Solvit Spezial oder Teut A Spezial oder 3-5 ml Flüsson Liquid	2 ml Peracid[1]	70°C	10	1 : 5	AB	Christeyns
Peracid-Verfahren	3-5 g GT 12 oder Majestic soap	2 ml Peracid[1] oder 0,7 ml Peracid forte[1]	65°C	15	1 : 5	AB	Christeyns
Peracid-Verfahren	3-5 g Orlit PF oder 3-6 g Solvit spezial	0,7 ml Peracid forte[1]	60°C	15	1 : 5	AB	Christeyns
Peracid-Verfahren	1,2 g Majestic classic	0,7 ml Peracid forte[1]	70°C	10	1 : 5	A	Christeyns
Peracid-Verfahren	3-5 g GT 12, Majestic soap, Nemata	0,7 ml Peracid forte[1]	70°C	10	1 : 5	AB	Christeyns

	MG, Orlit PF, Solvit Spezial oder Teut A Spezial oder 2,4 g Majestic classic						
Perasan B1-Verfahren	3-6 g Perasan A1 oder Perasan A2	2 ml Perasan B1[1]	60°C	15	1 : 5	AB	BurnusHy-chem
Perasan B2-Verfahren	3-6 g Perasan A1 oder Perasan A2	1 ml Perasan B2[1]	70°C	10	1 : 5	A	BurnusHy-chem
Per Ezet-Verfahren	3-6 g Zeiss-Brillant oder Zeiss-Rekord	2 ml Per Ezet [1]	60°C	15	1 : 5	AB	Ernst Zeiss
Per Ezet-Verfahren	3-6 g Zeiss-Brillant oder Zeiss-Rekord	1 ml Per Ezet Konz.[1]	70°C	10	1 : 5	A	Ernst Zeiss
Per Ezet-Verfahren	3 g Zeiss-Brillant	1 ml Per Ezet Konz.[1]	70°C	10	1 : 5	AB	Ernst Zeiss
Personril-Verfahren	3-6 g Alfa, Crystal classic, PC 1, Os-maflux profi oder Rekord	2 ml Personril[1]	60°C	15	1 : 5	AB	Christeyns
Personril-Verfahren	2 g Ma-jestic sava oder 3 g Majestic saturn, Osmaflux thema oder Rekord spezial	1,6 ml Personril[1]	70°C	10	1 : 4	AB	Christeyns
Personril-Verfahren	3 g Majes-tic sava, Osmaflux profi,	1,6 ml Personril[1]	70°C	10	1 : 5	AB	Christeyns

	Rekord oder San						
PES 32-Verfahren	4-6 g Maximo I	2 ml PES 32[1]	60°C	15	1 : 5	A	Kleen Purgatis
PES 32-Verfahren	2-4 g Maximo liquid	2 ml PES 32[1]	70°C	10	1 : 5	A	Kleen Purgatis
REM PER-Verfahren	5 g Melsit super	2 ml REM PER[1] oder 1 ml REM PER Konzentrat[1]	60°C	15	1 : 5	A	van Baerle
REM PER-Verfahren	5 ml Waschpon	2 ml REM PER[1] oder 1 ml REM PER Konzentrat[1]	60°C	15	1 : 5	AB	van Baerle
Rheosol Acid-5-Verfahren	2-6 g Rheosol Basic	2 ml Rheosol Acid-5[1]	60°C	15	1 : 5	A	Wachendorf-Chemie
Sanoxy Liquid-Verfahren	1,5-2,5 g Majestic classic	0,7 ml Sanoxy Liquid[1]	50°C anschl. 70°C	8 10	1 : 5	AB	Christeyns
Sept PES-Verfahren	4-6 g Ozerna 1 Super	2 ml Sept PES[1]	60°C	15	1 : 5	A	BÜFA
Sept PES-Verfahren	4 g Ozerna 1 Super	2 ml Sept PES[1]	60°C	15	1 : 5	AB	BÜFA
Tena-Cid-Verfahren	3-5 g Tena	2 ml Tena-Cid[1]	60°C	15	1 : 5	A	BurnusHychem
Trebon 3-Verfahren	2 g Trebon 1	1,5 ml Trebon 3[1]	65°C	14	1 : 5	A	Kreussler
Trisanox-Verfahren	1 g Trisanox A und 4 g Trisanox B	0,7 g Trisanox C[1]	60°C	20	1 : 5	A	BurnusHychem
Trisanox-Verfahren	5 g Trisanox B	0,8 g Trisanox C[1]	70°C	10	1 : 4	AB	BurnusHychem
Viva Oxy-Verfahren	3 g Mega Sol oder 3 g Viva Sol	2 ml Viva Oxy[1]	70°C	10	1 : 5	AB	Seitz
Centric-Verfahren	5 g Centric		70°C	10	1 : 5	AB	August Wencke
Centric-Verfahren	6 g Centric		60°C	20	1 : 5	AB	August Wencke
Clax Desotherm-Verfahren	6 g Clax Desotherm		75°C	15	1 : 5	AB	JohnsonDiversey

Clax Desotherm-Verfahren	7 g Clax Desotherm	60°C	20	1 : 5	A	JohnsonDiversey
Desotex-Verfahren	6 g Desotex	75°C	15	1 : 5	AB	Christeyns
Desotex-Verfahren	7 g Desotex	60°C	20	1 : 5	A	Christeyns
Duroplex-Verfahren	2,5 g Duroplex	70°C	10	1 : 5	AB	BurnusHychem
Eltra-Verfahren	5 g Eltra	70°C	10	1 : 5	AB	Ecolab
Eltra-Verfahren	7 g Eltra	60°C	20	1 : 5	AB	Ecolab
Eurosad-Verfahren	5 g Eurosad	70°C	10	1 : 5	AB	August Wencke
Eurosad-Verfahren	6 g Eurosad	60°C	20	1 : 5	A	August Wencke
Germatex-Verfahren	7 g Germatex	60°C	20	1 : 5	AB	Ernst Zeiss
Gomesan-Verfahren	5 g Gomesan	70°C	10	1 : 5	AB	Christeyns
Gomesan-Verfahren	6 g Gomesan	60°C	20	1 : 5	A	Christeyns
Hexawa Hospital-Verfahren	5 g Hexawa Hospital	65°C	20	1 : 5	AB	Dreiturm
Hexawa Hospital-Verfahren	7 g Hexawa Hospital	60°C	20	1 : 5	A	Dreiturm
Lavo Des 60-Verfahren	7 g Lavo Des 60	60°C	20	1 : 5	AB	Kleen Purgatis
Lloyd D 90-Verfahren	5 g Lloyd D 90	70°C	10	1 : 5	AB	August Wencke
Lloyd D 90-Verfahren	6 g Lloyd D 90	60°C	20	1 : 5	A	August Wencke
Lunosan-Verfahren	7 g Lunosan	60°C	20	1 : 5	A	Christeyns
Monosan-Verfahren	7 g Monosan	60°C	20	1 : 5	AB	BurnusHychem
mopEltra-Verfahren	6 g mopEltra	60°C	15	1 : 5	AB	Ecolab
Oxyplex perfekt-Verfahren	5 g Oxyplex perfekt	65°C	20	1 : 5	AB	BurnusHychem
Oxyplex perfekt-Verfahren	7 g Oxyplex perfekt	60°C	20	1 : 5	A	BurnusHychem
Ozerna Sept-Verfahren	5 g Ozerna Sept	65°C	20	1 : 5	AB	BÜFA

Ozerna Sept-Verfahren	7 g Ozerna Sept	60°C	20	1 : 5	A	BÜFA
Perlweiss D - Verfahren	7 g Perlweiss D	60°C	20	1 : 5	AB	Seeger
RAPA-Verfahren	7 g RAPA Hygienevoll-waschmittel	60°C	20	1 : 5	AB	Dr. Schnell Chemie
Rheosol Deso-Verfahren	5 g Rheosol Deso	60°C	20	1 : 5	A	Wachendorf-Chemie
Roland HY 90-Verfahren	5 g Roland HY 90	70°C	10	1 : 5	AB	August Wencke
Roland HY 90-Verfahren	6 g Roland HY 90	60°C	20	1 : 5	A	August Wencke
Star Desimax-Verfahren	5 g Star Desimax	65°C	20	1 : 5	AB	Hyproclean
Star Desimax-Verfahren	7 g Star Desimax	60°C	20	1 : 5	A	Hyproclean
Supersan forte-Verfahren	7 g Supersan forte	60°C	20	1 : 5	AB	HIMED
Trebon Plus-Verfahren	4 g Trebon Plus	60°C	20	1 : 5	AB	Kreussler
Wocosan-Verfahren	7 g Wocosan	60°C	20	1 : 5	AB	BurnusHy-chem

[1] Das Präparat ist erst bei Erreichen der Desinfektionstemperatur zu zugeben.

3.1.2.2 Verfahren mit Chlor bzw. anorganischen oder organi schen Substanzen mit aktivem Chlor als Wirkstoff

Die Verfahren sind nicht für stark verschmutzte und auch nicht für merklich mit Blut verschmutzte Wäsche geeignet.

Name	Konzentration (auf 1 Liter Flotte)		Flotten-verhältnis	Desinfektionstemperatur	Einwirkungszeit in Min.	Wirkungsbereich	Hersteller bzw. Lieferfirma
	Waschmittel	Desinfektionsmittel					
Saniton-Verfahren	5 g Melsit super oder Waschpon universal	0,6 g Saniton[1]	1 : 5	60°C	10	AB	van Baerle
Tenasan-Verfahren	3-4 g Haas 202	0,6 g Tenasan[1]	1 : 5	60°C	10	AB	BurnusHy-chem

Trixon-Verfahren	3-6 g Aliplex, Osetta, Osetta perfekt oder Uniplex	0,6 g Trixon[1]	1 : 5	60°C	10	AB	BurnusHy-chem
Texasept-Verfahren	3-5 g Texasept		1 : 5	60°C	10	AB	BurnusHy-chem
Texasept S-Verfahren	3-5 g Texasept S		1 : 5	65°C	10	AB	BurnusHy-chem

[1] Das Präparat ist erst bei Erreichen der Desinfektionstemperatur zuzugeben.

3.2 Instrumentendesinfektion in Reinigungs- und Desinfektionsgeräten

Die im Folgenden aufgeführten Geräte wurden gemäß der „Prüfrichtlinie des Bundesgesundheitsamtes zur Prüfung von thermischen Desinfektionsverfahren in Reinigungsautomaten“ [Bundesgesundhbl. (1980) 23: 36-367] geprüft. Hierbei stand die desinfizierende Wirkung im Vordergrund, die Reinigungsleistung wurde nicht geprüft. Auf die „Mitteilung des Robert Koch-Instituts zur Aufnahme von Reinigungs- und Desinfektionsgeräten in die Liste der geprüften und anerkannten Desinfektionsmittel und –verfahren gemäß § 18 IfSG“ [Bundesgesundhbl. (2007) 50: 128-129] wird ausdrücklich hingewiesen. Die Wirksamkeit wurde jeweils nur für das in die Liste eingetragene Programm nachgewiesen.

Die Bedienungs- und Beladungsvorschriften der Hersteller sind zu beachten. Es sollten nur die vom Hersteller des Reinigungsautomaten für die jeweiligen Anwendungszwecke empfohlenen Reinigungsmittel verwendet werden. Während der Desinfektionsphase darf keine Flotte aus der Maschine austreten. Der Desinfektionsvorgang muss vor dem erstmaligen Ablassen der Flotte abgeschlossen sein.
Die Abluft ist so abzuführen bzw. nachzubehandeln, dass von ihr keine Gefahr ausgehen kann.

Bei der Angabe der Desinfektionstemperatur handelt es sich um den oberen Schaltpunkt des Thermostaten des jeweiligen Gerätes.
Es soll damit gewährleistet werden, dass während der Einwirkungszeit eine Temperatur von 90°C nicht unterschritten wird.

Für Instrumente mit langen bzw. engen Hohlräumen sind die Verfahren nur dann geeignet, wenn diese Hohlräume von der heißen Flotte durchströmt werden. Bei Reinigungsautomaten mit speziellen Instrumentenanschlüssen sind die nicht genutzten Düsen dicht zu verschließen, um einen ausreichenden Spüldruck zu gewährleisten.

3.2.1 System Belimed

Thermisches Desinfektions- und Reinigungsverfahren für Instrumente, Laborglas und Zubehör von Anästhesiegeräten

Betriebsdaten

- Desinfektionstemperatur: 93°C
- Einwirkungszeit: 10 Min.
- Wirkungsbereich: AB

geprüfte und anerkannte Apparate-Typen:
WD 100, WD 130, WD 170, WD 220, WD 280

3.2.2 System BHT Hygiene Technik

Thermisches Desinfektions- und Reinigungsverfahren für Instrumente, Laborglas und Zubehör von Anästhesiegeräten

Betriebsdaten

- Desinfektionstemperatur: 93°C
- Einwirkungszeit: 10 Min.
- Wirkungsbereich: AB

geprüfte und anerkannte Apparate-Typen:
INNOVA M 3, INNOVA M 4, INNOVA M 5

3.2.3 System Getinge

Thermisches Desinfektions- und Reinigungsverfahren für Instrumente, Laborglas, Apothekenglas, Babyflaschen und Zubehör von

Anästhesiegeräten

Betriebsdaten

- Desinfektionstemperatur: 93°C
- Einwirkungszeit: 10 Min.
- Wirkungsbereich: AB

geprüfte und anerkannte Apparate-Typen:
Getinge Decomaten: GE-DE 4656, GE-DE 8666, S-8666, CM 302, CM 303

3.2.4 System Hamo

Thermisches Desinfektions- und Reinigungsverfahren für Instrumente, Laborglas und Zubehör von Anästhesiegeräten

Betriebsdaten

- Desinfektionstemperatur: 93°C
- Einwirkungszeit: 10 Min.
- Wirkungsbereich: AB

geprüfte und anerkannte Apparate-Typen:
LS-850, LS-1000, LS-2000, T-21-420

3.2.5 System Lancer

Thermisches Desinfektions- und Reinigungsverfahren für Instrumente, Laborglas und Zubehör von Anästhesiegeräten

Betriebsdaten

- Desinfektionstemperatur: 93°C

a)

- Einwirkungszeit: 1 Min.
- Wirkungsbereich: A

geprüfter und anerkannter Apparate-Typ:
820 UP

b)

- Einwirkungszeit: 10 Min.
- Wirkungsbereich: AB

geprüfte und anerkannte Apparate-Typen:
HOSPITALIA 520, 820 UP

3.2.6 System Maquet

Thermisches Desinfektions- und Reinigungsverfahren für Instrumente, Laborglas und Zubehör von Anästhesiegeräten

Betriebsdaten

- Desinfektionstemperatur: 93°C
- Einwirkungszeit: 10 Min.
- Wirkungsbereich: AB

geprüfter und anerkannter Apparate-Typ:
Cleanmaquet 203

3.2.7 System Miele

Thermisches Desinfektions- und Reinigungsverfahren für Instrumente, Zubehör von Anästhesiegeräten, Laborglas und Geschirr einschließlich Babyflaschen

Betriebsdaten

- Desinfektionstemperatur: 93°C
- Einwirkungszeit: 10 Min.
- Wirkungsbereich: AB

geprüfte und anerkannte Apparate-Typen:
G 7735, G 7736, G 7781, G 7782, G 7782 CD, G 7827, G 7828, G 7830, G 7857

3.2.8 System Riebesam

Thermisches Desinfektions- und Reinigungsverfahren für Instrumente, Laborglas und Zubehör von Anästhesiegeräten

Betriebsdaten

- Desinfektionstemperatur: 93°C
- Einwirkungszeit: 10 Min.
- Wirkungsbereich: AB
- geprüfte und anerkannte Apparate-Typen:
  25 TD, 26 TD

3.3 Raumdesinfektion

Eine Raumdesinfektion beinhaltet die umfassende und gleichzeitige Desinfektion aller in einem umschlossenen Raum befindlichen Oberflächen durch Verdampfen oder Vernebeln eines Desinfektionsmittels. Zusätzlich zur Raumdesinfektion ist jeweils eine Flächendesinfektion durch Wischen erforderlich. Dieses Verfahren ist nur anzuwenden, wenn besondere Infektionsgefahren bestehen und/oder anzunehmen ist, dass die Wischdesinfektion allein unzureichend sein könnte.

- Verdampfung oder Vernebelung von verdünnten Formaldehyd-Lösungen mit geeigneten Apparaten
- Dosierung: 5 g Formaldehyd pro m^3 Rauminhalt
- relative Luftfeuchtigkeit: mindestens 70 %
- Einwirkungszeit: 6 Stunden
- Wirkungsbereich: AB

Um die vorgeschriebene Luftfeuchtigkeit zu gewährleisten, muss eine wässrige Formaldehyd-Lösung verdampft werden (pro m^3 Rauminhalt z. B.. 50 ml einer 12 %igen Formaldehyd-Lösung).

Es empfiehlt sich, nach der Desinfektion den Formaldehyd durch Verdampfen von mind. 10 ml 25 %iger Ammoniaklösung pro m^3 Rauminhalt zu neutralisieren.

Bei der Durchführung einer Raumdesinfektion ist die Technische Regel für Gefahrstoffe „Raumdesinfektion mit Formaldehyd“ (TRGS 522) zu beachten.

3.4 Desinfektion von Abfällen

Zur Desinfektion von Abfällen sind thermische Verfahren zu verwenden.

3.4.1 Verbrennen

(Wirkungsbereich: ABCD)

3.4.2 Kochen mit Wasser

3.4.2.1 System Drauschke

Desinfektion von Organabfällen und infektiösen Abfällen aller Art (insbesondere so genannte Nassabfälle) in Wasser von mindestens 134°C. Die Behandlung erfolgt in einem geschlossenen System ohne Luftentfernung, unter indirekter Beheizung und unter ständigem Rühren durch ein indirekt beheiztes Rührwerk.

Die bei der Eintragung vom Robert Koch-Institut erteilten Auflagen sind zu beachten.

- Einwirkungszeit: 20 Min.
- Trocknung der Abfälle unter weiterer indirekter Beheizung und Umwälzung
- Wirkungsbereich: ABCD

geprüfter und anerkannter Apparate-Typ:
KSD 3000

3.4.3 Dampfdesinfektionsverfahren

3.4.3.1 Dampfströmungsverfahren in Apparaten gemäß DIN 58949 bzw. DIN EN 285

Diese Verfahren sind nur geeignet für flüssige Abfälle bzw. Abfälle, die ausreichend Wasser enthalten, z. B. mikrobiologische Kulturen. Der Abfall muss in Behältern mit weiter Öffnung ohne weitere Verpackung so in die Kammer eingebracht werden, dass der Dampfzutritt zu allen Teilen des Abfalls gewährleistet ist.

Die Einwirkungszeit rechnet von dem Zeitpunkt an, zu dem alle Teile des Abfalls gesättigtem Wasserdampf ausgesetzt sind und die Desinfektionstemperatur angenommen haben.

Geeignet sind sog. Dampftöpfe bzw. Dampfdesinfektionsapparate gemäß DIN 58949 Teil 2 oder Dampfsterilisatoren gemäß DIN EN 285. Es sind die unter Ziffer 1.3 gegebenen Hinweise zu beachten.

3.4.3.2 Dampfströmungsverfahren in speziellen Apparaten

3.4.3.2.1 System Engstler & Ott

Das Verfahren ist gekennzeichnet durch:

1. Zerkleinerung des Gutes im geschlossenen System
2. Desinfektion des zerkleinerten Gutes in einem Kettenförderer mittels Sattdampf

Die bei der Eintragung vom Robert Koch-Institut erteilten Auflagen, insbesondere bezüglich der Maßnahmen bei Betriebsende und Betriebsstörungen, sind zu beachten.

Betriebsdaten

- Desinfektionstemperatur: 105°C
- Einwirkungszeit: 15 Min. (Wirkungsbereich: ABC)

Geprüfter und anerkannter Apparate-Typ:
ZDA-M3, Typ II

3.4.3.3 Fraktionierte Vakuum-Verfahren

Es sind die unter Ziffer 1.3.2 gegebenen Hinweise zu beachten.

3.4.3.3.1 Verfahren nach Ziffern 1.3.2.1 bis 1.3.2.7

Die unter Ziffer 1.3.2.1 bis 1.3.2.7 aufgeführten Verfahren sind auch zur Desinfektion von Abfällen geeignet, wenn folgende Voraussetzungen erfüllt sind:

a) Die Behältnisse, in denen sich die Abfälle befinden, dürfen während der Behandlung in der Desinfektionskammer nicht luftdicht verschlossen sein. Es dürfen nur Behältnisse mit ausreichend großen Öffnungen oder Säcke verwendet werden.

b) Werden als Behältnisse Säcke verwendet, so müssen sie so beschaffen sein, dass sie - falls sie verschlossen sind - während der ersten Vakuumphase zerreißen.

c) In dem zu desinfizierenden Gut dürfen sich keine hermetisch verschlossenen Gefäße befinden, es sei denn, sie enthalten Wasser oder wässrige Lösungen. Die Flüssigkeitsmenge pro Gefäß darf jedoch nur so groß sein, dass die Ausgleichszeit ausreicht, um die gesamte Menge auf die Desinfektionstemperatur zu erwärmen.

d) Die Ausgleichszeit und die Abkühlzeit sind auf die Abfallart abzustimmen. Dabei sind insbesondere die kompakten Bestandteile und die Flüssigkeitsmenge zu berücksichtigen. Bei der Desinfektionstemperatur von 105°C ist eine Einwirkungszeit von mindestens 30 Minuten vorzusehen.

e) Die Abluft und das Kondensat sind gemäß DIN 58949 Teil 2 (2001), Absatz 6.12 nachzubehandeln.

f) Die Wirksamkeit muss durch eine außerordentliche Prüfung mit der Prüfbeladung „Hohlkörper“ bestätigt werden [s. Richtlinie „Prüfung von Abfalldesinfektionsverfahren auf Wirksamkeit“, Bundesgesundhbl 36 (1993): 158-160] bzw. DIN 58949 Teil 3.

3.4.3.3.2 System Belimed Sauter

Die bei der Eintragung vom Robert Koch-Institut erteilten Auflagen insbesondere bezüglich der Art des Abfalls und seiner Verpackung sind zu beachten.

Betriebsdaten:

Programm: Abfälle 105°C, 30 Min.

Luftentfernung

- Anzahl der Evakuierungsphasen: 5
- in den Evakuierungsphasen zu erreichender Druck:
  1. Phase: ≤ 80 mbar
  2. bis 5. Phase: ≤ 120 mbar

bei den Zwischendampfstößen zu erreichender Druck: ≥ 1050 mbar

Desinfektion

- Dampftemperatur: 105°C
- Einwirkungszeit: 30 Min. (Wirkungsbereich ABC)

Geprüfter und anerkannter Apparate-Typ:
DDA 4010

3.4.3.3.3 System CMB

Die bei der Eintragung vom Robert Koch-Institut erteilten Auflagen, insbesondere bezüglich der Art des Abfalls und seiner Verpackung, sind zu beachten.

Betriebsdaten

a) Programm für nicht näher spezifizierte Krankenhausabfälle

Luftentfernung

- Anzahl der Evakuierungsphasen: 4

- in den Evakuierungsphasen zu erreichender Druck:
  1. Phase: ≤ 150 mbar
  2. Phase: ≤ 200 mbar
  3. Phase: ≤ 300 mbar
  4. Phase: ≤ 300 mbar

- bei den Zwischendampfstößen zu erreichender Druck:
  1. Zwischendampfstoß: ≥ 1500 mbar
  2. Zwischendampfstoß: ≥ 1800 mbar
  3. Zwischendampfstoß: ≥ 2100 mbar

Desinfektion

- Druck in der Desinfektionskammer: 2100 mbar
- Einwirkungszeit: 6 Min. (Wirkungsbereich ABC)

b) Programm für flüssige Abfälle

Luftentfernung

- Anzahl der Evakuierungsphasen: 1
- in der Evakuierungsphase zu erreichender Druck: ≤ 150 mbar

Desinfektion

- Druck in der Desinfektionskammer: 2250 mbar
- Einwirkungszeit: 12 Min. (Wirkungsbereich ABC)

c) Programm für flüssige Abfälle in Beuteln

Luftentfernung

- Anzahl der Evakuierungsphasen: 2
- in den Evakuierungsphasen zu erreichender Druck:
  1. Phase: ≤ 150 mbar
  2. Phase: ≤ 300 mbar

- bei dem Zwischendampfstoß zu erreichender Druck: $\geq$ 1200 mbar

Desinfektion

- Druck in der Desinfektionskammer: 2100 mbar
- Einwirkungszeit: 12 Min. (Wirkungsbereich ABC)

geprüfter und anerkannter Apparate-Typ:
Sintion 1.1

3.4.3.3.4 System Dirschl

Die bei der Eintragung vom Robert Koch-Institut erteilten Auflagen, insbesondere bezüglich der Art des Abfalls und seiner Verpackung, sind zu beachten.

Ist der Abfall in tiefgezogenen Behältern aus Polystyrol KR 2797 verpackt, muss dem Verfahren eine zusätzliche Evakuierungsstufe auf 200 mbar und ein Dampfeinlass bis zum Erreichen von einer Temperatur von mindestens 100 °C vorangehen.

Betriebsdaten

Luftentfernung

- Anzahl der Evakuierungsphasen: 3
- in den Evakuierungsphasen zu erreichender Druck:
  1. Phase: $\leq$ 50 mbar
  2. und 3. Phase: $\leq$ 300 mbar

Während der 1. Evakuierungsphase wird nach Erreichen von 50 mbar Dampf in die Kammer bis zu einem Druck von 400 mbar eingegeben und evakuiert bis auf 50 mbar.

- bei den Zwischendampfstößen zu erreichender Druck: $\geq$ 1000 mbar

Desinfektion

a)

- Dampftemperatur: 105°C
- Einwirkungszeit: 25 Min. (Wirkungsbereich: ABC)

b)

- Dampftemperatur: 115°C
- Einwirkungszeit: 20 Min. (Wirkungsbereich: ABC)

geprüfte und anerkannte Apparate-Typen:
D1V, D2V, D3V, D4V, D5V, D5V/2, D5V-LND

3.4.3.3.5 System Drauschke

Die bei der Eintragung vom Robert Koch-Institut erteilten Auflagen, insbesondere bezüglich der Art des Abfalls und seiner Verpackung, sind zu beachten.

Betriebsdaten

Luftentfernung

Vor der ersten Evakuierungsphase wird bei gleichzeitiger Mantelheizung Dampf in die Kammer bis zu einem Druck von ≥ 950 mbar eingegeben. Dieser Druck wird 15 Min. gehalten.

- Anzahl der Evakuierungsphasen: 4
- in den Evakuierungsphasen zu erreichender Druck: ≤ 100 mbar
- bei den Zwischendampfstößen zu erreichender Druck: ≥ 1000 mbar

Desinfektion

- Dampftemperatur: 110°C
- Einwirkungszeit: 15 Min. (Wirkungsbereich: ABC)

geprüfte und anerkannte Apparate-Typen:
MD 10, MD 13

3.4.3.3.6 System Getinge

Die bei der Eintragung vom Robert Koch-Institut erteilten Auflagen insbesondere bezüglich der Art des Abfalls und seiner Verpackung sind zu beachten.

Betriebsdaten

a) Programm Abfall poröse Güter

Luftentfernung

- Anzahl der Evakuierungsphasen: 5
- in den Evakuierungsphasen zu erreichender Druck:
  1. bis 3. Phase: ≤ 100 mbar
  4. Phase: ≤ 200 mbar
  5. Phase: ≤ 400 mbar

- bei den Zwischendampfstößen zu erreichender Druck: ≥ 1250 mbar

Desinfektion

- Dampftemperatur: 134°C
- Einwirkungszeit (nach Erreichen von 134°C an einem freiliegenden Temperaturfühler): 10 Min. (Wirkungsbereich: ABC)

b) Programm Abfall Lösungen

Luftentfernung

- Anzahl der Evakuierungsphasen: 1
- in der Evakuierungsphase zu erreichender Druck: ≤ 100 mbar

Desinfektion

- Dampftemperatur: 121°C
- Einwirkungszeit (nach Erreichen von 105°C an einem Temperaturfühler in dem Gut bzw. einem Referenzgefäß): 10 Min. (Wirkungsbereich: ABC)

c) Programm Abfall Prionen (außer Erreger der CJK)

Die bei der Eintragung vom Robert Koch-Institut erteilten Auflagen hinsichtlich der zu desinfizierenden Güter sind zu beachten.

Luftentfernung

- Anzahl der Evakuierungsphasen: 5
- in den Evakuierungsphasen zu erreichender Druck:

1. bis 3. Phase:	≤ 100 mbar
4. Phase:	≤ 200 mbar
5. Phase:	≤ 400 mbar

- bei den Zwischendampfstößen zu erreichender Druck: ≥ 1250 mbar

Desinfektion

- Dampftemperatur: 134°C
- Einwirkungszeit (nach Erreichen von 134°C an einem Temperaturfühler in einem 2 Liter-Referenzgefäß, gefüllt mit 1 Liter Flüssigkeit):
  60 Min. (Wirkungsbereich: ABCD und Erreger der TSE-Prionen)

geprüfter und anerkannter Apparate-Typ:
GEL 18 9 15

3.4.3.3.7 System Holzner

Die bei der Eintragung vom Robert Koch-Institut erteilten Auflagen, insbesondere bezüglich der Art des Abfalls und seiner Verpackung, sind zu beachten.

Betriebsdaten

a) Programm: 105°C

Luftentfernung

- Anzahl der Evakuierungsphasen: 6
- in den Evakuierungsphasen zu erreichender Druck:
  1. Phase: ≤ 70 mbar
  2. bis 6. Phase: ≤ 120 mbar
- bei den Zwischendampfstößen zu erreichender Druck: ≥ 1400 mbar

Desinfektion

- Dampftemperatur: 105°C
- Einwirkungszeit: 30 Min. (Wirkungsbereich: ABC)

b) Programm: Flüssigkeiten 121°C

Luftentfernung

- Anzahl der Evakuierungsphasen: 1
- in der Evakuierungsphase zu erreichender Druck: ≤ 100 mbar

Desinfektion

- Dampftemperatur: 121°C
- Einwirkungszeit (nach Erreichen von 121°C an einem Temperaturfühler in dem Gut bzw. in einem Referenzgefäß. Das Referenzgefäß muss sich innerhalb des Behälters, der zur Aufnahme des Gutes dient, befinden):
  20 Min. (Wirkungsbereich: ABC)

c) Programm: 134°C

Luftentfernung

- Anzahl der Evakuierungsphasen: 6
- in den Evakuierungsphasen zu erreichender Druck:
  1. Phase: ≤ 70 mbar
  2. bis 6. Phase: ≤ 120 mbar
- bei den Zwischendampfstößen zu erreichender Druck: ≥ 1400 mbar

Desinfektion

- Dampftemperatur: 134°C
- Einwirkungszeit:10 Min. (Wirkungsbereich: ABC)

geprüfte und anerkannte Apparate-Typen:
DSLV 50.70, DSL 3.3.6, DSL 4.4.6, DSL 6.6.6, DSL 6.6.9-1, DSL 9.6.6-1-DE, DSL 9.6.9, DSL 9.6.12, DSL 12.6.12, DSL 12.9.12, DSL 14.7.14, DSL 14.8.16, DSL 18.13.15

3.4.3.3.8 System H + P

Die bei der Eintragung vom Robert Koch-Institut erteilten Auflagen insbesondere bezüglich der Art des Abfalls und seiner Verpackung sind zu beachten.

Betriebsdaten

a) Programm: C-Müll fest 134°C

Luftentfernung

- Anzahl der Evakuierungsphasen: 4
- In den Evakuierungsphasen zu erreichender Druck:
  1. Phase: ≤ 65 mbar
  2. Phase: ≤ 70 mbar
  3. und 4. Phase: ≤ 150 mbar

- bei den Zwischendampfstößen zu erreichender Druck: $\geq$ 1250 mbar

Desinfektion

- Dampftemperatur: 134°C
- Einwirkungszeit: 20 Min (Wirkungsbereich: ABC)

b) Programm: C-Müll flüssig 121°C

Luftentfernung

- Anzahl der Evakuierungsphasen: 1
- in der Evakuierungsphase zu erreichender Druck: $\leq$ 70 mbar

Desinfektion

- Dampftemperatur: 121°C
- Einwirkzeit: 20 Min. (Wirkungsbereich: ABC)

geprüfte und anerkannte Apparate-Typen:
Varioklav 75 S, Varioklav 135 S

3.4.3.3.9 System Lautenschläger

Die bei der Eintragung vom Robert Koch-Institut erteilten Auflagen insbesondere bezüglich der Art des Abfalls und seiner Verpackung sind zu beachten.

Betriebsdaten

a) Programm: Abfälle 134°C

Luftentfernung

- Anzahl der Evakuierungsphasen: 7
- In den Evakuierungsphasen zu erreichender Druck:
  1. bis 3. Phase: $\leq$ 130 mbar
  4. bis 7. Phase: $\leq$ 1400 mbar
- bei den Zwischendampfstößen zu erreichender Druck:

1. und 2. Dampfstoß: $\geq$ 1300 mbar
3. bis 6. Dampfstoß: $\geq$ 2800 mbar

Desinfektion

- Dampftemperatur: 134°C
- Einwirkungszeit: 15 Min. (Wirkungsbereich: ABC)

b) Programm: Flüssige Abfälle 121°C

Luftentfernung

- Anzahl der Evakuierungsphasen: 5
- In den Evakuierungsphasen zu erreichender Druck:
  1. Phase: $\leq$ 50 mbar
  2. Phase: $\leq$ 640 mbar
  3. Phase: $\leq$ 860 mbar
  4. Phase: $\leq$ 1070 mbar
  5. Phase: $\leq$ 1300 mbar

- bei den Zwischendampfstößen zu erreichender Druck:
  1. und 2. Dampfstoß: $\geq$ 1200 mbar
  3. Dampfstoß: $\geq$ 1400 mbar
  4. Dampfstoß: $\geq$ 1800 mbar
  5. Dampfstoß: $\geq$ 2500 mbar

- anschließend Absenken auf den Druck, der einer Dampftemperatur von 121°C entspricht.

Desinfektion

- Dampftemperatur: 121°C
- Einwirkungszeit: 45 Min. (Wirkungsbereich: ABC)

Geprüfte und anerkannte Apparate-Typen:
Labocert 1600, Labocert 3000, Labocert 5000

3.4.3.3.10 System MAQUET

Die bei der Eintragung vom Robert Koch-Institut erteilten Auflagen insbesondere bezüglich der Art des Abfalls und seiner Verpackung sind zu beachten.

Betriebsdaten

a) Programm Abfall poröse Güter

Luftentfernung

- Anzahl der Evakuierungsphasen: 5
- in den Evakuierungsphasen zu erreichender Druck:
  1. bis 3. Phase: ≤ 100 mbar
  4. Phase: ≤ 200 mbar
  5. Phase: ≤ 400 mbar
- bei den Zwischendampfstößen zu erreichender Druck: ≥ 1250 mbar

Desinfektion

- Dampftemperatur: 134°C
- Einwirkungszeit (nach Erreichen von 134°C an einem freiliegenden Temperaturfühler): 10 Min. (Wirkungsbereich: ABC)

b) Programm Abfall Lösungen

Luftentfernung

- Anzahl der Evakuierungsphasen: 1
- in der Evakuierungsphase zu erreichender Druck: ≤ 100 mbar

Desinfektion

- Dampftemperatur: 121°C
- Einwirkungszeit (nach Erreichen von 105°C an einem Temperaturfühler in dem Gut bzw. einem Referenzgefäß): 10 Min. (Wirkungsbereich: ABC)

c) Programm Abfall Prionen (außer Erreger der CJK)

Die bei der Eintragung vom Robert Koch-Institut erteilten Auflagen hinsichtlich der zu desinfizierenden Güter sind zu beachten.

Luftentfernung

- Anzahl der Evakuierungsphasen: 5
- in den Evakuierungsphasen zu erreichender Druck:
  1. bis 3. Phase: ≤ 100 mbar
  4. Phase: ≤ 200 mbar
  5. Phase: ≤ 400 mbar
- bei den Zwischendampfstößen zu erreichender Druck: ≥ 1250 mbar

Desinfektion

- Dampftemperatur: 134°C
- Einwirkungszeit (nach Erreichen von 134°C an einem Temperaturfühler in einem 2 Liter-Referenzgefäß, gefüllt mit 1 Liter Flüssigkeit): 60 Min. (Wirkungsbereich: ABCD und Erreger der TSE-Prionen)

geprüfter und anerkannter Apparate-Typ:
GEL 18 9 15

3.4.3.3.11 System MMM

Die bei der Eintragung vom Robert Koch-Institut erteilten Auflagen insbesondere bezüglich der Art des Abfalls und seiner Verpackung - Verpackungsart 1 und 2 - sind zu beachten. Bei Verpackungsart 2 wird vor der eigentlichen Luftentfernung die Kammer auf ≤ 800 mbar evakuiert. Danach erfolgt eine Dampfvorbehandlung der Behältnisse bei 103°C mit einer Haltezeit von mindestens einer Minute.

Betriebsdaten

Luftentfernung

- Anzahl der Evakuierungsphasen: 5
- in den Evakuierungsphasen zu erreichender Druck:
  1. Phase: ≤ 80 mbar
  folgende Phasen: ≤ 200 mbar
- bei den Zwischendampfstößen zu erreichender Druck:
  Verpackungsart 1: ≥ 1000 mbar
  Verpackungsart 2: ≥ 1250 mbar

Desinfektion

a)

- Dampftemperatur: 105°C
- Einwirkungszeit: 30 Min. (Wirkungsbereich: ABC)

geprüfte und anerkannte Apparate-Typen:
DES 1500/1501, DES 2000/2001, DES 3000/3001, DES 4000/4001, DES 6000/6001 sowie die baugleichen Typen Vacudes

b)

- Dampftemperatur: 134°C
- Einwirkungszeit: 10 Min. (Wirkungsbereich: ABC)

geprüfte und anerkannte Apparate-Typen:
MLD 666, MLD 669, MLD 969, MLD 9612, MLD 12912, MLD 12924, MLD 141114, MLD 141128, MLD 181015 sowie die baugleichen Typen Monachia, Vakulab und Ventilab

3.4.3.3.12 System Ringeisen

Die bei der Eintragung vom Robert Koch-Institut erteilten Auflagen insbesondere bezüglich der Art des Abfalls und seiner Verpackung sind zu beachten.

Betriebsdaten

Luftentfernung

- Anzahl der Evakuierungsphasen: 4
- in den Evakuierungsphasen zu erreichender Druck: ≤ 50 mbar
- bei den Zwischendampfstößen zu erreichender Druck: ≥ 1380 mbar

Desinfektion

- Dampftemperatur: 109°C
- Einwirkungszeit: 27 Min. (Wirkungsbereich: ABC)

geprüfter und anerkannter Apparate-Typ:
KEA 100

3.4.3.3.13 System Valides

Die bei der Eintragung vom Robert Koch-Institut erteilten Auflagen insbesondere bezüglich der Art des Abfalls und seiner Verpackung sind zu beachten.

Betriebsdaten

Luftentfernung

- Anzahl der Evakuierungsphasen: 5
- in den Evakuierungsphasen zu erreichender Druck:
  1. Phase: ≤ 65 mbar
  folgende Phasen: ≤ 200 mbar
- bei den Zwischendampfstößen zu erreichender Druck: ≥ 1000 mbar

Desinfektion

- Dampftemperatur: 121°C
- Einwirkungszeit: 8 Min. (Wirkungsbereich: ABC)

geprüfte und anerkannte Apparate-Typen:
V 1.2, V 2.4

3.4.3.3.14 System Webeco

Die bei der Eintragung vom Robert Koch-Institut erteilten Auflagen insbesondere bezüglich der Art des Abfalls und seiner Verpackung sind zu beachten.

Betriebsdaten

a) 105°C - Programm

Luftentfernung

- Anzahl der Evakuierungsphasen: 7
- in den Evakuierungsphasen zu erreichender Druck:
  1. Phase: ≤ 90 mbar
  folgende Phasen: ≤ 200 mbar
- bei den Zwischendampfstößen zu erreichender Druck: ≥ 1250 mbar
  Der Druck wird bei dem 1. Zwischendampfstoß 60 Sekunden und bei den weiteren Dampfstößen jeweils 30 Sekunden gehalten.

Desinfektion

- Dampftemperatur: 105°C
- Einwirkungszeit: 30 Min. (Wirkungsbereich: ABC)

geprüfte und anerkannte Apparate-Typen:
EMD 217, EMD 224, EMD 230, EMD 235, EMD 250, E 14-Labor, E 16-Labor, E 18-Labor, E 24-Labor, E 26-Labor, E 28-Labor, EST-Labor 110, EST-Labor 115, EST-Labor 120, EST-Labor 210, EST-Labor 215, EST-Labor 220

b) Programm Feststoffe

Luftentfernung

- Anzahl der Evakuierungsphasen: 2
- in den Evakuierungsphasen zu erreichender Druck:
  1. Phase: ≤ 120 mbar
  2. Phase: ≤ 200 mbar
- bei den Zwischendampfstößen zu erreichender Druck: ≥ 1900 mbar

Desinfektion

- Dampftemperatur: 134°C
- Einwirkungszeit: 5 Min. (Wirkungsbereich: ABC)

geprüfte und anerkannte Apparate-Typen:
CS/VF, CS/VFT, CS/VFKT

c) Programm Flüssigkeiten

Luftentfernung

- Anzahl der Evakuierungsphasen: 1
- in der Evakuierungsphase zu erreichender Druck: ≤ 120 mbar

Desinfektion

- Dampftemperatur: 115°C
- Einwirkungszeit (nach Erreichen von 115°C an einem Temperaturfühler in dem Gut bzw. in einem Referenzgefäß): 10 Min. (Wirkungsbereich: ABC)

geprüfte und anerkannte Apparate-Typen:
CS/VFT, CS/VFKT, E 14-Labor, E 16-Labor, E 18-Labor, E 24-Labor, E 26-Labor, E 28-Labor, EST-Labor 110, EST-Labor 115, EST-Labor 120, EST-Labor 210, EST-Labor 215, EST-Labor 220

d) Programm Petrischalen

Das Gesamtvolumen der eingebrachten Nährmedien darf 2 Liter nicht überschreiten.

Luftentfernung

- Anzahl der Evakuierungsphasen: 1
- in der Evakuierungsphase zu erreichender Druck: ≤ 120 mbar

Desinfektion

- Dampftemperatur: 121°C
- Einwirkungszeit (nach Erreichen von 121°C an einem freiliegenden Temperaturfühler): 10 Min. (Wirkungsbereich: ABC)

geprüfte und anerkannte Apparate-Typen:
CS/VF, CS/VFT, CS/VFKT

e) 134°C - Programm

Luftentfernung

- Anzahl der Evakuierungsphasen: 7
- in den Evakuierungsphasen zu erreichender Druck:
  1. Phase: ≤ 90 mbar
  folgende Phasen: ≤ 200 mbar
- bei den Zwischendampfstößen zu erreichender Druck: ≥ 1900 mbar
  Der Druck wird bei dem 1. Zwischendampfstoß 60 Sekunden und bei den weiteren Dampfstößen jeweils 30 Sekunden gehalten.

Desinfektion

- Dampftemperatur: 134°C
- Einwirkungszeit: 10 Min. (Wirkungsbereich: ABC)

geprüfte und anerkannte Apparate-Typen:
E 14-Labor, E 16-Labor, E 18-Labor, E 24-Labor, E 26-Labor, E 28-Labor, EST-Labor 110, EST-Labor 115, EST-Labor 120, EST-Labor 210, EST-Labor 215, EST-Labor 220

f) Programm: P 1 Abfalldesinfektion, Feststoffe; Müllsterilisation 134°C

Luftentfernung

Vor der ersten Evakuierungsphase wird Dampf in die Kammer bis zu einem Druck von ≥ 3000 mbar eingegeben.
Dieser Druck wird 5 Min. gehalten.

- Anzahl der Evakuierungsphasen: 4
- in den Evakuierungsphasen zu erreichender Druck: ≤ 200 mbar
- bei den Zwischendampfstößen zu erreichender Druck: ≥ 1900 mbar mit jeweils 30 Sek. Haltezeit

Desinfektion

- Dampftemperatur: 134°C
- Einwirkungszeit: 20 Min. (Wirkungsbereich: ABC)

geprüfte und anerkannte Apparate-Typen:
WEBECO: EC 140/EC 240-Lab, EC 160/EC 260-Lab bzw.
Matachana: S-1004 I-E1/-E2, S-1006 I-E1/-E2

g) Programm: P 2 Flüssigkeiten, Abfall, offene Flüssigkeiten 1 L3

Luftentfernung

- Anzahl der Evakuierungsphasen: 1
- in der Evakuierungsphase zu erreichender Druck: ≤ 600 mbar

Desinfektion

- Dampftemperatur: 121°C

- Einwirkungszeit: 20 Min. (Wirkungsbereich: ABC)

geprüfte und anerkannte Apparate-Typen:
WEBECO: EC 140/EC 240-Lab, EC 160/EC 260-Lab bzw.
Matachana: S-1004 I-E1/-E2, S-1006 I-E1/-E2

3.4.3.4 Spezielle Verfahren

3.4.3.4.1 System Göldner I

Das Verfahren ist gekennzeichnet durch:

1. Zerkleinern des Gutes in einem geschlossenen System
2. Aufheizen des Gutes in einer Förderschnecke (Ölmanteltemperatur 115°C)
3. Desinfektion des Gutes durch Sattdampf in einer Tempe raturhalteschnecke (Ölmanteltemperatur 115°C)

Die bei der Eintragung vom Robert Koch-Institut erteilten Auflagen insbesondere bezüglich der Art des Abfalls und seiner Verpackung sowie bezüglich der Maßnahmen bei Betriebsende und Betriebsstörungen, sind zu beachten.

Betriebsdaten

- Desinfektionstemperatur: 110°C
- Einwirkungszeit: mindestens 45 Min. (definiert über die Geschwindigkeit der Temperaturhalteschnecke: 0,7 U/min.) (Wirkungsbereich: ABC)

geprüfter und anerkannter Apparate-Typ:
LOGMED

3.4.3.4.2 System Göldner II

Das Verfahren ist gekennzeichnet durch:

1. Befüllen der Anlage und Zerkleinern des Gutes in einem geschlossenen System, Dauer 10 Min., Korngröße 20 x 30 mm
2. Zugabe von 5 Litern Wasser in die Expositionsschnecke

3. Aufheizen des zerkleinerten Gutes in der Expositionsschnecke (Ölmanteltemperatur 115°C) mittels Sattdampf auf 98°C, halten dieser Temperatur für 6 Min., aufheizen auf 116°C
4. Desinfektion des Gutes durch Sattdampf in der Expositions schnecke (Ölmanteltemperatur 115°C)
5. Desinfektion des Kondensats und der sich aus dem zerklei nerten Abfall angesammelten Flüssigkeit in einem separaten Desinfektionsdruckbehälter

Die bei der Eintragung vom Robert Koch-Institut erteilten Auflagen, insbesondere bezüglich der Maßnahmen bei Betriebsende und Betriebsstörungen, sind zu beachten.

Betriebsdaten:

- Expositionsschnecke:
- Desinfektionstemperatur: 115°C
- Einwirkungszeit: 15 Min. (Halten der Temperatur im Temperaturband durch Regelung über 3 in der Expositionsschnecke verteilte und miteinander verbundene Temperaturfühler im Abgleich mit der theoretischen Sattdampfkurve) (Wirkungsbereich: ABC)

Desinfektionsdruckbehälter (Flüssigkeits- und Kondensatbehandlung):

- Desinfektionstemperatur: 115°C
- Einwirkungszeit: 15 Min. (Wirkungsbereich: ABC)

Geprüfter und anerkannter Apparate-Typ:
LOGMED II

3.4.3.4.3 System Sterifant

Das Verfahren ist gekennzeichnet durch:

1. Zugabe von Wasser zum Desinfektionsgut (insgesamt 2 Liter pro Desinfektionsbehälter)
2. Mehrfaches Evakuieren der Desinfektionsbehälter im Wechsel mit Dampfeinströmung, die Dauer der Dampfeinströ-

mungsphase ist durch die Leistung des Dampfgenerators (9 KW) festgeschrieben
3. Aufheizen des Desinfektionsgutes mittels Mikrowellen
4. Desinfektion des Gutes unter Sattdampfbedingungen

Die bei der Eintragung vom Robert Koch-Institut erteilten Auflagen insbesondere bezüglich der Art des Abfalls und seiner Verpackung sind zu beachten.

Betriebsdaten

Luftentfernung

- Anzahl der Evakuierungsphasen: 5
- in den Evakuierungsphasen zu erreichender Druck:
  1. bis 4. Phase: ≤ 500 mbar
  5. Phase: ≤ 630 mbar
- in den Zwischendampfstößen zu erreichender Druck: ≥ 1430 mbar. Dieser Druck wird jeweils 5 Minuten gehalten.

Desinfektion

- Dampftemperatur: 105°C
- Einwirkungszeit: 20 Min. (Wirkungsbereich: ABC)

geprüfter und anerkannter Apparate-Typ:
STERIFANT 90/4

3.4.4 Sonderverfahren

3.4.4.1 System Meteka - Sonderverfahren für flüssige Abfälle

Das Verfahren ist gekennzeichnet durch:

- Erhitzung der flüssigen Abfälle in speziellen Behältern mittels Mikrowellen.

Die bei der Eintragung vom Robert Koch-Institut erteilten Auflagen insbesondere bezüglich der Art des Abfalls und seiner Verpackung sind zu beachten.

Desinfektion

- Desinfektionstemperatur: 100°C
- Einwirkungszeit: 25 Min. (Wirkungsbereich: ABC)

geprüfter und anerkannter Apparate-Typ:
MEDISTER 60 Liquid

3.4.4.2 System Meteka - Sonderverfahren für Nassabfälle I

Das Verfahren ist gekennzeichnet durch:

- Erhitzung der Abfälle nach Wasserzugabe in speziellen Behältern mittels Mikrowellen.

Die bei der Eintragung vom Robert Koch-Institut erteilten Auflagen insbesondere bezüglich der Art des Abfalls und seiner Verpackung sind zu beachten. Das Verfahren ist nur geeignet für Abfälle, die ausreichend Wasser enthalten (mikrobiologische Kulturen, Blutproben, Stuhlproben, Drainagebeutel bzw. -flaschen, Blutbeutel).

Desinfektion

- Desinfektionstemperatur: 100°C
- Einwirkungszeit: 25 Min. (Wirkungsbereich: ABC)

geprüfte und anerkannte Apparate-Typen:
MEDISTER 10, MEDISTER 60, MEDISTER 160

3.4.4.3 System Meteka - Sonderverfahren für Nassabfälle II

Das Verfahren ist nur geeignet für Abfälle, die ausreichend Wasser enthalten (mikrobiologische Kulturen, Blutproben, Stuhlproben, Drainagebeutel bzw. -flaschen, Blutbeutel, Dialysesysteme).

Das Verfahren ist gekennzeichnet durch die Erhitzung der Abfälle nach Wasserzugabe in speziellen Behältern mittels Hochfrequenz-Technik (Mikrowellenbereich).

Betriebsdaten:

- Desinfektionstemperatur: 121°C
- Einwirkungszeit: 20 Min. (Wirkungsbereich: ABC)

Geprüfter und anerkannter Apparate-Typ:
MEDISTER 360

Anschriften der Hersteller bzw. Lieferfirmen:

Antiseptica
Chem. pharm. Produkte GmbH
50259 Pulheim
www.antiseptica.com

van Baerle Chem. Fabrik GmbH & Co.
64575 Gernsheim/Rhein
www.van-baerle.com

Belimed AG
CH-6275 Ballwil
www.belimed.com

Belimed Deutschland GmbH
84453 Mühldorf
www.belimed.com

Belimed Sauter
vertreten durch Belimed Deutschland GmbH
www.belimed.com

BHT Hygiene Technik GmbH
86368 Gersthofen
www.bht-hygienetechnik.de

Bode Chemie GmbH & Co.
22507 Hamburg
www.bode-chemie.de

B. Braun Melsungen AG
34209 Melsungen
www.bbraun.de

BÜFA Reinigungssysteme GmbH & Co KG
26015 Oldenburg
www.buefa.de

BurnusHychem GmbH
36396 Steinau a. d. Straße
www.burnushychem.com

Christeyns GmbH
77654 Offenburg
www.christeyns.com

CMB Maschinenbau und Handels GmbH
A-8051 Graz
www.christof-group.at

Desomed
Dr. Trippen GmbH
79020 Freiburg
www.desomed.de

Dirschl
Maschinen- und Apparatebau GmbH
85375 Neufahrn bei Freisingen
www.dirschl.de

System Drauschke
GÖK Consulting AG
10587 Berlin
www.goek-consulting.de

Dreiturm GmbH
36392 Steinau a. d. Straße
www.dreiturm.de

Ecolab GmbH & Co. OHG
40554 Düsseldorf
www.ecolab.com
EW 80 Systeme GmbH
44141 Dortmund
www.feuerwache.de

Fresenius Kabi Deutschland GmbH
61346 Bad Homburg
www.fresenius-kabi.de

Getinge
vertreten durch:
MAQUET GmbH & Co. KG
www.maquet.de

Göldner Umwelt-& Hygienetechnik GmbH
06188 Landsberg
www.logmed.de

Goldschmidt AG
45116 Essen
www.goldschmidt.com

HIMED GmbH
48163 Münster
www.himed.de

HLZ Logistik GmbH & Co. KG
22012 Hamburg

Holzner Medizintechnik GmbH
69226 Nußloch
www.holzner.net

H + P Labortechnik AG
85764 Oberschleißheim
www.eco-select.de

Hyproclean Technology SA
64807 Dieburg
www.hyproclean.ch

Jensen GmbH
31175 Harsum
www.jensen-group.com

JohnsonDiverseyLever
Deutschland GmbH & Co. OHG
68219 Mannheim
www.johnsondiversey.com

Kaniedenta GmbH & Co KG
32052 Herford
www.kaniedenta.de

Kesla Pharma Wolfen GmbH
06803 Greppin
www.kesla.de

Kleen Purgatis GmbH
32120 Hiddenhausen
www.kleen-purgatis.de

Kreussler & Co. GmbH
65082 Wiesbaden
www.kreussler.com

Laboratorium Dr. H. D. Deppe
47906 Kempen
www.dr-deppe.de

Lancer S.A. Industrie
F-31170 Tournefeuille
www.lancer.fr

F. & M. Lautenschläger e. Kfm.
50972 Köln

Lysoform
Dr. Hans Rosemann GmbH
12247 Berlin
www.lysoform.de

MAQUET GmbH & Co. KG
76437 Rastatt
www.maquet.de

Marienfelde GmbH
22703 Hamburg
www.marienfelde.de

Merz Consumer Care GmbH
60048 Frankfurt a. M.
www.merz.de

Meteka GmbH
A-8750 Judenburg
www.meteka.com

Fritz Osk. Michallik
75403 Mühlacker
www.michalik.com

Miele & Cie. GmbH & Co.
33325 Gütersloh
www.miele-professional.de

MMM
Münchner Medizin Mechanik GmbH
82141 Planegg
www.mmmgroup.com

Mundipharma GmbH
65533 Limburg (Lahn)
www.mundipharma.de

Nova Praxis Hygiene
90530 Wendelstein
www.nova-praxis-hygiene.de

Dr. Nüsken Chemie GmbH
59158 Kamen
www.drnuesken.de

Orochemie
70798 Kornwestheim
www.orochemie.de

POC Peter Ott Consulting
66832 Schmelz

Riebesam GmbH & Co. KG
39307 Genthin
www.riebesam.de

R: Ringeisen
73033 Göppingen
www.steri-ring.de

Dr. Schnell Chemie GmbH
80807 München
www.dr-schnell.de

Schülke & Mayr GmbH
22840 Norderstedt
www.schuelke-mayr.com

Dr. Schumacher GmbH & Co. KG
34201 Melsungen
www.schumacher-online.de

SCHUSTER- Chemie GmbH & Co. KG
88131 Lindau
www.schuster-chemie.de

Seitz GmbH
65825 Kriftel
www.seitz24.com

Steris AG
CH-2542 Pieterlen
www.hamo.ch

Sterifant International Holding AG
L-1466 Luxembourg

Stiefenhofer
vertreten durch
MAQUET GmbH & Co. KG
www.maquet.de

Tana PROFESSIONALWerner & Mertz GmbH
55033 Mainz
www.tana.de

Valides
B.I.M.E. GmbH
82008 Unterhaching

Wachendorff-Chemie GmbH
53831 Troisdorf
www.rheosol.de

Webeco GmbH & Co. KG
23603 Bad Schwartau
www.webeco.de

August Wencke OHG
28701 Bremen
www.august-wencke.de

Ernst Zeiss Wäschereibedarf Vertriebs GmbH
64293 Darmstadt

Anhang
zur Liste der vom Robert Koch-Institut geprüften und anerkannten Desinfektionsmittel und -verfahren

Bekanntmachung des Robert Koch-Instituts über das Ergebnis der Prüfung von Desinfektionsmittel-Dosiergeräten

Nachstehend wird eine Übersicht über die gemäß der Richtlinie der Bundesanstalt für Materialforschung und -prüfung (BAM) und des Bundesgesundheitsamtes für Desinfektionsmittel-Dosiergeräte [Bundesgesundhbl. 21 (1978): 115-119 u. 29 (1986): 167-168] von der BAM geprüften Geräte gegeben. (Prüfberichte über Dosiergeräte, die nach der derzeit gültigen gemeinsamen Empfehlung von BAM, RKI und Kommission für Krankenhaushygiene und Infektionsprävention „Anforderungen an Gestaltung, Eigenschaften und Betrieb von dezentralen Desinfektionsmittel-Dosiergeräten“ [Bundesgesundheitsbl. 47 (2004): 67-72] geprüft wurden, lagen zum Zeitpunkt der Drucklegung noch nicht vor.)

Vertreiber	Bezeichnung der Dosiergeräte	Bei der Bauartprüfung ermittelte relative Abweichung der Konzentration vom eingestellten Wert:
Bode Chemie GmbH & Co. 22507 Hamburg	*Bode-Desomat 88*	+ 7 %
	Desomat D 1000	+ 6,5 %
B. Braun Melsungen AG, 34209 Melsungen	*Melseptomat II*	+ 6,5 %
Desomed AG, Dr. Trippen GmbH, 79020 Freiburg	*C-d-mix 800 (bisher Desomix 800)*	+ 6 %
Ecolab Deutschland GmbH 40554 Düsseldorf	*Ecolab DG 1*	+ 7,5 %
	Ecolab DG 2	+ 7,5 %
	Ecolab DG 3	+ 5 %
	Dosierzentrale Henkel Ecolab DZ 2	+ 6 %
Fresenius Kabi Deutschland GmbH	*Dekontamat*	+ 5,5 %

61346 Bad Homburg	*Frekamat S*	+ 5 %
LSK Wintrich GmbH 64608 Bensheim	*WINCO ZNG 12 – CPU DDE 20*	+ 6,5 %
	WINCO ZNG 17 – CPU DDE 20	+ 6,5 %
	WINCO ZEL 12 K – CPU DDE 9	+ 6,5 %
	Dosierzentralen 1210 S, 1510, 2010 S, 3010 S, DDE 18	+ 6 %
Merz Consumer Care GmbH, Bereich Merz Hygiene 60048 Frankfurt am Main	*MERZ elektronisches Dosiergerät Modell A*	+ 5 %
Schülke & Mayr GmbH 22840 Norderstedt	*SM-ECO-TEC*	+ 6,5 %
	SM-ECO-TEC1	+ 6,0 %
	SM-MAT-F, SM-MAT-F/1, SM-MAT-F/2	+ 6,5 %
	SM-MAT-FD	+ 6,5 %
	S & M Dosiergerät DL	+ 5 %

Anhang 4: Glossar

Ansteckungsverdächtiger (nach § 2 Nr. 7 IfSG)	Eine Person, von der anzunehmen ist, dass sie Krankheitserreger aufgenommen hat, ohne selbst krank, krankheitsverdächtig oder Ausscheider zu sein, aufgrund • eines Kontakts zu einem bestätigten Kranken, Krankheitsverdächtigen oder Ausscheider, mit dessen Ausscheidungen, Geweben, Sekreten oder damit kontaminierten Objekten (s. a. Kontaktperson), • eines Kontakts zu kranken oder krankheitsverdächtigen Tieren oder deren Organen, Sekreten und Exkreten sowie davon gewonnenen Produkten oder von ihnen kontaminierten Objekten, • einer direkten Exposition gegenüber nachgewiesenen übertragbaren biologischen Agenzien bzw. B-Kampfstoffen. „Ansteckungsverdächtig" ist aber keineswegs mit „ansteckungsfähig" gleichzusetzen. Man kann in der Regel davon ausgehen, dass bei lebensbedrohenden kontagiösen Infektionskrankheiten eine Ansteckungsfähigkeit erst mit dem Auftreten erster Symptome (insbesondere Fieber) gegeben ist, also dann, wenn die betroffene Person bereits als krankheitsverdächtig zu bezeichnen ist.
Aerogene Infektion	Infektionen ohne direkten Kontakt zur Infektionsquelle, z. B. durch Tröpfchen,

	Staub.
Aktive Immunisierung	Durch Verabreichung von lebenden, virulenzgedrosselten oder abgetöteten Erregern entwickelt der Organismus, indem er eine künstliche, klinisch inapparente Infektion durchmacht, eine Immunität. Wird die Impfung konsequent in der gesamten Bevölkerung durchgeführt, kann die Ausrottung eines Erregers gelingen, sofern der Erreger keinen natürlichen Wirt außerhalb des Menschen aufweist.
Ausbruch	Gehäuftes Auftreten einer erregerbedingten Erkrankung oberhalb der durchschnittlichen endemischen Infektionsrate.
Ausscheider	Beschreibt den Endpunkt einer Infektion, bei dem nach der durchgemachten Infektion der Erreger von einem Herd aus über längere Zeit ausgeschieden wird. Bei der betreffenden Person spricht man von einem Ausscheider.
Ausscheider (nach § 2 Nr. 6 IfSG)	Eine Person, die Krankheitserreger ausscheidet und dadurch eine Ansteckungsquelle für die Allgemeinheit sein kann, ohne krank oder krankheitsverdächtig zu sein (häufig Rekonvaleszenten).
B-Exponierte (oder auch BT-Exponierte)	Betroffene, d. h. alle Personen, die in einem BT-Wirkungsherd bzw. nach einem BT-Anschlag B-Kampfstoffen ausgesetzt waren, wobei nur ein Teil der Personen infiziert sein würde und davon wiederum auch nur ein Teil erkrankt.
B-Gefahrenlage	Bedeutet „biologische Gefahrenlage“ und beschreibt den Umstand, dass ein bioterroristisch geeignetes Agens (sog. BT-Agens) vermutet oder gesichert ausge-

	bracht wurde mit dem Ziel, Krankheit oder Tod beim Menschen zu verursachen. Zwischen dem Begriff „B-Gefahrenlage“ und dem „realen Ort des Geschehens“ gibt es keinen Zusammenhang.
Disposition	Beschreibt nicht artgebundene Eigenschaften, die eine Infektion begünstigen (z. B. Unterkühlung, Erschöpfung, Fehlernährung, konsumierende Erkrankungen etc.).
Endemie	Örtlich begrenzte, aber zeitlich unbegrenzte Häufung einer Krankheit.
Epidemie	Örtlich und zeitlich begrenzte Häufung einer Erkrankung.
Eschar	Bei Wundheilung der Haut oder Schleimhaut festaufsitzende, oberflächlich verhärtete, schwarze Kruste.
Hygienemaßnahmen	Vorbeugende Maßnahmen für die Gesunderhaltung einzelner Menschen oder Gruppen. Standardhygienemaßnahmen sollten sichtbar in Form von Desinfektions- und Reinigungsplänen auf Stationen, Diagnostik- und Eingriffsräumen, OPs etc. vorhanden sein. Basismaßnahmen umfassen dabei z. B. die Händehygiene, das An- und Ablegen der PSA, Beschreibung von Barrieremaßnahmen, Festlegung von Arbeitsflächen und den dort zu verrichtenden Standardprozeduren, Maßnahmen zur Vermeidung von Kontaminationen etc. Spezifische Maßnahmen sind auf einzelne Erreger ausgelegt.

Impfung	Beschreibt die aktive oder passive Form der Immunisierung.
Infektion	Ansiedlung, Wachstum und Vermehrung von Mikroorganismen in einem Wirt mit nachfolgender Abwehr- u./o. geweblichen Schädigungsreaktion. Infektion ist nicht gleichbedeutend mit Krankheit. Eine Infektion kann asymptomatisch verlaufen. Erst wenn ein Patient Beschwerden hat oder sich Veränderungen von Organfunktionen objektivieren lassen, liegt eine Erkrankung vor. Die exakte Grenzziehung zwischen Infektion und Krankheit hängt vom Nachweis subjektiver und objektiver Krankheitszeichen ab. Ob es zu einer Erkrankung kommt, hängt von verschiedenen Faktoren ab. Auf Erregerseite sind **Infektiosität**, **Minimale infektionsauslösende Dosis** und **Kontagiosität** relevant. Auf Seiten des Wirtes stehen dem Abwehrfunktionen der **unspezifischen Abwehr** sowie der **angeborenen und erworbenen Immunität entgegen**. Man unterscheidet **Primäre Infektionen**, **Sekundäre Infektionen** und **Superinfektionen**. Eine Infektion beginnt nach der Übertragung des Erregers. Ihre Pathogenese umfasst aus Sicht des Erregers bis zu vier Schritte: Adhäsion, Invasion, Etablierung und Schädigung. Sind dem Erreger Adhäsion, Invasion und Etablierung gelungen, besteht die Gefahr von Infektionen in der Schädigung des Wirts. Dies

	kann auf zwei Wegen geschehen: direkt (z. B. durch extra-oder intrazelluläre Vermehrung und/oder Toxine) oder indirekt durch Induktion einer Entzündungsreaktion, die ihrerseits den Wirt schädigt. Es entstehen die klassischen Entzündungszeichen Rubor (Rötung), Calor (Überwärmung), Tumor (Schwellung) und Dolor (Schmerz). Besonders folgenschwer sind die möglichen Auswirkungen auf das Gerinnungssystem. Hier können Verbrauchskoagulopathien mit diffusen Haut- und Schleimhautblutungen auftreten und systemische Störungen der Mikrozirkulation schließlich Schock und Multiorganversagen nach sich ziehen. Je nach Verhalten des Infektionserregers im Körper lassen sich folgende Grundtypen der Infektion unterscheiden: **Lokalinfektion**, **Sepsis** (Synonym: Septikämie), **Bakteriämie**, **Zyklische Allgemeininfektion** (Infektionskrankheit im engeren Sinne), **Infektion mit postinfektiöser Immunreaktion**, **Intoxikation**, **Allergie.**
Infektiosität	Bezeichnet das Maß der Infektionstüchtigkeit eines Erregers (d. h. Infektion bereits nach flüchtigem Kontakt oder erst nach langdauerndem Kontakt).
Inkubationszeit	Zeit zwischen der Ansteckung (Eindringen des Krankheitserregers in den Körper) und dem Auftreten der ersten Krankheitserscheinungen.
Inokulation	Infektionen, bei denen die Erreger aktiv in den Wirt eingebracht werden, z. B.

	• verletzungsbedingte Infektion • vektorgetragene Infektion
Intoxikation	Schädigung des Wirts ohne Infektion durch Toxinproduktion außerhalb des Wirtes. Um zu erkranken, muss der Wirt nur das Toxin, nicht aber den Erreger aufnehmen.
Inzidenz	Neuerkrankungsrate = diejenigen, die zu einem bestimmten Zeitpunkt oder in einem bestimmten Intervall erstmals erkranken.
Kontagiosität	Bedeutet Ansteckungsfähigkeit und bezeichnet den Zustand des infizierten Makroorganismus, bei dem Erreger aktiv oder passiv nach außen verbreitet werden. Üblicherweise ist Kontagiosität dort zu vermuten, wo infiziertes Gewebe Anschluss an die Außenwelt besitzt. Die Kontagiosität eines Infizierten ist von Infektion zu Infektion unterschiedlich, sie kann gering oder hochgradig sein und ist unabhängig von Krankheitszeichen, d. h. sie kann auch bei asymptomatisch Infizierten vorliegen. Der Kontagiosiät kommt eine besondere Bedeutung zu. Von ihr hängt eine Schätzung der Zeiträume ab, während derer Patienten isoliert werden müssen oder auch eine Desinfektions- bzw. Chemoprophylaxe und die Gewinnung erregerhaltigen Untersuchungsmaterials sinnvoll ist.
Kontaktinfektion	Infektionen, die nur durch direkten Kontakt mit der Infektionsquelle möglich sind,

	z. B. • Schmierinfektion • Ingestion
Kontaktperson	Ein Begriff aus der Infektionsepidemiologie, ohne treffendes Korrelat im IfSG. Person, mit – mehr oder weniger engem – Kontakt zu ansteckungsfähigen Personen oder Tieren, mit deren Ausscheidungen, Geweben, Sekreten oder damit kontaminierten Objekten. Diese deskriptive Bezeichnung lässt zunächst offen, ob die betroffene Person als krank, krankheitsverdächtig oder ansteckungsverdächtig anzusehen ist und ob ggf. bestimmte Maßnahmen zu ergreifen wären. Kontaktpersonen müssen ermittelt, festgestellt und Risiko-kategorisiert werden, um weitere Infektionen zu verhindern oder zumindest frühzeitig zu erkennen.
Kontamination	Allgemeine Bezeichnung für die Verunreinigung von Umwelt, Räumen, Gegenständen und Personen mit Schadstoffen (hier Infektionserreger bzw. BT-Agenzien).
Kranker (nach § 2 Nr. 4 IfSG)	Eine Person, die an einer (bestimmten, diagnostizierten) übertragbaren Krankheit leidet.
Krankheitsverdächtiger (nach § 2 Nr. 5 IfSG)	Eine Person, bei der Krankheitszeichen bestehen, die das Vorliegen einer (bestimmten) übertragbaren Krankheit vermuten lassen.
Letalität	Zahl der an einer Krankheit Verstorbenen

	bezogen auf die Erkrankten (Maß für die Gefährlichkeit). Angabe in Prozent.
LD_{50} (letale Dosis 50)	Diejenige Dosis von Mikroorganismen, die bei 50 % eines infizierten Versuchstierkollektivs den Tod der Tiere herbeiführt.
Lokalinfektion	Der Erreger verbleibt an der Eintrittsstelle, vermehrt sich und ruft lokale Krankheitserscheinungen hervor.
Minimal auslösende Infektionsdosis (ID)	Bezeichnet die minimale Erregerdosis, die beim Menschen (bzw. beim Tier) eine bestimme Infektion auslösen kann. Diese Infektionsdosis (ID) schwankt von Erreger zu Erreger und hängt ggf. auch von intrinsischen Faktoren des Wirtes ab.
Morbidität	Zahl der an einer Krankheit Erkrankten bezogen auf die Population.
Mortalität	Zahl der an einer Krankheit Verstorbenen bezogen auf die Population.
Passive Immunisierung	Bei dieser Art der Immunisierung werden Antikörper verabreicht, so dass die Eigenproduktion nicht abgewartet werden muss. So werden Krankheitszeichen verhindert.
Pathogenese	Krankheitsentstehung.
Pathogenität	Prinzipielle Fähigkeit einer Mikroorganismenart (Erreger), in einem Makroorganismus eine Krankheit zu erzeugen. Der Begriff Pathogenität ist Erreger-spezifisch, kann sich aber auf einen oder verschiedene Wirtsspezies beziehen. s. a. Virulenz
Prävalenz	Bestandszahl einer Krankheit an einem

	Stichtag oder in einem Intervall (abhängig von der Krankheitsdauer).
Prävention	Beschreibt die vollständige Verhinderung von Infektionserkrankungen, die Unterdrückung der Krankheitsentwickung nach bereits erfolgter Infektion oder die Abmilderung des Krankheitsverlaufs. Präventionsmaßnahmen können einzelne Patienten oder zusammengefasste Populationen betreffen. Folgende Präventionstypen werden unterschieden: Primäre Prävention: Vorbeugung einer Erkrankung, klassischerweise durch Impfungen, Chemoprophylaxe oder PEP. Sekundäre Prävention: Früherkennung – Verhinderung von Schäden (Vorsorgeuntersuchungen, Partneruntersuchungen, aktives Screening). Tertiäre Prävention: Verhinderung von Folgekrankheiten beim Betroffenen und Anderen (antivirale Therapie, amtliche Maßnahmen nach IfSG). Ziel der tertiären Prävention ist die Verhinderung der Verschlechterung einer chronischen Infektionserkrankung bzw. die Veränderung oder Reduktion von Spät- oder Folgeschäden bei bereits bestehender Erkrankung. Auch Rehabilitationsmaßnahmen (medizinische, berufliche, soziale, schulische) sind Teil der tertiären Prävention.

Primäre Infektion	Auftreten einer Infektion ohne disponierende Faktoren.
Prophylaxe	Verhütung von Krankheiten, Vorbeugung.
Sekundäre Infektion	Auftreten einer Infektion bei Vorliegen von disponierenden Faktoren beim Wirt.
Sepsis (Synonym: Septikämie)	Sammelbegriff für Infektionszustände, bei denen von einem Herd aus Erreger kontinuierlich oder auch kurzfristig-periodisch in den Blutkreislauf gelangen und metastatische Absiedlungen erzeugen können. Zur Sepsis gehören also die Trias: septischer Herd – septische Generalisation – septische Absiedlung. Die Sepsis ist immer ein Folgegeschehen. Sie tritt meist nach Lokalinfektionen auf. Abzugrenzen von der Sepsis ist die Bakteriämie. Hier bestehen weder Absiedelungen noch Krankheitssymptome. Auch die Generalisation im Rahmen der zyklischen Allgemeininfektion ist keine Sepsis, sondern eine passagere (selbstlimitierende) Bakteriämie oder Fungämie. Viren rufen definitionsgemäß keine Sepsis hervor.
Superinfektionen	Aufpfropfen einer zweiten Infektion auf dem Boden einer bestehenden Infektion.
Toxine	Meist immunogen wirkende Giftstoffe von Mikroorganismen, bei denen nach unterschiedlichen Inkubationszeiten spezifische Wirkungen auftreten. Bei den Bakterien unterscheidet man Ektotoxine (von lebenden Bakterien abgesondert, meist thermolabil, z. B.: Diphtherie-, Tetanus-,

	Botulinumtoxine) von Endotoxinen (an zelluläre Substanzen gebundene Toxine, die erst nach Auflösung der Bakterien frei werden, meist thermostabil, z. B. LPS gramnegativer Bakterien). Endotoxine induzieren weniger stark die Bildung von Antikörpern als Exotoxine und werden durch antitoxische Immunseren weniger wirksam neutralisiert.
Träger	Beschreibt eine Person, die Krankheitserreger beherbergt, jedoch keine Zeichen einer Infektion zeigt. Die Erreger werden in der Regel durch Kontakt mit einem Erkrankten aufgenommen und können vom Träger weiterverbreitet werden. Der Trägerstatus kann die Vorstufe einer Infektion darstellen.
Übertragbare Krankheit (nach § 2 Nr. 3 IfSG)	Eine durch Krankheitserreger oder deren toxische Produkte, die unmittelbar oder mittelbar auf den Menschen übertragen werden, verursachte Krankheit
Virulenz	Tatsächliche Fähigkeit von Mikroorganismen einer Art, in einem Wirtsorganismus Krankheiten unterschiedlicher Ausprägung zu erzeugen. Sie hängt von der Produktion spezifischer Virulenzfaktoren durch den Mikroorganismus ab. Man unterscheidet avirulent / wenig virulent / hoch virulent. Gezielte bzw. spontane Virulenzsteigerung oder -schwächung durch Genexpressionsänderungen oder Mutationen möglich. Virulenzmessung z. B. mittels LD_{50}. s. a. Pathogenität.

Anhang 5: Abkürzungsverzeichnis

ACC	Acetylcystein
ADR/RID	Accord europeén relatif au transport international des marchandises Dangereuses par Route / Règlement concernant le transport International ferroviaire de marchandises Dangereuses“ (Europäisches Übereinkommen über die internationale Beförderung gefährlicher Güter auf der Straße)
AG	Arbeitsgemeinschaft
AIDS	Acquired Immune Deficiency Syndrome
AK	Antikörper
ARDS	Acute Respiratory Distress Syndrome
AST	Aspartataminotransferase, früher SGOT (Serum-Glutamat-Oxalazetat-Transaminase)
AZT	Azathioprin
B -	Steht in verschiedenen Kombinationen für Biologische(e)
BBK	Bundesamt für Bevölkerungsschutz und Katastrophenhilfe
BfR	Bundesinstitut für Risikobewertung
BioStoffV	Biostoffverordung (in der Fassung vom 27.1.1999)
BMA	Bundesanstalt für Materialforschung und -prüfung
BMG	Bundesministerium für Gesundheit
BNI	Bernhard-Nocht-Institut
BRD	Bundesrepublik Deutschland
BT-	In verschiedenen Kombinationen: Bio-Terror

BTWC	Biological and Toxin Weapons Convention (vom 10. April 1972) Ein entsprechendes Gesetz trat in der BRD am 21.2.1983 in Kraft (Gesetz zu dem Übereinkommen vom 10.4.1972 über das Verbot der Entwicklung, Herstellung und Lagerung bakteriologischer [biologischer] Waffen und Toxinwaffen sowie über die Vernichtung solcher Waffen)
BWÜ	Biowaffenübereinkommen s. a. BTWC
CDC	Centers for Disease Control and Prevention
CFU	Colony Forming Units (Koloniebildende Einheiten)
CPAP	Continuous Positive Airway Pressure (kontinuierlicher positiver Atemwegsdruck)
CRP	C-Reaktives Protein
DGHM	Deutsche Gesellschaft für Hygiene und Mikrobiologie e. V.
DGI	Deutsche Gesellschaft für Infektiologie e. V.
DIC	Disseminierte Intravasale Gerinnung (Koagulation)
DMSO	Dimethylsulfoxid
DNA	DeoxyriboNucleic Acid (Desoxyribonukleinsäure, DNS)
DTG	Deutsche Gesellschaft für Tropenmedizin und Internationale Gesundheit e. V.
DVV	Deutsche Vereinigung zur Bekämpfung der Viruskrankheiten e.V.
EDTA-Blut	(engl.) Ethylene Diamine Tetraacetic Acid-Blut
EEE	Eastern Equine Encephalitis
EHEC	Enterohämorrhagische *E. coli*-Stämme

EM	Elektronenmikroskopie
EPS	Exopolysaccharid
EU	Europäische Union
FDA	Food and Drug Administration
FFP3-Maske	partikelfiltrierende Atemschutzmaske, beziffert Güte 3
FSME	Frühsommer-Meningo-Enzephalitis
GA	Gesundheitsamt
GenTSV	Gentechnik Sicherheitsverordung (zuletzt geändert am 23. Dezember 2004, BGBl I S. 3758)
GfV	Deutsche Gesellschaft für Virologie e. V.
GG	Grundgesetz
HEPA	High Efficacy Particle Arrest
HF(V)	Hämorrhagisches Fieber (Virus)
I. E.	Internationale Einheiten
i. m.	Intramuskulär
i. v.	Intravenös
IATA – DGR	International Air Transport Association – Dangerous Goods Regulation (Vorschriften über die Beförderung gefährlicher Güter im Luftverkehr des internationalen Verbandes der Fluggesellschaften)
IBBS	Informationsstelle des Bundes für Biologische Sicherheit
IfSG	Infektions-Schutz-Gesetz (in der Fassung vom 1.1.2001)
IgG	Immunglobulin G
IgM	Immunglobulin M
IL	Interleukin

IND	Investigational New Drug
kb	Kilobasen
kDa	Kilodalton
KG	Körpergewicht
L 3- oder L 4-Labore (alte Bezeichnung)	Laboreinrichtung der Risikogruppe S 3 bzw. 4 (nach Biostoffverordnung)
LD	Letale Dosis
LGA	Landesgesundheitsamt
LK	Lymphknoten
LPS	Lipopolysaccharid
ÖGD	Öffentlicher Gesundheitsdienst
p. o.	per os (oral, durch den Mund)
PCR	Polymerase Chain Reaction (Polymerase-Kettenreaktion)
PCT	Prokalzitonin
PECP	PostExpositionelle ChemoProphylaxe
PEEP	Positive EndExpiratory Pressure
PEI	Paul-Ehrlich-Institut
PEP	PostExpositionsProphylaxe
PSA	Persönliche Schutz-Ausrüstung
RKI	Robert Koch-Institut
RNA	RiboNucleic Acid (Ribonukleinsäure)
s. c.	Subkutan (unter die Haut)
SARS	Severe Acute Respiratory Syndrome
SEB	Staphylokokken-Enterotoxin B
StAKoB	Ständige Arbeitsgemeinschaft der Kompetenz- und Behandlungszentren

STIKO	Ständige Impfkommission am Robert Koch-Institut
TKBA	Tierkörperbeseitigungsanlage
TMP/SMZ	Trimethoprim / Sulfamethoxazol (Cotrimoxazol)
UN	United Nations
USA	United States of America
UVV	Unfallverhütungsvorschriften (vom 1. Januar 2004)
V. a.	Verdacht auf
v. a.	vor allem
VEE	Venezuelian Equine Encephalitis (Venezuelanische Pferdeenzephalitis)
VHF	Viral hemorrhagic fever (Virales Hämorrhagisches Fieber)
VIG	Vaccinia Immunglobulin
WEE	Western Equine Encephalitis (westliche Pferdeenzephalitis)
WHO	World Health Organisation (Weltgesundheitsorganisation)
ZNS	Zentrales Nervensystem

Inhalt der CD

Biologische Gefahren I - Handbuch zum Bevölkerungsschutz

Biologische Gefahren II - Entscheidungshilfen zu medizinisch angemessenen Vorgehensweisen in einer B-Gefahrenlage

Materialien zum Handbuch

- Anhänge zum Handbuch im DIN A4-Format
- Beiträge aus der 2. Auflage, auf die im Handbuch verwiesen wird
- Linkliste
- SKK-Curriculum

Hinweise zum An- und Ablegen von persönlicher Schutzausrüstung

- Film mit praktischer Anleitung
- Präsentationen zur Schutzausrüstung des Bundes